无论沉浸梦乡，或凝视夜空，

愿你，寻得心中星河……

摆脱

强迫的人生

（修订版）

孟刚 孟瑶 著

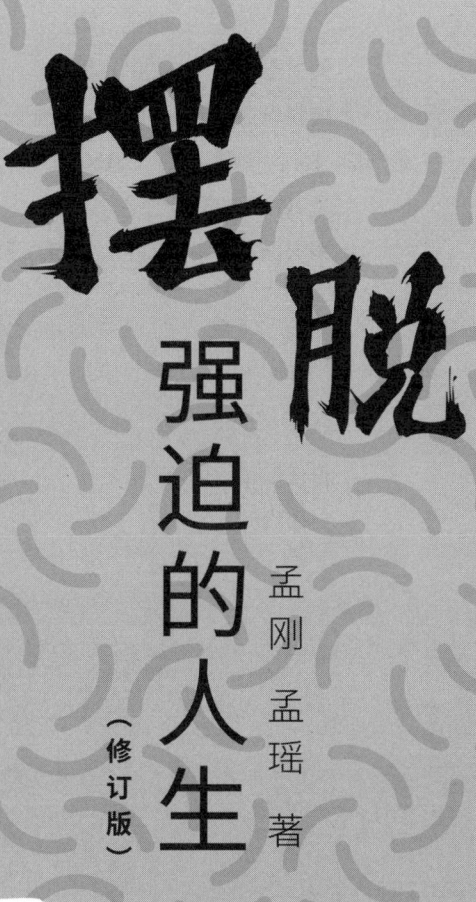

路过人间，带着泥土的芬芳
别担心，迎着光，成为光

知识产权出版社
全国百佳图书出版单位
—北京—

图书在版编目（CIP）数据

摆脱强迫的人生/孟刚,孟瑶著. —修订版. —北京：知识产权出版社,
2024.10. —ISBN 978-7-5130-9482-5

Ⅰ. R749.990.5

中国国家版本馆 CIP 数据核字第 2024N0C380 号

责任编辑：韩婷婷　　　　　责任校对：谷　洋
封面设计：易　滨　　　　　责任印制：刘译文

摆脱强迫的人生（修订版）

孟　刚　孟　瑶　著

出版发行：知识产权出版社有限责任公司	网　　址：http://www.ipph.cn
社　　址：北京市海淀区气象路 50 号院	邮　　编：100081
责编电话：010-82000860 转 8359	责编邮箱：176245578@qq.com
发行电话：010-82000860 转 8101/8102	发行传真：010-82000893/82005070/82000270
印　　刷：天津嘉恒印务有限公司	经　　销：新华书店、各大网上书店及相关专业书店
开　　本：720mm×1000mm　1/16	印　　张：20
版　　次：2024 年 10 月第 1 版	印　　次：2024 年 10 月第 1 次印刷
字　　数：285 千字	定　　价：79.00 元
ISBN 978-7-5130-9482-5	

出版权专有　侵权必究
如有印装质量问题，本社负责调换。

目录 / CONTENTS

《摆脱强迫的人生（修订版）》

新版序　001
原版序　006
寄语强迫症求助者　011
写给家长的话　015

第一篇　认识强迫症

CHAPTER ONE

一、强迫症简介　002
二、强迫是一种误报警　004
三、强迫是一出戏　005
四、强迫是一种自我保护　008
五、强迫是一款心酸的游戏　009
六、强迫症患者是走反了方向的天才　010
七、强迫是一场残酷的内战　013
八、症状是真实我的表达　014
九、强迫症患者写真　015
十、强迫现象不等于强迫症　019
十一、强迫人格不等于强迫症　020
十二、强迫（症）到底是什么　021
十三、强迫症案例　025

第二篇 三个自我理论

一、三个自我理论的由来　032

二、三个自我理论概述　032

三、三个自我的结构与功能　034

四、精神分析疗法的三个自我与自我心理疗法的三个自我　037

五、强迫症的形成与发展机制　040

六、症状由四部分一气呵成　042

七、理想我对真实我的压制——残酷的内战　043

八、强迫思维逻辑链——逻辑的圈套　048

九、强迫之源——安全感和感受性的缺失　052

十、三个自我理论下的潜意识语言　056

十一、三个自我理论在人际关系中的应用　057

十二、做不到接纳的原因是什么　059

十三、三个自我理论下的人格成长　063

CHAPTER TWO

第三篇 自我心理疗法

一、自我心理疗法概述　078

二、自我心理疗法的操作　079

三、自我心理疗法的训练方法　084

四、自我心理疗法的补充说明　088

五、如何度过强迫发作时最难受的时刻　091

六、要先行而后思　092

七、拦截一切念，拦截第一念　093

八、智慧力——无条件接纳真实我　095

九、行动力——"不择手段"回当下　096

十、挖出根源上的怕，化解并战胜恐惧　099

十一、自我心理疗法的内涵及独到之处　102

十二、自我心理疗法治愈重度强迫症一例解析　107

十三、团体治疗（培训）模式的探索与实践　111

CHAPTER THREE

第四篇 康复者精彩分享
CHAPTER FOUR

一、重度强迫症患者173天创造痊愈奇迹　118

二、走了弯路后终于重获新生的辛鹏　128

三、善解人意、古灵精怪的主播安舒　137

四、事业有成、家庭幸福的佼佼者翱翔　147

五、感恩强迫症馈赠的名校博士　151

六、看书自救成功的深圳书生　162

七、感谢孟老师和他的书　166

八、我的孩子彻底好了　170

九、其他成功案例　171

第五篇 开悟与痊愈的秘密
CHAPTER FIVE

一、把恐惧的牢底坐穿　176

二、强迫思维的圈套　186

三、真实是走出强迫的"通行证"　199

四、接纳真实我，康复自然得　212

五、没有成长，就没有康复　225

第六篇 交流与拓展
CHAPTER SIX

一、路过人间：带着泥土的芬芳　236

二、五季人生：没有终点的修行　257

原版后记　293

新版序
New Edition Preface

很多人问我，真的能够走出强迫吗？如何走出强迫？

我常对求助者说的一句话是：如果你像我一样真实，你就能走出强迫！

患友们，真实是走出强迫的通行证，自我心理疗法的生命力正在于此。

自我心理疗法可归纳为四句话：接纳真实我，切断逻辑链，鼓起勇气，创造新体验。可以说，悟透了这四句话，就掌握了自我理疗法的精髓，当然其他因素如患者的家庭和社会关系，在康复过程中也起到一定的作用。

本书并非心理学大咖在庄严学堂里所著的恢弘巨著，而是一部从实战一线拼杀出来，经过无数康复者实证的"武林秘籍"，它不仅揭示了强迫的奥秘，指明了患者走出强迫、走向自在人生的方向，更为大家提供了实实在在的操作方法。

一、接纳真实我，是摆脱强迫人生的前提

二十多载咨询生涯，接待过数以千计的强迫症患者，我最终发现，接纳真实我确实是自我疗法的核心，也可以称之为摆脱强迫人生的前提。

接纳真实我已属不易，再通过行动让真实我成长强大起来，更是一段艰难的自我探索与领悟之路，是洒满血泪的自我拯救之路。

什么叫真实我的强大，什么叫脱胎换骨的转变，并非你已经变成了无所

不能的超人，而是你获得了前所未有的自信和力量，这个自信和力量，能使你的长处得到充分发挥，使你的短处得到包容和接纳，你可以做真实的自己，成为一个你能成为的人。

很多人都知道，我被强迫和社恐困扰的时候，我的理想我是上海滩大智大勇的许文强，时至今日，虽然我仍然不具备他的谋略和身手，但我早已变得跟他一样自信，还得到了他欠缺的心灵自由，所以我更胜一筹。我的内心能量之足让我有了"令人讨厌的勇气"，当然也可以称为钝感力或厚脸皮。

强迫症说穿了就是一个"怕"字，这是它的根，形形色色的症状是它的枝叶，所以，我们要学会分离内观，把戏当戏看，不再为自己的恐惧和焦虑寻找任何借口；我们要真真实实为自己而活，为自己的人生负起全部的责任。如果能做到这样，强迫症将失去任何存在的意义，不治而愈。

患友们，当你害怕失败而过度防御的时候，你会变得自卑而猥琐；当你置之度外而义无反顾的时候，你将变得自信而伟大。

二、切断逻辑链，鼓起勇气，创造新体验，是摆脱强迫人生的关键

患者由于内心缺乏安全感，往往倾向于过度的自我防御，不再尊重和信任自己的感受，在自己的大脑里形成一条顽固的强迫思维逻辑链，正是这条逻辑链的反复运转，才使得原发的情绪迟迟得不到缓解，于是"聪明"的患者"找到"了一种暂时缓解焦虑痛苦的方式，并渐渐对这种方式形成依赖，欲罢不能。这就是强迫症的症状。

切断逻辑链就是对念头的觉知与拦截，有很多种方法，其中一种简单、直接而粗暴的方式，就是以必死的信念豁出去，可以用"跳悬崖"一词来作比喻。

森田疗法的创立者森田先生曾患神经症，当时叫作神经衰弱，现在可归

入伴有强迫思维的焦虑症。他上大学时与父亲关系紧张，两个月没有收到生活费，就误以为父亲不再管他了，数度产生自杀的念头，随后心一横：不管了，统统不管了，死就死吧！他实际上是用这种豁出去"跳悬崖"的方式切断了逻辑链，从而使焦虑情绪达到顶点后得到了充分释放，然后随着对学习的投入产生了新体验而获得自愈。在这里，森田先生顺了情绪的自然，但没有顺念头和思维的自然，相反，正是由于对强迫思维逻辑链的彻底切断，才使得焦虑和恐惧情绪遵循自然规律由升而降，最后平息。

恐惧症和焦虑症通过一次"跳悬崖"可能就会好起来，但强迫症很难，尤其对中度以上的强迫症，需要主动尝试一次又一次的"跳悬崖"。

"跳悬崖"难就难在：一是认知不足，以为那是真悬崖，万丈深渊；二是能量不足，内耗严重，爬不起来，豁不出去。

三、良好的家庭关系，是摆脱强迫人生的助力

患友们，强迫症给我们带来的痛苦不必多说，我们需要但不能依赖于别人的理解，这里的别人也包括自己的父母。是的，我们被压抑的青春期叛逆能量和长年累积的苦闷，需要寻求一个释放的出口，而症状本身就是一种表达，一种抗议。我想对患友，也同时对患友的家人们说，营造一个良好的家庭关系对强迫症的康复真的很重要，所以请您尽可能站位比对方高一点，多一些包容，尽量去理解对方的不理解。

有些重症患友，不能坚持正常学习和工作，休学或待业在家，父母就成了他们发泄的靶子。父母一不小心触碰到患友的敏感点，就可能引发一场海啸。事实上，许多父母已经深刻反思并检讨了在教育孩子上的失误，但他们不知道怎样做才能平息孩子心中的愤怒与怨恨，更不知如何帮到孩子。患友，你知道吗，你现在对父母颐指气使，是症状赋予了你这个特权，让你承受强迫之苦的同时，也爽一把，享受一回扮演父母的快感。可是，这样的

"报复行为"会破坏家庭关系，不但不能帮我们战胜强迫，而且会形成阻碍。假如你不觉察并放下这个潜意识的获益，你就难以自立，症状就有存在的意义。

回想起来，我当初没有把我的父母当作出气筒，以其人之道还治其人之身，关键在于：我开始自学心理学，尝试去理解、宽容和接纳自己，在这个基础上，我向内心深处的"怕"发起了一个又一个挑战：豁出去，大不了一死！不自信，毋宁死！这两句话就是我当时的信念。最后才有了大家熟知的强迫症患者的知音孟刚老师。

作为一名强迫症患者的父母，您有没有深刻反思过呢？孩子虽然经常不可理喻，给您带来很多麻烦和痛苦，但是他的痛苦也不是装出来的，他只能在自己家里对您发泄这种痛苦。假如您与孩子没有共情，就算您讲再多道理也没用，因为孩子根本听不进去。说实话，孩子需要您的理解和帮助，需要您帮他重新建立失去的安全感，为他勇敢的行动提供助力和后盾。那么，到底应该怎么做呢？我归纳出8个要点，供参考。

（1）理解。您的孩子病了，他（她）的痛苦是真的，不是装的。

（2）包容。他（她）有时或经常对您抱怨和发火，变得不可理喻，尽量多包容。

（3）检讨。过去无意中伤害了孩子，现在诚心诚意给孩子道个歉。

（4）陪伴。不要对孩子讲任何道理，只是倾听与陪伴。

（5）提醒。当孩子症状发作的时候，及时提醒他（她）这只是症状。

（6）承诺。告诉孩子，无论发生什么，都会与他（她）一起面对和承担。

（7）榜样。以身示范，为孩子展示他（她）所担心的事情并不可怕。

（8）引导。引导孩子主动求助心理医生或心理咨询师。

四、感谢患者与同事，成就强迫症自我心理疗法

从 2005 年出版的《强迫症改变人生》提出自我疗法，到现在快二十年了，被广大患者和许多业内人士认可，这给了我极大的信心。七年前，我组建了自我心理疗法团队，寻到了许多志同道合的伙伴，我们一起满腔热忱地服务患者。团队的大部分成员都是强迫症的经历者和自我心理疗法的亲证者，因为饱尝过地狱般的痛苦，才更容易与患者共情，并发自内心地去帮助他们。同时，我们也在这项助人的事业中找到了生命的意义。我们一直坚信，患友们的口碑就是最好的广告宣传，就是我们的金杯银杯。

2019 年出版的《摆脱强迫的人生》集结了强迫症自我心理疗法体系的精华。五年来，我们从个别咨询和团体治疗中积累了大量的成功案例，使自我心理疗法得到了必要的补充和完善，于是瓜熟蒂落，就诞生了这个修订版。知识产权出版社责任编辑韩婷婷老师为本书的再版做了大量认真细致的工作，在此表示感谢。自我心理疗法团队的老师们也为本书的修订提出了很好的建议，在此一并感谢。

今年，由淄博职业学院报送的《接纳真实我，切断逻辑链，创造新体验——基于"自我心理疗法"的强迫症团体心理辅导典型案例》成功入选教育部"2024 年度高校学生心理健康教育指导典型案例"（全国共 100 项）。

未来，在患者和患者家属期待的目光中，我和我的团队不会懈怠，为了攻克强迫症这个世界难题，为了帮助更多患者摆脱强迫的人生，我们会一直努力，并竭尽全力。我相信，在业界人士和康复者的助推下，强迫症自我心理疗法将发扬光大，惠及更多的强迫症患者。

孟 刚

2024 年 7 月

原版序
Messages for OCD sufferers

一

强迫症离你并不遥远，在你的周围或许就有一些看起来很正常的强迫症患者，他们内心所遭受的痛苦折磨，你并不知晓。在他们之中，有人反复洗手把皮肤都洗烂了，有人重复做搬椅子的动作长达四个小时把自己累趴下了，有人思考人为什么会说话八个小时出不了门，因为不这样做他们害怕啊！还有人一直举着双手在自己的视野中反复进行试探演练，因为他怕情绪失控抢夺领导的话筒，怕掐死自己的孩子，怕去摸电门，怕拿刀杀人……读者朋友，请问这样的想法和行为您能理解吗？

强迫症全称强迫性神经官能症，是一种比较严重的、难治的心理疾病，被世界卫生组织确认为世界十大致残性疾病之一，被列为严重影响都市人群生活质量的四大精神障碍之一。有研究显示，普通人群中强迫症的终生患病率为 2% 左右，约 2/3 的患者在 25 岁前发病，尤以青春期之后的发病者居多。

强迫症究竟是一种怎样的心理疾病呢？

学术化定义是指反复出现的难以遏制的给患者造成极大痛苦，并损伤其社会功能，影响其正常生活的仪式化的思维和行为。

用通俗的比喻来形容，强迫症是一场残酷的内战和一款心酸的游戏。

强迫症给患者带来的是一种怎样的痛苦？

它是精神上的内出血，是自我折磨的极致。犹如神话传说中月宫里那位砍伐桂树永不停歇的吴刚，更像古希腊神话中那位推巨石上山每一次都体力耗尽导致前功尽弃的西西弗斯。如果用一个词来形容就是：人间地狱！

然而，强迫是一种能量，这种能量可以导向成功，也可以导向毁灭。强迫症的痛苦可以把患者拖进人间地狱，也可以成为让患者成长一次的契机，变为一笔财富。本书中的众多案例，披露了人类中这样一个神秘群体的遭遇：强迫与恐惧，难言之隐，地狱般的挣扎。

受强迫困扰的朋友们，请打开这本书吧，这是一部人性诡异命运的启示录，在历史的长河中，它将会显现其弥足珍贵的价值：希望，希望，希望之火已经点燃，强迫之门由此打开。

望子成龙、望女成凤的家长朋友们也不妨阅读本书。2009年2月8日，留学荷兰的优秀中国学生袁远自杀身亡，她在遗书中坦言自己受强迫症之扰已长达八年，痛苦不堪。"我真的太太太累了，八年来一次次平定崩塌的心灵，而当它再一次崩塌时我又无能为力，只有咬牙忍受再次寻找调整的机会，而现实的事务又被耽搁着，现实的美好被破坏着，我真的厌倦了……"袁远的妈妈痛失爱女，后悔莫及，她告诉天下的家长：让孩子自由地成长，孩子的健康快乐比什么都重要！

事业有成、春风得意的人士也不妨阅读本书。2008年4月29日，涌金集团董事长魏东在家中自杀身亡，他在遗书中写道："由于长期的工作压力，近年来我的强迫症越发严重，强迫性动作、强迫性思维如影随形，几乎时时刻刻在困扰着我，伴随着严重的失眠和抑郁，使我无法面对生活，对于未来能否摆脱它我毫无信心，而且长此以往会拖累我的爱人，我的家庭将不堪重负。"

二

强迫症的治疗一直是世界范围内的难题，连最权威的心理治疗专家有时也感到头疼，甚至束手无策。因为强迫症患者的心灵世界深奥难测，其症状表现甚为荒唐，不可思议，没有经历过的人很难感同身受，很难与患者产生共情。而共情是产生疗效的重要因子，没有共情，与患者情感互动的渠道就关闭了，治疗师即便拥有丰富的学识和专业技能，也难以产生疗效。

摆脱强迫症无灵丹妙药，因为强迫症的治疗本质上是自救，这是一个艰难痛苦的自我探索和感悟的过程，所谓治疗就是帮助患者认识强迫、理解强迫、以正确的态度和方法应对强迫，我本人和我带领的自我心理疗法团队正在为此付出努力。

我16岁时不幸罹患强迫症，当时国内的心理咨询业一片空白，连心理学是伪科学的"帽子"都还没有摘掉。我经历了长达20年艰难痛苦的探索，结合心理学研究与自我救赎的经验教训，在卡伦·霍妮社会文化精神分析理论的基础上，深刻地剖析了强迫症的发生机制，提出了强迫症的三个自我理论，并在整合了精神分析疗法、森田疗法、认知行为疗法和人本主义疗法等后，创建了比较实用的自我心理疗法。

自我心理疗法建立在三个自我理论之上，切合实际，便于操作，已经使众多患者受益，并得到了他们的认可。但它作为一种心理疗法的推广和完善，可以说才刚刚开始。亲爱的患友，请相信，走出强迫症不再是梦。

十几年来，我接待了数以千计的患者。患者，只是一个方便的称呼，其他的称呼还有来访者、当事人、咨客等，不必太计较。人的内心世界太丰富了，有多少人，就有多少故事。我心中装载了一个个不为人所知的人间悲剧，我的生活每天都被痛苦的倾诉填满，有点承受不了的感觉，但更多的是一种责任感和使命感。

为了帮助更多的患者，除了"一对一"个别咨询方式，我还积极探索其他形式的助人方式。

从 2009 年 10 月开始，我与他人合作开展强迫症的地面团体治疗，到现在已经举办了 27 期，学员普遍反映效果不错，自救成功的学员也越来越多。

但是，仍然有许多患者没有条件来山东参加地面团体治疗，于是，自我心理疗法团队又开办了网络团训班，限额 10 人，额满即开班。这种极为方便而且性价比极高的团体培训模式，惠及了越来越多的强迫症患者。

三

本书在《强迫症改变人生》（山东文艺出版社 2006 年出版）和《谁在强迫我的人生》（华中科技大学出版社 2009 年出版）的基础上，结合十几年来的大量案例，以及历次团体治疗的经验心得，对自我心理疗法进行了改进和简化，以便于学员自学和应用。在理论建设上，我提出了"强迫思维逻辑链"的新概念，使思路更加清晰，同时也更具有可操作性。

本书第一篇以通俗易懂的事例和语言介绍强迫症；第二篇是理论部分；第三篇是方法部分，相对较为专业；第四篇是康复者分享，收录了十几位已经康复或基本康复的患者的自救心得，都是现身说法，其中不乏精彩篇章；（在此，我向他们致以崇高的敬意和真诚的感谢！）第五篇是针对几个主题选取的精华文章；第六篇是我对患者的辅导与答疑，其中包含我的新领悟和新见解，以此作为自我心理疗法的补充和诠释。

本书并非纯学术性著作，它的通俗性和可读性使得它的读者不限于患者和专业人士，只要你打开它，这个缘分就算结下了，不管你信还是不信。

本书适合以下人群阅读：强迫症患者及其家属、强迫人格和强迫倾向者、心理咨询师、精神科医生、社会工作者和教育工作者，以及一切渴望解除心灵痛苦和渴望美好生活的朋友们。

祝愿天下正在心灵痛苦中挣扎的朋友，早日醒悟，获得新生。

孟 刚

2018 年 8 月

寄语强迫症求助者
Messages for OCD sufferers

亲爱的朋友们，你们好！接下来，我跟大家说说心里话。

治疗：就是帮你认识强迫和理解强迫，并以正确的态度和适当的方法对待强迫和处理强迫的过程，换句话说，就是真实我的成长过程。摆脱强迫症本质上是自救，这是一个艰难的自我探索和感悟的过程。

康复：就是跟正常人一样，杂念有，担心有，烦恼也有，有时也会反复想一件事或做一个动作，但心态稳定，情绪波动小，基本不影响正常生活。当然，这是最基本的康复，也有许多患友康复之后内心强大，各方面都有所提升。

寻求帮助：找一个适合自己的咨询师真的很重要。要了解咨询师的经历、背景、咨询范围、咨询理念和方法等信息，最好先做几次咨询体验一下，再决定是否建立长期的咨询关系。而一旦建立咨询关系，就要坚定地跟随你选择的咨询师的思路走下去，不可三心二意。

麻醉剂：对于强迫症，这个世界上没有灵丹妙药，要说有，那也是止痛片或麻醉剂，让患者暂时逃避痛苦，但因掩盖了真情实感，也使患者失去了真实的自己。而真实的我得不到锻炼和考验，就不能成长起来，就像一个体质羸弱的病秧子，很容易被细菌或病毒入侵，或者终身依赖药物麻醉自己。

长期服药的患友请注意，要警惕对药物产生依赖性，以免药物成为你康复路上的障碍。我最近接诊的一位患友，有长达十几年的药物服用史，虽然药物使焦虑维持在一个较低的水平，但记忆力和反应速度都大大衰退和减慢，社会功能严重受损，我感到非常痛心和无奈。虽然有一些重度患者不得不依靠药物来控制，但只要时机成熟，药物必须减、必须断！但这个减药、断药的过程也不能急，应该在坚定了正确的康复方向，掌握了正确的方法，并有了康复信心的基础上，在临床医生的指导下一点儿一点儿地减下来。话说回来，药物是可以救急的，如果你实在受不了，吃一点儿也不是不行，但请记住，药物可以帮你减轻痛苦，但不能帮你成长和变强大。我更欣赏那些纵使痛苦到彻夜难眠也最终挺过去的患友，因为有这种大不了一死的气魄，就有了俯视强迫的资格，就能使强迫症这个"魔鬼"现出原形：这玩意儿也就那么回事！

蜕变之痛：当强迫来临，尤其在你克制强迫行为、切断逻辑链，并坚持在当下为所当为的时候，那种痛苦可以用锥心刻骨和人间地狱来形容，而且每一个患者都觉得自己是天下最痛苦的那一个。强迫症之所以难以治愈，关键就在这里，受不了，顶不住，就退缩了，实施强迫了，而每一次退缩都会增加下一次承受痛苦的难度。

相反，鼓起最大的勇气，并借助一些方法，坚决果断顶住焦虑波的高峰，或许很快就能产生新体验。很多时候，就差那么一点儿，再咬牙坚持一会儿就成功了！

榜样：有位强迫思维并发社恐焦虑的患者，以前总是逃避与人接触，因为症状爆发时头脑空白、脸部僵硬或通红、浑身出汗，丢死人了！有一次，他在与人谈话时又出现症状，但这次他没有回避，而是鼓起勇气死盯住对方的眼睛坚持对话（当然他也不知道自己和对方都说了什么），经过十几秒"人间地狱"般的煎熬，他走出来了，慢慢恢复了正常的对话交流。他信心大增，心想：症状来就来吧，老子不怕了！并且期待着症状的出现，想再一次品尝战胜它的喜悦。结果你猜怎么着？症状怕他了，再也不敢来了。

对于大多数迫友来说，仅有一次成功的体验是不够的，但每成功一次，都会为下一次的成功打好基础，因为焦虑正弦波的波峰下降了。总之，迫友们鼓起勇气，咬紧牙关，不断为自己创造出新体验，才能使内心能量不断提升，形成一个强大的新的真实我，犹如一个身强力壮的巨人，一般的打击都对他无可奈何，这样的话症状就会自动消退。

然而，这是一个心灵煎熬和历练的过程，没有到位的认知、有效的方法、巨大的决心和勇气是做不到的。

治疗方法：治疗强迫症的理论和方法有很多，咨询师也有很多，但强迫症并非由某种理论和方法，或由某个咨询师治疗好的，真正的痊愈是由患者自己完成的。如上所述，所谓治疗就是帮助患者认识强迫、理解强迫，并使之学会以正确的态度和方法应对强迫，我本人及我带领的自我心理疗法团队正在为此付出努力。三个自我理论和自我心理疗法也不是完美的，更不是万能的，一定有许多需要改进与完善的地方，在此欢迎专业人士不吝赐教。

康复者分享：凡是康复的患友都有体会，强迫症的治疗本质上是自救，这是一个艰难的自我探索和感悟的过程。在这里，我首先向走出强迫并获得新生的患友表示祝贺！很多康复者都已投入自己的生活和事业中去了，一些康复者和正在康复中的患友，把他们自我探索、自我拯救的经验贡献给大家，在此我代表广大患友向他们表示敬意和感谢！

康复者的分享对患友们的自救非常重要，这可以使患友们少走弯路，从康复者身上汲取力量，从人生低谷中重新站起来。孟刚强迫症心理咨询治疗研究中心网站（www.mgocd.com）刊载有几十位康复者的心得体会，我们也经常邀请康复者在"自救群"为患友们做分享。希望每一位患者都虚心向这些过来者学习，并结合自身实践，把自己的认识、体验和感悟、疑惑和盲点等，提出来与大家讨论交流，这样才能有收获。如果只罗列自己的一系列症状，然后问怎么办、请治疗我、请救我，这样是不会有多大效果的。

自我心理疗法：接纳真实我，切断逻辑链，鼓起大勇气，创造新体验。

患友们，不自信毋宁死，不自由毋宁死！我当年就是这么暗示和激励自己的。

迎上去，迎怕而上，为所当为，顶住，顶过去！

最后，我把一首由我作词，音乐人许明作曲、配乐并演唱的《强迫者——心酸的游戏》，也是全国乃至全世界第一首写给强迫症患者的歌，献给患友们。

强迫者——心酸的游戏

强迫是一部大片　我是唯一的主演
戏里是惊悚梦魇　戏外是满腹心酸
我每天都在舔舐　精神上的内出血
我每天都在呼喊　不知能否感动天
梦中我鬼魅舞剑　把心挑出来挥展
熔进落日的殷红　祭奠我青春华年
谁在岸边看风景　谁在强迫我人生
坚守当下傲严寒　梅花坚韧笑春风

T 写给家长的话
o parents

您首先要了解一下什么是强迫症，强迫症是怎么产生的，又是怎么发展加重的，它有哪些特点，强迫症给患者带来的是一种什么样的痛苦。孩子患强迫症，在承受心理痛苦的同时，不仅影响了自己的学习、工作和生活，也给家庭蒙上了阴影，带来了无穷无尽的麻烦。我接触过这样的家长，他们悔恨不已，欲哭无泪。

大多数强迫症患者都有不良的性格基础，我们称其为强迫型人格，比如老实、胆小、怕事、认真、刻板、教条、敏感、苛刻、虚荣、完美主义等，所以，从小注重培养孩子的良好性格，对他的一生具有重要的意义，好性格是您送给孩子最好的礼物，任何物质的东西都无法替代和补偿。

一、强迫症的早期预防：培养良好的性格

我们说，性格是自我的选择器，决定着一个人对现实稳定的态度和习惯化了的行为方式。

人的性格是在先天遗传素质的基础上，由后天环境和教育塑造而成的，性格一经形成就表现出很大的稳定性，但也可以随环境的变迁发生一定的变化。不同的婴儿一出生就表现出气质的差异，如有的好动、啼哭不止，有的

则比较安静、爱笑。在性格的形成过程中，后天的环境和教育起决定性作用。儿童的自发行为，哪些得到赞扬和鼓励，哪些遭到批评和禁止，以及父母自身的言行，都通过强化、暗示、模仿等心理机制，在儿童的潜意识里留下深刻的烙印，使儿童对环境的反应模式加以固定，形成性格。

家长请注意了，在孩子小时候您如何对待他，他将来就会如何对待自己；换句话说，他对待自己的方式，就是您对待他的方式的翻版，当强迫症爆发之后，他将以这种方式对待您，而且在不久的将来，他还会以这种方式去对待自己的孩子。强迫症患者对自己的苛刻、否定、怀疑、打压、控制、溺爱、放纵等，都有您的影子啊！您说您爱他，这没错，可是您有没有想过，在幼小的孩子心里，他感受到您的爱了吗？感受到您对他的无条件接纳了吗？所谓打是亲、骂是爱，完全是自欺欺人，不过是潜意识在满足自己的控制欲罢了。小孩子是缺乏理性判断力的，他会把您的打骂和指责当成对他的厌恶和抛弃，这个心灵的伤痕不是短期能愈合的，也许会影响他的一生。

父母对孩子的教育方式在其性格的形成中至关重要，尤其是独生子女，由于在家里缺乏某种"社会体验"，父母的影响更为明显。我于20世纪80年代写过一篇文章，题目叫《还给孩子选择的权利》，文章的主旨是：让孩子养成自由、自主和负责任的选择意识和能力，是他们形成良好性格的基础。日本心理学家中泽次郎说得好："教育，就是让那一无所知的孩子，能够自由自在、精神安定和信心十足地接受能够自由行动的知识。"

父母的教育方式大体上可以分为三种类型，即专制型、纵容型和民主型。专制型的父母把孩子视为私有财产，把孩子限制在一个小得不能再小的活动范围内，予以过度保护，结果剥夺了孩子选择的权利。纵容型父母则相反，他们毫无条件地满足孩子的一切欲望，在"小皇帝"面前俯首称臣，这就使孩子失去了选择的意识和能力，因为他们无须选择就能达到目的。专制和纵容都是爱的畸形，前者想控制孩子，后者被孩子控制，这两种教育方式皆不利于孩子优良性格的形成。民主型父母是孩子的朋友和导师，他们鼓励孩子去做喜欢做的事，为他们创造条件，并适当地加以指导，从不越俎代庖。他们对孩子严格要求，但绝不简单粗暴，对孩子的赞扬多于批评，奖励多于惩罚。因为他们知道，孩子容易把一次成功或失败的体验扩延到其他方面，从而影响整个人格。他们为孩子提供安全的屏障，细心呵护孩子的自尊心，使孩子获得行动的勇气和信心。可以预见，在这种环境中成长起来的孩子，将具备自由的、负责的选择意识和选择能力，以后不管遇到什么情况，他优化的性格选择器将自动启动，能够在最短的时间内作出恰当的决定，从而节省心理能量。这就是良好的性格使人终身受益的道理。

二、如何对待孩子的青春期叛逆

进入青春期的孩子，突然变得不听话了，甚至明知道你说的话有道理也不听你的，这是令很多家长感到头痛的事。他们由于不懂孩子青春期的心理特点，想极力维护自己的权威，导致经常与孩子发生激烈的冲突。我们每一个人都经历过这个时期，如果您能回忆起自己当时的感受，您就能在某种程度上理解孩子了。

青春期是一个敏感期，心理学上甚至称其为"危险期"。性意识的觉醒给孩子带来巨大的心理震荡，生理的快速发育使孩子的心理发生了微妙的变化，他忽然发现自己长大了。那么，怎样改变在父母眼中小孩子的形象，证明自己长大了呢？挣脱父母的控制，自我主张，维护"成年人"的自尊。他们的这种需要是如此强烈，于是就产生了令父母头疼的言行，这就是所谓的叛逆。请记住，叛逆的孩子与你争的从来都不是对错，而是做人的尊严。孩子经过了这个叛逆期，才会重新审视和调整自己，变得逐渐成熟起来。叛逆期遭到父母压制或自我压制的孩子，因叛逆需要没有得到满足，将留下心理隐患，极不利于他的健康成长。这股叛逆的能量早晚都将释放出来，到那时就可能变得一发而不可收拾了。

您说，十三四岁的孩子叛逆有什么大不了的啊？"都是为了孩子好"，这一点没有人否认，但请扪心自问，您与孩子发生的争执和冲突，有多少是为了维护家长权威或尊严的？青春期您不让他叛逆，到青年期他就会叛逆，青年期不叛逆，中年期就会叛逆，甚至老年期叛逆，那时后果就严重了。

一个顽皮的敢于抗争的孩子，有时会给您惹点麻烦，也时常会令您头疼，但研究发现，这些孩子将来有没有出息暂且不论，他们的心理健康水平普遍都比较高，一般不会罹患心理障碍。在我看来，在心智发育尤其在社交能力方面，这些孩子也具有优势。您想，他为什么调皮？因为他想得到自己想要的，满足自己的欲望。您不满足他，他就跟您斗智斗勇，在这个过程中，他得到了锻炼，潜能得到了开发。需要注意的是，这跟那些一味通过讨好大人来获取所需的乖孩子不同。因为乖孩子需要的只是大人给他的奖赏（关注和喜欢），而调皮孩子需要的是发自天性的欲望的满足。当然，任何人都需要社会化，但社会化过程不应该是控制和训教，而应允许孩子去经历和体验，通过犯错和纠错而得到成长。教育所起的作用就是为他提供安全感，搭建平台，并适当引导。这有点像团体游戏，团体成员必须先亲自参与，有了亲身体验之后，才能在团体老师主导的分享环节获得领悟和成长，假如一个学员总想着如何迎合指导者以博取好评，他就会失去游戏过程的真情实感，而丧失成长的机会。

三、因材施教

由于孩子先天的遗传气质不同，比如有的比较活泼调皮、不听话，有的比较敏感内向、表现很乖。大量的案例证明，绝大多数心理障碍患者，都曾经是大人眼中的好孩子和乖孩子，这一点值得我们深思。心理学家张耀翔感叹：从来没有打过架的孩子，其心理健康就少了一分。

但是，对孩子的管教方式也不能一概而论。对那些天生顽皮，总是惹是生非的孩子，严厉一点是需要的，甚至适度地打骂也没关系，因为这些孩子承受能力强、脸皮厚，他不会往心里去，很快就忘了。但是，对于那些天生敏感的乖孩子，就得特别谨慎了。一般来讲，如果他犯了错，你帮他认识到就行了，因为他一旦认识到自己的错误，就会启动自责自疚的心理机制，促使自己纠错纠偏，如果这个时候再受到指责或打骂，他的自尊心就会受到打击，并强化自我否定和自我憎恨等负面情绪。

　　无论如何，孩子总归是一个弱者，您对孩子进行管教的时候，请呵护好孩子脆弱的心灵，不管他做了什么事，您可以对他所做的这件事情进行评价，也可以进行批评，但千万不要否定他这个人，给他造成自己不可爱或无能卑贱的心理认知。如果您有博大的慈爱之心，请不要吝啬您的赞美之词。请记住，对孩子的理解、尊重、宽容、接纳、鼓励和欣赏，是他获得安全感和自信心的源泉，是他健康成长的基石。

　　预防心理疾患，必须从娃娃抓起。

第一篇
认识强迫症

一 强迫症简介

1. 强迫症的定义

强迫症全称强迫性神经官能症，是一种比较严重的、难治的心理疾病，是指反复出现的难以遏制的给患者造成极大痛苦，并损伤其社会功能，影响其正常生活的仪式化的思维和行为。

强迫症是一种难治性的心理疾病，曾被世界卫生组织确认为世界十大致残性疾病之一，被列为严重影响都市人群生活质量的四大精神障碍（强迫症、抑郁症、焦虑症、恐惧症）之一，如果不进行任何治疗，强迫症通常会表现为慢性病程，症状时好时坏，只有5%~10%的患者会自行缓解，而另有5%~10%患者的症状会持续加重[①]。

强迫的动力来自恐惧和焦虑，恐惧和焦虑背后是扭曲的认知或信念。

强迫症可分为强迫思维和强迫行为两大类。

强迫思维和强迫行为即所谓症状，虽然暂时缓解了患者的痛苦，但是却给他们戴上了强迫的枷锁，犹如毒品一般使他们深陷其中欲罢不能。

强迫症给患者造成的心理痛苦可以用"人间地狱"来形容，没有经历过的人永远也无法想象和感同身受。

2. 强迫症的发病率

近年来，统计数据提示强迫症的发病率正在不断攀升，这与日益激烈的

---

① World Health Organisation and OCD [EB/OL]. [2024-01-05]. https://www.ocduk.org/ocd/world-health-organisation/.

社会竞争、不断加快的工作和生活节奏密不可分。

强迫症患者范围越来越大，有老年人、青年人，甚至儿童。有研究显示，普通人群中强迫症的终生患病率为2%左右，约2/3的患者在25岁前发病，尤以青春期之后的发病者居多[①]。

根据山东省淄博职业学院心理健康教育中心2015~2017年新生心理健康普查结果，我们发现具有中度以上强迫症状、需要重点关注的对象占总普查学生的2.14%，占总预警学生的46.81%。从这个普查结果可以得出两个结论：一是大学生群体强迫症发病率略高于普通人群；二是强迫症在所有心理危机隐患中占比最高。

某些强迫症患者的症状怪异荒诞且难以启齿，或受自身的知识和信息所限，或顾及自身的形象和前途，导致不能及时求治，等到社会功能受损严重而不得不求治的时候，患者走出强迫的路将更加艰辛。有些具有疑似幻觉和妄想症状的重度强迫症患者，容易被误诊为精神分裂症。有一些轻度强迫症患者包括强迫人格者，虽然生活质量不高，但日子似乎也能过，也就得过且过了。这类患者缺乏改变的欲望和动机，很可能终身不会求助。考虑到以上原因，强迫症的实际发病率或许更高一点。

3. 强迫症的特点

重复是人获取安全感的一种方式或手段，强迫重复与正常重复的区别在于以下三个方面。

（1）过度化。比如，洗一次手需要半个小时，洗澡需要三个小时，以至于出门都困难，难以正常学习和工作；还有反复检查、询问、确认达数十次，以致别人烦透了，自己也觉得不好意思，但不问就难受得不行，从而影响生活。

---

① ROBBINS T W, VAGHI M M, BANCA P. Review obsessive-compulsive disorder: Puzzles and prospects [J]. Neuron, 2019, 102 (1): 27-47.

（2）仪式化。比如，洗手时要遵循严格的程序和步骤：开关先拧一圈再回半圈，然后捧一捧水浇到水龙头上，从指尖开始洗起，依次洗到手腕，这个过程若被打断就必须重新开始。如此连洗六遍，不能多也不能少，否则就要重来。他认为只有这样才能把"脏东西"洗掉。更有隐形的仪式化的强迫思维，大脑似乎在忙于整理秩序，譬如努力调出一个好念头，去替换、抵消或覆盖一个坏念头，否则就感觉大祸临头。这些仪式化的重复行为其实都没有实质意义，但患者偏偏赋予其某种意义，即避免可怕后果的发生。

再比如，越过门槛要先迈左脚，因为"男左女右"，右脚迈过去不吉利，如果一不留神先迈了右脚，必须倒回去重新来。

症状是仪式化的重复思维和行为，但并非所有仪式化的重复思维和行为都是症状，比如洁癖、宗教仪式及某些习惯动作等，所以不可轻易给自己贴上强迫症的标签。

（3）成瘾化。就是对强迫症的症状形成依赖，利用症状来缓解情绪已经成为患者自动自发的第一反应和选择，若阻断这个反应和选择，就会出现强烈的身心反应，会很难受。

按巴甫洛夫的"条件反射学说"，这个强迫模式的形成机制是：患者由于情感体验过于深刻，在大脑皮层某个区域形成顽固的病理惰性兴奋灶，使兴奋过程向抑制过程转换发生困难，所以，只有反射行为（症状）重复多次后，才能平息兴奋灶的兴奋，使患者减轻紧张和焦虑感。

二 强迫是一种误报警

强迫症症状出现的时候，好比大脑里拉响了警报，不过这是误报。因为大脑里的警报器出了故障，但患者却当真了，以为真的有灾难将要发生。

这是过度心理防御造成的结果，所谓杯弓蛇影是也。把弓箭当成蛇，把井绳当成蛇，把纸老虎当成真老虎了。

警报器坏掉了，它才一直响个不停。这就是强迫。

患者其实只对火灾的警报强迫，而对真实的火灾不强迫，只对纸老虎强迫，不对真老虎强迫。火灾发生了，他会跑，或参与救火；真老虎来了，他也会跑，或投入战斗，但不会强迫。因为当真正的危险到来的时候，人求生的本能将发挥作用，不会等死和找死，会马上行动起来。而我们强迫症患者所恐惧并极力消除的是头脑中想象出来或推理出来的危险，如脏、细菌、煤气泄漏、被人打击报复等，因此就不可能采取实际有效的行动，而是反反复复做无用功，以获得一点可怜的安全感。

为什么大脑里总是警报声长鸣？因为强迫症患者总认为自己是一个受害者和无助者，需要时刻保持警惕和高度防御。

还因为患者总是怕出错，怕失败，怕丢人，怕一失足成千古恨。实际是为自己的怯懦和逃避寻找借口。事实上，一个人正是在不断地出错纠错中才渐渐成长强大起来的，而强迫症患者残忍地剥夺了自己犯错的权利。

在人的一生中，人们所担忧和恐惧的事情，十有八九不会发生，就算有些事真的发生了，其结果也与想象的相去甚远。发生之前好像天要塌下来似的（逻辑链），发生时就是一种纯然的感受，发生之后统统不是事儿！

当你白发苍苍回首自己一生的时候，对错其实都不重要了，也许最重要的是你留下了多少遗憾，还有多少未了的心愿。

〔三〕 强迫是一出戏

强迫症是患者自编、自导、自演的一出戏。

患者的大脑是一个伟大的作家,是虚构故事、制造偶然和巧合的大师,这出戏把创作者自己也给欺骗了,进去却出不来了(想出却出不来)。而真正的作家如巴尔扎克在创作小说《高老头》时如身临其境般号啕大哭,等写完了一段走出书房后才恢复过来,他是进得去,也出得来。

1. 这是一出什么戏

患者的症状就是一种表演,只是入戏太深而不自知。

大家平时看电影,当银幕上出现一个凶狠残忍的角色或恐怖的画面时,谁会害怕？小孩子会害怕,而且心灵容易受到伤害,所以有些电影"儿童不宜"。大人虽然也会吓一跳,但看着看着,恐惧感就会下降直至消失。因为大人知道那是在演戏,知道那是假的。同理,当患者头脑中闯入可怕的想法、画面时,他害怕了,因为他把虚幻当成真实了,并由此展开一条强迫思维逻辑链：发生了什么事—可怕的后果—回忆、分析、找对策、防范(强迫行为)—一直到感觉安全。你看,这就是一部完整的剧情！而患者却不自知,他在这个圈套里挣扎,他不知道这一切都是在演戏,却认为是残酷的现实。他拥有成年人的大脑,却是小孩子的心理。

2. 这出戏演给谁看

给父母看："你们伤害了我,我现在的痛苦都是你们造成的。"事实上,做父母的正在受惩罚,而患者却不必承担道义上的责任,他因强迫症获得了某种特权,他可以对父母大喊大叫、颐指气使。于是,症状给自己造成的痛苦就转嫁到了父母身上,正所谓以其人之道还治其人之身。在潜意识里(有些个案甚至上升到意识层面),这是一种对父母的报复,是一种后发的象征性的叛逆行为。

有一个患者小时候被父母逼着弹钢琴,不按时弹琴就要挨打,弹错了也要挨打,结果钢琴考到了十级,他却患上了强迫症。因为患病,其社会功能严重受损，不能上学，但在家里他就是王，家人都得围着他转，稍有不顺心，他就大发雷霆，父母被他折磨得有苦说不出，欲哭无泪。

给自己看："我不行不是由于我真不行，而是由于强迫症。症状所展开的剧情，恰恰证明我不但行，而且不是一般的行！我能发现别人发现不了的问题，能觉察到别人觉察不到的危险，而且能通过自己的思维解决问题，通过自己的行为避免危险的发生。你看，我多么了不起！我具有别人所没有的神通。"

一个内心缺乏安全感又自视清高、理想我高高在上的强迫症患者，如果在现实中得不到别人的欣赏和赞美，又没有胆量对别人施加影响、从别人的批评指责中获得关注和重视，会怎么样呢？他的内心会产生强烈的冲突和焦虑。为了缓解这种心理痛苦，潜意识将神秘运作出稀奇古怪的症状，以强化自我与别人之间的链接，象征性地获取自我价值感，以症状带来的痛苦为代价，换取深层本质性的心理满足——存在的价值感（存在感）。

譬如，以受害者自居，是想确认自己的重要性，这意味着被人关注和在乎。以害人者自居，是想证明自己的力量，这意味着对别人的影响力。患者以病态的虚幻维护自我价值，弥补现实中的不足。

案例一：徐某因性格懦弱并且自尊心很强，在单位被人欺负，压抑屈辱、恐惧和焦虑，而患上强迫症。经过长达一年多的咨询，其逐渐好转，社会功能慢慢得到恢复，但最后一关难以突破，因为潜意识对痊愈产生了抵触。如果痊愈了，她就要回到原单位去工作，去面对那些欺负她的人，那种屈辱的体验就会重新浮现出来。这就是每当她快好起来的时候，又被强迫纠缠不休的原因。病着，就有理由不去面对，而且还会得到家人的照顾。

案例二：吕某自述最近越来越觉得潜意识里希望自己过得不好，因为父亲车祸的事情对他的潜意识影响太大了。

人人都有一个由深层的情感支撑的信念系统，潜意识有时会运作出一些非理性的、与人的意愿相冲突的行为来支持这个信念。在吕某的案例中，他的信念是：数年前（他那时上小学）因车祸死亡的父亲是完美的，而母亲则一无是处，离开了父亲，自己不可能健康地成长。于是，为了支持这个信念，他"故意"让自己与症状纠缠，以此作为对母亲的惩罚，来证明母亲确实一无是处。

3. 要把戏当戏看

主、客体转换。强迫症患者一般总是把自己当成一个被关注和评价的客体，这样一来就会使敏感度提升，迅速捕捉消极信息并加以无限放大。相反，假如让自己从客体变成主体，变成一个观察者，而那些念头、情绪、人物或事件等反倒成了被观察的对象，那么，不管它多么可怕、多么强大、多么严峻、多么了不起，当你以观察者的身份、以游戏的心态去看的时候，对象的力量就被削弱了，你的心理就开始变得强大起来。一场戏而已，表演而已，再逼真也是在演戏。强迫恐惧也不过如此。

〔四〕强迫是一种自我保护

强迫总在患者遇到现实困扰而无力应对又不敢承认的时候出现。现实困扰可能是真遇到了困扰，也可能是主观想象的困扰。强迫的出现及时把患者的注意力吸引过来，让他觉得对付强迫症才是天大的事情，现实困扰其实不算什么，患者的内部语言是：只要症状解除，那么——嘿嘿！

因早年的经历，患者的内心深处埋藏着恐惧体验——不安全感，他潜意识的信念是：我不行，但我不能不行！导致焦虑处于比较高的水平。

孩子为了获得所欠缺的安全感（避免惩罚），必须反复揣摩和迎合大人的意愿，压制自己的真实欲望和情感，他把大人对自己的压制内化为自我压制，从而形成一种没有主见、讨好别人的性格。但是讨好别人是想寻求回报，其目的是获取别人对他的关注、肯定和爱护，假如得不到他所期望的回报，内心的不安全感或恐惧的情绪记忆就被唤醒，由于找不到合理的解释，恐惧的情绪就演变成焦虑不安，更由于不能正确应对和处理这种原发性的焦虑，在意志和思维的双重干预之下，继发性焦虑产生，并形成恶性循环，于是强迫的症状在不知不觉中形成了。症状的意义在意识层面是缓解焦虑，在潜意识层面是获取安全感，或者不如说是对爱的呼唤，至于防止可怕后果的发生，则是患者虚构出来的意义。

强迫症使患者继发性获益，保护了自尊心，其获益机制是：不是我胆小，而是后果太可怕了！不是我不行，而是症状的影响太大了！

于是，怯懦以善良的面目出现，退缩以大度的面目出现，孬包以英雄的面目出现，其实不论怎么改头换面，说白了就是一个"怕"字！看不穿这一点，就会纠结、冲突和焦虑不断，强迫就有了存在的意义。

五 强迫是一款心酸的游戏

恐惧是专横的大人所设下的精神牢狱，强迫是无助的孩子所玩的心酸游戏。

一头驴子被主人蒙上眼睛，戴上嘴笼，拴住脖子，并且在鞭子的驱使下开始拉磨，日复一日，年复一年。有一天当主人给它解开绳索想让它自由驰骋时，它却已经丧失了自由的意识、胆量和能力，仍然不停地围着那磨盘转，因为只有这样它才觉得安全。

别说驴子了，在那样的境遇中，就算千里马也是一样的下场。

再举两个例子：

1. 西西弗斯推巨石上山顶

在古希腊神话中，西西弗斯触犯了众神，众神为了惩罚西西弗斯，便要求他把一块巨石推上山顶，而由于那块巨石太重了，每每还没到山顶就又滚下山去，导致前功尽弃，于是他就不断重复、永无止境地做这件事——众神认为再也没有比进行这种既无效又无望的劳动更为严厉的惩罚了。西西弗斯的生命就在这样一种既无效又无望的劳作当中慢慢消耗殆尽。

强迫症的重复就是推巨石上山顶。

2. 吴刚伐桂

在中国神话中，相传吴刚因得罪了太阳神炎帝，被发配到月宫砍伐桂树，但月桂树随砍即合，吴刚每砍一斧，斧子砍下的枝叶就会长回树上，经过很久的砍伐，吴刚仍然没能砍倒月桂树。炎帝把这种永无休止的劳动作为对吴刚的惩罚。

强迫症的重复就是砍伐月桂树。

六　强迫症患者是走反了方向的天才

1. 有意义的重复

有一种类似强迫症的重复却不是症状，这就是人类执着地探索未知的精神。

苹果成熟落地，司空见惯，可是牛顿偏偏不熟视无睹，而是不停地追问为什么，结果发现了万有引力定律。

发明大王爱迪生为找到适合做灯丝的材料，"众里寻他千百度"，一次次地实验，一次次地失败，失败了 999 次还不死心，结果在第 1000 次找到了钨丝。

居里夫妇为了提取高强度的放射性元素，像矿工一样整天和矿渣打交道，用粗大的铁棒不停地搅拌大桶里的溶液，还要给溶液加热，烟熏雾呛，劳累不堪。经过四年的努力，终于从 8 吨的矿渣中提取到 0.1 克的纯镭盐。

他们都疯了吗？当然不是。强迫执着的特点是一柄"双刃剑"，若选对了方向就是成功的基石，假如选错了方向就会坠落深渊。

天才是走对了方向的强迫症患者，强迫症患者是走反了方向的天才。因为走反了方向，所以走得越远离成功就会越远，强迫的游戏就越有存在的意义，不过也越心酸凄凉。

2. 极端化的反面

心地善良、认真执着和志向高远，这些都是好的品质，但任何优点推向极端都有可能变成缺点。过于善良有可能演变成伪善，或对自我的疯狂镇压，譬如对自己头脑中出现的"邪恶或下流"的念头如临大敌般地围剿；过于认真执着，有可能演变成刻板教条、死脑筋，譬如对细节的过分关注，过分的程序化；志向高远极端化后就有可能演变成好高骛远和不切实际，譬如总是愤世嫉俗而耽于幻想，变成理论的巨人和行动的侏儒。

3. 心理能量的导向

我们可以看出，强迫性的人格里蕴藏着一股巨大的能量，这股巨大的能量需要释放，可以有两条出路：一是导向自我内部，二是导向自我外部。

导向内部表现为对真实我的（缺点）压制和排斥，每日"三省吾身"，并通过想象竭力塑造自己的完美形象（理想我），最后的结局有可能发展成为强迫症。

导向外部的心理能量如果表现在具有建设性的、有意义的事业上，将有助于事业的成功。

4. 进攻与防守

导向外部的心理能量可以用来进攻，也可以用来防守，这是两种不同的人生策略。进攻型的人生策略是把主要精力用在创造价值上，想得最多的是如何把一件事情做成，如何才能获得成功，因此他的敏感表现在积极探索、迅速捕捉机遇和灵感的能力上。防守型的人生策略是把主要精力用在避免损失上，想得最多的是如何不出任何差错，如何才能避免失败，他的敏感表现在消极防御、迅速捕捉漏洞和隐患的能力上。

导向内部的心理能量其实也一样，既可以用来进攻，也可以用来防守，其结果反映出生活质量或幸福感的高低。进攻型的人总是对自己不满，经常打压自己的念头和情绪，故引发"反弹效应"，陷入恶性循环中。防守型的人是理解、宽容和接纳真实的自己，对念头和情绪是觉知、拦截或内观、陪伴，是典型的守而不攻。

总结起来，最积极可取的策略是内守外攻（第三篇有详述）。

5. 天才、疯子与强迫症患者

当天才的创作灵感迸发时，其潜意识能量奔涌而出，思考显得多余。与精神病患者（疯子）不同的是，天才并没有完全切断与现实和意识的联系，他的潜意识海洋里有一盏航灯，他的潜意识流有目的性和指向性，指向他平日苦思冥想而不得其解的问题。

强迫症患者既与精神病患者不同，也与真正的天才不同，他的意识过于强大，潜意识能量被压抑，意识的能量也被内斗耗尽。

强迫症患者对精神病有免疫力，他们过于迷恋自己的意识思维，总是在理论上求证令自己满意的答案，结果思来想去，不过是在原地兜圈子。"我们一思考，上帝就发笑。"

天才和疯子只有一线之隔，强迫症患者因为害怕变成疯子，所以拒绝成为天才。拒绝是潜意识的，在意识上则常做天才梦。

如果说人的潜意识可以通神灵，那么我认为通神灵只有一条路，那就是虔诚的信仰和信念，无条件地接纳，全身心地投入。

开放自我，摘掉虚伪和虚荣的面纱，心无挂碍，无所畏惧，向着理想进发。强迫症患者朝这个方向努力，能不能成为天才难说，但一定不会变成疯子。别担心，强迫症患者离天才和疯子一线之隔的"那条线"还远着呢！

七 强迫是一场残酷的内战

据三个自我理论（第二篇详述），自我（现实我）的行为受到真实我和理想我的共同影响，处在前意识层面的真实我是自我背后的驱动力量，而站在意识高处的理想我则对自我发号施令指手画脚，结果在自我内部展开了异常惨烈的内战，把现实我搞得无所适从甚至精神错乱。

还记得曾经家喻户晓的电视剧《射雕英雄传》吗？欧阳锋打败了所有高手，宣布他是天下第一，黄蓉就说，还有一个人你打不过。谁？欧阳锋惊讶地问。黄蓉指指他身后的影子。于是他施展无敌的蛤蟆功，与自己的影子大战。他以为战胜了，但回头一看，影子还在那儿，接着又是一番激战，最终变得筋疲力尽，精神崩溃了。

强迫症患者不是欧阳锋，没有盖世武功，他的真实我相对弱小，遭遇失败再正常不过，但他就是不服，坚决不愿意承认和接受这一点，于是理想我被塑造出来了。他的潜意识给他发起另一场战争——自我内部的战争，驱使他把注意力转到这个新的战场。这场战争的假想敌就是自己的影子，即强迫症。他想，假如我战胜了强迫症，那么我将无所不能。大家可以看到，强迫症患者是怎么巧妙地欺骗自己的。这样，他既在客观上保护了自尊，又减轻了现实的压力。

黄蓉给欧阳锋设了个套，强迫症患者也给自己设了个套，他们有一个执着的信念：战胜了这个对手（自己的影子或强迫症），我就是天下第一！欧阳锋打败了真实的对手——独孤求败，只好跟自己的影子玩儿，强迫症患者输给了真实的对手，为保护自尊而入套。欧阳锋是真的疯了，强迫症患者却没有疯，所以痛苦啊！

再看郭靖，天资愚笨，小时候练功老不长进，没少挨打，但他有一个突出的优点：真实！他从来不会伪装掩饰、虚张声势，真实得令人不忍心伤害他。他因真实而得到了众多高手的指点，也得到了黄蓉对他的痴情，最后成为武功盖世的一代大侠。

朋友，真实就是力量，无条件地接纳真实我，做真实的自己，你就会成长。你永远不可能成为天下第一，但你可以成为最好的自己。做自己，做真实的自己，做最好的自己。

真实是走出强迫的"通行证"！

八　症状是真实我的表达

真实我是一个被吓怕的孩子；
症状是真实我安全需要的表达；
症状是真实我叛逆需要的表达；
症状是真实我对爱的呼唤；
症状是真实我深层情感需要的满足。
因此，无条件理解、尊重、宽容和接纳真实我，是走出强迫怪圈的必由之路。

绝大多数强迫症患者都有强迫人格基础，内心沉淀着不安全感和恐惧体验，在许多事上都能体现出来，这就是他的真实我。后来表现出的形形色色的症状，在意识层面看起来甚为荒唐，但在潜意识层面却有重要意义。

（1）症状是真实我安全需要的表达：借强迫性的重复获取所欠缺的安全感。

（2）症状是真实我叛逆需要的表达：借违背自我意愿的症状表达对压制的不满。这是好孩子和乖孩子的叛逆，是青春期的延迟。这股叛逆能量早晚要释放出来，症状就是其释放的一种形式，尽管是一种被扭曲的象征形式。（在你小时候，父母违背你的意愿，不顾及你的感受，强迫你干这个、干那个，此时你借助症状来控制父母，父母不听就大发脾气，这是叛逆需要的表达！）

（3）症状是真实我对爱的呼唤：在幼儿心中，若想得到父母（或其他养育者）无条件的关爱和接纳，有两种情况：一是自己表现完美，满足父母对自己的期望；二是生病，既然做不到表现完美，就只有生病了。

（4）症状是真实我深层情感需要的满足：人人都有一个由深层的情感支撑的信念系统，潜意识有时会运作出一些非理性的、与人的意愿相冲突的行为（症状）来支持这个信念。

九 强迫症患者写真

强迫症患者智商偏高，弱智者不会强迫。

强迫症患者情感丰富，麻木者不会强迫。

强迫症患者心地善良，邪恶者不会强迫。

强迫症患者做事认真，马大哈不会强迫。

强迫症患者洞察入微，糊涂虫不会强迫。

强迫症患者胸怀大志，玩世者不会强迫。

强迫症患者经历坎坷，纨绔者不会强迫。

强迫症患者追求卓越，平庸者不会强迫。

1. 强迫症患者的怕

我怕人家说我不聪明、不善良、不大方、不幽默、不孝顺、不争气、不优秀，我怕落榜失业，我怕打击报复，我怕失去人缘被孤立，我怕生活无着，我怕老来无靠，我怕处境悲惨，我怕生病、怕灾祸、怕死！

2. 强迫症患者的误

其实我最怕强迫，因为一切不如意都是强迫造成的！我如果战胜不了强迫，那么我什么都不能做，我什么都不是；我如果战胜了强迫，我将无所不能，我将令人刮目相看！所以，我必须集中精力战胜强迫，我必须克服自己身上所有的毛病，我必须掩饰自己身上所有的缺陷，我不能让别人耻笑我、看不起我。

强迫症患者最易犯的错误是急躁，急于求成，他想找到一种简便易行的方法，使自己的症状尽快消除，使性格尽快得到改善，使情绪和心态尽快调整到最佳。这种想法常人都能理解，但从效果看却适得其反，因为强迫有它特别的脾气，它特别喜欢跟你唱反调。尽管有些人很明白道理，也知道应该怎么做，但在实践中总有反复，总有事与愿违的时候，于是就沉不住气了，进而对自己的做法开始否定，又开始新一轮的恶性循环。你只要仍然迫切地关注治疗或改变，就逃脱不了这个循环。

只要按时给孩子进食，他就会慢慢地长大，不必费心考虑如何使他长大，或如何长得更快，急也没用；只要给他足够的关爱呵护，给他必要的引导,然后放手让他玩耍和学习,他的心理将逐渐成熟。任何想按照自己的设计,强制让他成长和成熟的做法都是不明智的。

3. 强迫症患者的悟

原来强迫是我的朋友,他是来保护我的。因为我自命不凡,总想出人头地,但又对自己没有信心,不敢正视现实,怕失败,怕丢面子,怕自尊心受到伤害,因而就缺乏实际的行动,我很痛苦、很焦虑,所以这位朋友就把我的注意力吸引过来,与他做强迫的游戏。但我一直以为强迫是我的敌人,殊不知,强迫的存在为我逃避现实、逃避责任、逃避挑战、逃避竞争都提供了绝好的借口,我不但不领情,而且与他势不两立,欲坚决除之而后快。可是,强迫的力量实在太大了,我怎么是他的对手,我怎么能自己打败自己呢?其实我的全部能量都潜伏在他的身上,从现在开始,我要尊重他、善待他、感谢他,因为正是他给我敲响了警钟。我要无条件接纳,接纳生命中的一切,我要勇敢地开放自我,让真实我的能量充分释放出来,而不是用来报复、惩罚和戏弄现实我。我的理想我高高在上,但他只是一面旗帜,他激活我奋斗的动力,可惜的是,我以前把这个力量用错了方向,用来与真实我较量,自相残杀。我今后不再做任何人,我要只做我自己。因为我自己身上什么都不缺,我不比任何人差,当然任何人也不比我差。民族的才是世界的,自己的就是全人类的,失去了自己,什么都没有,什么都不是!每一个人都是独特的,独特的基因、独特的经历和独特的个性,每个人都蕴含着无穷无尽的潜能,区别在于能量释放的方式、方向和释放的程度。对强迫症患者而言,把自我的堤坝拆除就可以了!因为长期以来,强迫症患者为了预防"恶"的能量的泛滥,费心劳力地对堤坝修修补补,从而把建设性的"善"的能量也一起挡在了自我内部。因为自我内部的能量积聚得太多,又得不到有效的释放,时间长了就会发酵发臭,冲击和破坏了自我的人格结构。我绝不担心释放到外部的能量会产生破坏性作用,因为理想我的旗帜仍在飘扬,因为强迫这个老朋友只是暂时离开，而不是消失，他永远也不会背叛我，当我偏离了正道，他会及时地"强迫"我修正。在这一点上，我要感谢他，因为有了强迫这个性格选择器的矫正功能，我就可以放心地无所畏惧地生活了！谁说强迫不是财富，不是上帝的垂青？只要理解强迫、善待强迫、利用强迫，那么，强迫回报给我的就会更多。强迫不是"症"，与强迫为敌，又与强迫纠缠，潜意识希望得到强迫的保护，意识又绝不承认，自我内部既搏斗厮杀又缠缠绵绵，才把强迫逼成了"强迫症"！

4. 强迫终结者

走向痊愈，走向自我超越的过程是：不知—知—不知。

对自我充分信任，无条件接纳，但不是迷恋。好，现在就把所有的理论和方法，所有的道理和解释，统统放下；把一切成败得失和是非荣辱，统统放下；把全部的怨恨和内疚，后悔和忧虑，过去和未来，统统放下！把强迫不强迫这个问题放下！行动起来，充实起来，投入进去，把每一天当作第一天，把每一天当作最后一天，说自己的话，做自己的事，活在当下，永远对自己负责，无怨无悔！

5. 强迫症患者的口号

有追求而不迷心；

有目标而不压身；

积极进取而不失控；

如如不动而不失真。

十 强迫现象不等于强迫症

每个人身上都有或多或少的强迫现象，不过这些强迫现象只是一种习惯或仪式，不会形成困扰，所以不能称其为症状，譬如一紧张就挠头或在胸前画十字，再譬如洁癖者，等等。当强迫重复过度到使自己烦恼并影响生活的时候，才意味着症状的形成。重复是人们获取安全感的一种方式，从远古以来一脉相传。

强迫症，我玩味这三个字。强迫，谁在强迫你？强迫就强迫吧，怎么就变成了一种病？

精神分析学认为，本我除了遵循"快乐原则"外，还遵循一个原则，就是"强迫性重复原则"。重复行为是人类借以消除不确定性、保障自身安全感的主要手段之一，随着人类思维的发展和科技的进步，重复行为的频率将越来越低。

在罹患强迫症之前强迫是无意识的直觉思维，本身没有问题，问题出在意识的反强迫，因为意识的理性思维认为这种重复毫无意义、荒唐可笑。比如，我们说幼儿吸吮手指的动作是一种坏习惯。但我们已经知道，这是吸吮母亲奶头以获取快感和安全感而残留下来的痕迹，随着个体的生长，吸吮手指的动作将逐渐淡化和消失。如果儿童早年对乳房的需要没有得到充分满足，吸吮动作保留的时间可能会更长一些。在精神分析主义看来，当个体不得不克制这个坏习惯时，焦虑就会产生，并伴随深刻的情感体验在大脑皮层形成一个顽固的兴奋灶，作为一个发展受阻的情结在无意识中固着下来。当青春期来临时，如果觉醒的自我不能应对现实的挫折，那么挫折就激活了无意识中的那个情结，个体的行为就会发生退行，试图用直觉思维避开现实的困扰，以过去那种幼稚的方式获取安全感。不幸的是，清醒的意识并不了解和理解自我的这一选择，而且绝不宽恕，于是在极度焦虑中，强迫和反强迫交织在一起，导致强迫症的发生。

幼儿向妈妈提出一个要求，譬如抱一抱他，而妈妈正在忙碌，说等会儿再抱，但孩子一遍又一遍地重复同一个要求，不停地让妈妈做出承诺，心里才感到踏实。对此等"没有必要"的絮絮叨叨，没人会觉得奇怪和厌烦，还有老年人的絮叨我们也能理解，而落到成年人身上，就被视为反常。但是热恋中的情人，说着说了千万遍的甜言蜜语，反复求证爱的誓言，你不觉得是一种强迫吗？是的，强迫却无烦恼，很美，因为此时成人意识已经退居幕后。

十一 强迫人格不等于强迫症

在先天遗传气质的基础上，后天环境和教育对儿童人格形成和发展起着决定性的作用。前已述及，不考虑儿童的个体差异，对脸皮薄的乖孩子实施专制式教育，与对不管不顾的"熊孩子"实施放纵式教育一样，都可能使孩子失去自主选择的意识或能力，继而形成强迫型人格。在我接待的患者中，大多数都有专制式教育的背景，有"虎爸"或"狼妈"，但也有少数患者是被宠大的，后者一旦遇到现实挫折，将会遭遇更大打击，甚至会性情大变，变成强迫型人格，变得谨小慎微、畏惧不前。

不过，就算具备了比较典型的强迫型人格，也不一定罹患强迫症。强迫型人格对人的影响也是有限的，主要表现在人际交往方面，在工作上的影响可能是其能力的发挥，不过，假如将这股强迫性的能量倾注到自己所热爱的事业中，则很有可能变成优势，而助其成功。

具有强迫型人格的人是否罹患强迫症，除了跟生活的境遇（诱发事件）有关，主要取决于对真实我的接纳程度。如果具备基本的接纳心态，老实就承认和接纳自己老实，胆小就承认和接纳自己胆小，能力差就承认和接纳自己能力差，不去塑造和追逐理想我，不盲目与别人比较，那么尽管他可能一生平凡或一事无成，但他是一个正常人。把强迫型人格和强迫现象都当成正常，那他就是一个正常人。他没有改变的动机，也不用刻意地去寻求改变，他就不会引发自我内部的战争，也就不可能罹患强迫症。

如果你的性格本是谨慎小心的，那么你就不必为自己比别人做了更多的重复动作而烦恼，不必刻意压制自己的这个特点。遇到问题多想几遍，锁门时看得仔细一些，动作慢一点，担心没锁好大不了回头再检查确认一遍，爱干净而多洗几次手、多擦几遍地，这些都属于正常现象。要理解自己，无条件地接纳自己。其实这些重复对当事人的影响极其有限，不过是效率低一点而已，如果你想改变，那就在接纳的前提下，以游戏的心态去减少重复吧。

十二 强迫（症）到底是什么

（一）

你也说强迫

我也说强迫

强迫到底是什么

它黑云如磐

它迅疾如电

它风声鹤唳

它如影相伴

它是难咽的苦酒
它是惊悚的梦魇
它是虚拟的牢狱
它是满腹的心酸

上帝给了我健康的身体
我却百般挑剔
上帝给了我求知的大脑
我却用它寻找苦恼
上帝给了我自由的心灵
我却把它雪藏冰封

强迫啊强迫
到底有多少迷雾
我们反复咀嚼的
是何样的痛苦

哦，那一轮殷红的落日
遥远的地平线
今日的夸父
执着地跋涉
穷其一生
披肝沥胆
蓦然回首

才发现

又画了一个圆

　　（二）

借我一双慧眼

把恐惧的假象看穿

借我一双大脚

走出岁月的轮回

遍体鳞伤的伙伴

沉下必死的信念

昂起不屈的头颅

迎接上天的考验

渴望暴风雨

冲洗满身的疲惫

呼唤震天雷

劈开禁锢心灵的锁链

一生不长

转眼云烟

放下各种羁绊吧

迫友们

坚韧的梅花盛开在

严冬的坚守里

请咬紧牙关

死守当下

恐惧和忧虑已经远去
真爱开始流淌

　　（三）
把悔恨留在昨天
把忧虑交给明天
就算天要塌下来
今天的路也得走完

昨天的故事有点心酸
却是不可复制的生命印记
行走在历史黑洞的边缘
全依赖一支希望的火炬

赤裸裸来
没有留恋
赤裸裸去
没有遗憾

强迫云卷云舒
我自去留无意
鹰击长空八万里
鱼翔浅底五千年

缘是一条线

分是一个点

送你一程

助你一臂

等花开遍野

集结号吹响

同一首歌

从早唱到晚

十三 强迫症案例

我从接受咨询的数千个案例中归纳出强迫症的几种典型症状：强迫检查确认、强迫清洗、余光强迫、强迫思维等，我通过具体的例子来说明强迫症患者所恐惧的到底是什么，所强迫的到底是什么，他们与正常人的思维和行为到底有什么不同。

（一）强迫检查确认类

1. 关不掉的水龙头

正常人关水龙头一般是凭感觉拧一下转身就走了，如果有一次他忽然怀疑没关好，再回头去检查一次也就放心了。但一个强迫症患者完全不是这样，他的内心活动表现如下：

（1）他不相信自己的感觉。明明亲眼看到水龙头已经关好了（没有滴水），可一旦离开还是会怀疑，于是反复回忆关水龙头的过程，不幸的是，在紧张与焦虑中，记忆开始模糊，越模糊就越感觉好像水龙头真的没有关好，由于难以承受那种不确定的感觉，所以不得不回去检查确认。

（2）为什么反复确认呢？因为头脑中有个抵消或替换的解释。他在关水龙头的过程中，如果头脑里出现一个坏念头、坏词语或坏画面，就认为不吉利，会发生可怕的后果（比如自己和家人遭遇车祸或凶杀等），于是再回头重复关水龙头的动作直至坏念头（坏词语或坏画面）消失，或被好念头（好词语或好画面）抵消或替换。对他来说，做事的状态比目的更重要，他绝对不能容忍过程中的不完美，假如不完美则事情的结果将很糟糕，或很可怕，于是不得不去重复那个动作：拧开关上，拧开关上……甚至达数十次，苦不堪言。

（3）对水龙头没有关好这件事所导致的结果想法不同。正常人会觉得大不了浪费一点水而已，但强迫症患者担心的不是浪费一点水，而是水的流失可能会造成上游旱灾和下游水灾，他怕负不起这个责任。他的逻辑链是这样展开的：如果我这一次没有关好水龙头，就会滴水造成浪费；如果我每次都没关好，浪费就更多；如果每个人都没关好，那就有可能发生上面所述的灾难，所以，我必须确认已经关好，不能出现丝毫差错。

类似的症状还有反复检查门窗和煤气开关，反复检查包内物品，反复检查现场遗留物等。

2. 痛苦的美容经历

某患者做美容时，冒出一个念头"万一毛巾不是一次性的怎么办"。万一不是一次性的，就可能携带艾滋病病毒，如果身体上恰好有破皮，就会感染艾滋病，于是他反复询问确认，总是不放心。因为按摩师说话的表情和语气都让她生疑：按摩师是不是在敷衍我或欺骗我？与此同时，由于反复询问导致别人（包括身边最亲近的人）心烦或厌恶，自己也感觉不正常了，又生怕别人看出自己不正常，就在问与不问之间展开无休止的纠结冲突，恐惧、焦虑交织在一起。而正常人处理这件事就简单多了，随口一问，得到确定回答后就放心了。但是，强迫症患者极其容易走极端，当强迫询问这个症状得到缓解之后，他以后不论遇到什么事情就算没搞明白也不敢问了。因为他怕一问就陷入强迫中，而不问的话又难受，于是就产生了新一轮的问与不问的纠结冲突，以致把心理能量消耗殆尽。

3. 烦琐的睡前检查

某患者晚上睡觉前必须反复检查拖鞋和水杯有没有放好，因为他的大脑虚构了一出悲剧：家人晚上起来解手不开灯，碰巧被拖鞋绊倒，碰巧又碰倒了水杯，水杯掉到地上，玻璃碎片飞溅起来把家人的眼睛刺瞎了！于是，他反复检查停不下来，以致严重影响睡眠。正常人肯定觉得这是荒唐可笑、匪夷所思的，但强迫症患者就是自编、自导、自演这一出强迫的大戏，跟自己玩这个心酸的游戏，其痛苦犹如人间地狱，叫天天不应，叫地地不灵。

（二）强迫清洗类

某患者只要从垃圾桶旁边走过，或刚上完厕所，或去了趟医院，就感觉身体沾到脏东西了，而这个携带某种细菌或某种危险的"脏"东西，会到处传递甚至满天飞，譬如从手传到衣服上，再传到门把儿上，传给家人，传到沙发上、床上、遥控器上，最后到处都弥漫着"脏"，感觉受不了要崩溃。于是，他不得不反复去清洗想象和推理出来的"脏"，而且清洗的程序和步骤一点儿都不能乱，乱了必须重来。

（三）余光强迫类

有个患者在看书时总会被桌子上放置的手机、钥匙，或桌面上的斑斑点点所吸引，总是分神，以至于看不下去。他与人在一起时，总是余光瞥到别人的胸部和裆部，感觉被人发现了，被人误会淫贱下流，故特别紧张并加以掩饰，于是努力控制余光，导致恶性循环，最后不得不逃离这个场景。类似的还有口水强迫和呼吸强迫，它们兼具强迫症和社交恐惧症的特点，多在人际交往过程中表现出来。

（四）强迫思维类

1. 谁会抢了领导的话筒

某患者身为政府官员，却因为自己一个奇怪的念头和冲动而痛苦不已，就是每当上级领导讲话的时候，他总想把话筒抢夺过来。因此，他极其恐惧，担心哪天会真的失控而做出疯狂的自毁前程的举动，于是他极力压制和排斥这种非理性的念头和冲动，结果却总是事与愿违，导致这种冲动更强烈了，他整天提心吊胆，惶惶而不可终日。

类似的例子还有害怕失控掐死自己的孩子，害怕从高楼跳下去，害怕与讨厌的异性发生性关系等。其共同特点都是害怕自己万一失控而做出违背自己意愿的事情，对越是自己在乎的事情就越恐惧。这一类的强迫统称为意念强迫或意向强迫。

患者除了压制自己的想法和冲动，还会展开思考，证明自己不会去做那样的事情，或者刻意寻找不会做那种事的感觉，于是在强迫思维的泥潭里越陷越深。这种强迫顽疾形成之后，患者在做一件该做的事情之前，也得先思考一番，以确定这件事确实该做，或刻意寻找做这件事的感觉，否则就不去做，最后导致各种事情堆积如山，又不停地后悔自责。

2. 无所不在的选择困难

有个患者，感觉肩膀有点痒，想去挠一挠，但又怕这样做是强迫，不挠又难受，在挠与不挠之间纠结不休。有个患者总是问自己这样算不算接纳，那样算不算接纳，搞得自己做事老是走神，苦不堪言。这一类患者遇到任何事都要追求标准答案或完美答案，这也不行，那也不行，前怕狼，后怕虎，结果无所适从，尬在哪里了。在他们心中，似乎每一次选择都关乎前途命运，一错终生错，难以挽回，所以决不能有任何闪失。

3. 停不下来的穷思竭虑

有患者反复思考人为什么会说话，为什么有两只耳朵一个鼻子一张嘴，有患者反复思考这段文字到底是什么意思，这个字为什么要这么写而不是那么写，有人思考自己两千年前的祖宗是谁，因找不到令自己满意的答案而焦虑异常。因为他们认为，自己连这些简单的问题都搞不明白，还能做什么，那不成废人了吗？

4. 亵渎神灵，请求原谅

有个患者一边走一边思考某件事，路过一座寺庙的时候，不经意间骂了一句：操，什么玩意儿！他一激灵，马上意识到，天上的佛菩萨可能听到了，这是对佛菩萨大大的不敬啊，立刻惊恐万分，祈求佛菩萨的原谅。以后，症状泛化了，他只要大脑里冒出一个对佛菩萨不敬的念头，就恐惧得不行，然后反复祈求佛菩萨的原谅，并形成了一套自己创造的祈祷仪式，并严格执行。

5. "我是好人"的人设不能丢

有个患者看到一个下水道口盖子没有了，就非常害怕后来的人掉进去而自己承担责任，不得不返回去站在那里示警，结果走不了了，即使刮风下雨也一样，别人还以为他是活雷锋再世呢。另一个患者看见某处有一段电线裸露，就担心会电到人，于是走近仔细瞧了又瞧，拿出胶布包上裸露的部分，到后来他到处寻找裸露的电线，根本停不下来，别人还以为他是电业局的维修工呢。还有个患者看见地面上有个烟头，就走过去反复踩踏，因为他怕引起火灾。更有甚者都下火车很久了，就是停止不了返回去检查厕所门是否已经关好的冲动，因为他担心后来者如厕时会碰到头。

综上，强迫症的症状包罗万象，千奇百怪，不胜枚举……

第二篇

三个自我理论

CHAPTER TWO

〔一〕 三个自我理论的由来

治疗强迫症的理论和方法很多，咨询师也很多，但强迫症并非由某种理论和方法，或由某个咨询师治疗好的，真正的痊愈是由患者自己完成的。

所谓治疗，其实就是帮助患者认识强迫、理解强迫，然后以正确的态度和适当的方法对待强迫和处理强迫的过程。所谓康复，就是渐渐打破顽固的强迫反应模式，建立一种新的健康反应模式的过程。换句话说，就是真实我的成长强大过程。三个自我理论及自我心理疗法就是经过实践检验的理论和方法之一。

三个自我理论是本书作者结合心理学研究与自我救赎的经验教训，在卡伦·霍妮社会文化精神分析理论的基础上，深刻地剖析了强迫症的发生机制之后明确提出来的。在此理论基础上，作者整合了精神分析疗法、人本主义疗法、认知行为疗法、森田疗法、意义疗法等，并总结了大量咨询案例和团体治疗的经验，建立了针对强迫症的自我心理疗法。

〔二〕 三个自我理论概述

"三个自我"指的是真实我、现实我和理想我，见图2-1。

真实我是一个人真实的人格。

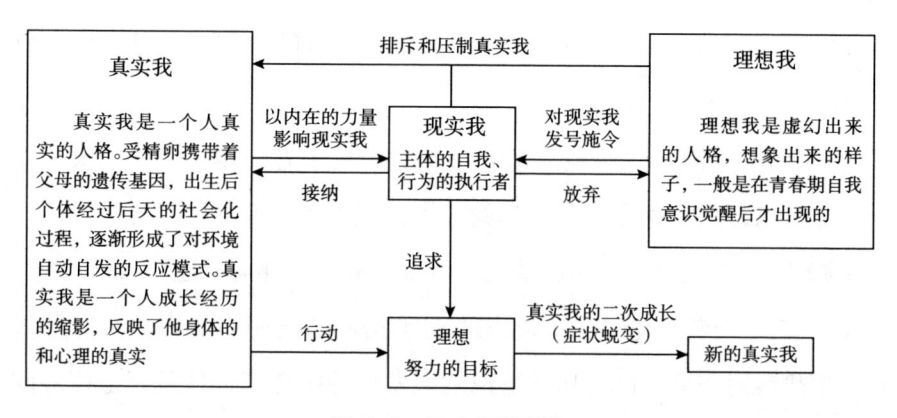

```
┌─────────────────┐   排斥和压制真实我    ┌─────────────────┐
│      真实我      │ ←─────────────────── │      理想我      │
│                 │                      │                 │
│  真实我是一个人真 │ 以内在的力量  ┌─────┐ 对现实我 │ 理想我是虚幻出来 │
│  实的人格。受精卵 │ 影响现实我   │现实我│ 发号施令 │ 的人格，想象出来 │
│  携带着父母的遗传 │ ───────────→│主体的自我、│←─────── │ 的样子，一般是在青春期自我 │
│  基因，出生后个体 │             │行为的执行者│         │ 意识觉醒后才出现的 │
│  经过后天的社会化 │   接纳       └─────┘   放弃    │                 │
│  过程，逐渐形成了 │                 │              │                 │
│  对环境自动自发的 │               追求│              │                 │
│  反应模式。真实我 │                 ↓              │                 │
│  是一个人成长经历 │             ┌─────┐              │                 │
│  的缩影，反映了他 │   行动      │理想  │ 真实我的二次成长 ┌────────┐  │
│  身体的和心理的真 │ ──────────→ │努力的│ （症状蜕变） │新的真实我│     │
│  实              │             │目标  │ ────────→  └────────┘     │
└─────────────────┘             └─────┘
```

图 2-1　三个自我理论

受精卵携带着父母的遗传基因，出生后个体经过后天的社会化过程，逐渐形成了对环境自动自发的反应模式。真实我是本我与超我的整合，是一个人成长经历的缩影，反映了他身体的和心理的真实。你一路走到现在，你就是现在的样子，而不是别的样子。真实我是个体在"无我"状态时，所有的经历和经验经过"情感内化"的原则而形成的一种自动自发的选择模式。

现实我是正在思考着和行为着的个体，现实我是主体的自我，是行为的执行者。

理想我是在个体的自我意识觉醒后，通过想象设计的并加以追逐的理想人格模式，并通过意识的指令对现实我施加影响。理想我是虚幻出来的人格，想象出来的样子，一般是在青春期自我意识觉醒后才出现的。

理想是一个人通过努力要达到的目标，真实我是在实现理想的过程中所表现出来的真实的样子，理想我是基于对真实我的不满，在头脑中想象出来并加以追逐的样子。举例来说，有一个人正在爬山，爬山的这个人就是他的现实我；爬到山顶是他的理想，爬山的时候汗流浃背、上气不接下气的样子是真实我；而由于对真实我不满，大脑想象出一个健步如飞、如履平地的样子，那就是他的理想我。

说明：

（1）自我这个概念，有时指人格整体，有时特指现实我。

（2）自我本为一体，人格完善的人具有高度的自我一致性。为了研究强迫症，才进行人为的划分。

（3）当自我接纳的时候，真实我与现实我融为一体；当现实我执行理想我的命令对真实我实施压制排斥的时候，现实我与真实我分离。

（4）三个自我与弗洛伊德的三个自我的关系，详见下述。

（5）三个自我理论认为，原发的真实我内部的冲突焦虑不足以导致强迫症，理想我对真实我的打压所形成的继发性冲突焦虑，才是强迫症形成和发展的根本原因。

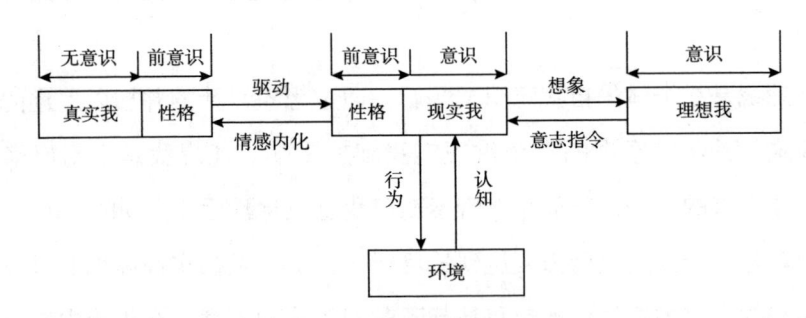

三 三个自我的结构与功能

三个自我的结构与功能见图2-2。

图 2-2　三个自我的结构与功能

人的行为受过去经验、未来目标和环境刺激的共同作用，自我被真实我驱动着，被理想我牵引着，被环境制约着。

真实我的主体隐藏在自我后面的无意识里。无意识分为个人无意识和集体无意识，共同组成人类行为的原动力。个人无意识是个体在成长过程中，尤其是童年期被遗忘了的经历和经验。这些被自我压抑的心理内容并没有消失，而是潜伏着不被自我觉察，所以又称为潜意识。集体无意识是荣格的发现，是人类祖先通过遗传基因留下的信息，构成人的行为的基本原型。个人无意识可以通过前意识进入意识，而集体无意识因处于冰山的最底层，故永远不能被个体意识到。前意识是介于意识和潜意识之间的心理内容，也是潜意识进入意识的中转站。当我们有时出现一些"不可思议"的行为时，千万别大惊小怪，那正是我们潜意识的真实我所为。真实我绝不会告诉你为什么这么做，他的脾气是"动手不动口"，而且，那是一只你看不见的神奇的手。

性格是自我的选择器，我认为性格大体上位于前意识层面，但它的根却扎在无意识里，所以，性格对自我行为的选择功能，既可能意识到，也可能意识不到。个体在成长过程中，其态度和行为不断被环境强化和负强化，通过暗示、模仿等心理机制形成一个独特的动力定型，在外部刺激下自动启动，做出相应的反应。比如，一个儿童的攻击行为（表现为不听话、顽皮、打架等），如果经常遭到成人简单粗暴的压制，他就会失去表达愤怒的力量，形成内向、自卑、孤僻、怯懦等性格特征，而在未来遭遇挫折时，他可能就"怒"不起来了，只能默默地承受。而一个"继承和保留"了童年攻击意识的人，可以轻而易举地将攻击行为泛化，形成自信、自强、勇敢等性格特征，表现为争强好胜、积极进取。

因为性格结构在前意识，其选择功能个体平时是意识不到的，只有在个体受挫、心理能量被激活时，才能感觉到那只神奇的手的力量。当个体自我觉醒，出现了对环境的适应不良、自尊受到伤害时，个体就通过想象试图重新建立一种反应模式，即理想我出现了。从此，高高在上的理想我开始对自我发号施令，与隐而不露的真实我叫板。理想我的特点是"动口不动手"，所以有时你喊哑了喉咙，也不能最终决定自我的行为。自我是"既动口又动手"的主，他一面回答理想我"是、是、是，照办，照办"！一面动手按压真实我"去、去、去，滚蛋，滚蛋"！而环境又不停地催他赶快作出决定，害得他急出一身臭汗，却无所适从。

可见，自我如果无视真实我的存在和力量，试图借理想我压服他、驱逐他，就会激怒他，用他那只有力的巨手把你拖进苦海。因此，自我应充分尊重和接纳真实我，从容面对现实困境，该干什么就干什么，千万别勉强，要在行动中，神不知鬼不觉地把理想我的要求导入。真实我特别情绪化，他喜欢这种和风细雨、潜移默化的方式，久而久之，他就会把理想我的要求内化为自己的一部分，即形成稳定的新性格特征。

从动力学角度看，自我是一个具有本体能量的复合体。本体能量包括生理能量和心理能量，心理能量又包括意识能量和潜意识能量。本体能量被环境刺激激活，释放出去以满足个体的需要，获得平衡。生理能量的释放满足生理需要，心理能量的释放满足心理需要。被激活的能量若不能及时有效地释放出去，将会导致生理或心理的失衡，尤其是当个体遭遇重大刺激时，本体能量被大量激活，个体会产生强烈的心理震荡，得不到释放的能量会成为致病隐患。还有一种情况，本体能量被微弱的刺激持续激活，当能量积聚到一定程度后，也会强烈地寻求释放。在相同的环境中，本体能量释放的渠道和方式，主要取决于个体的性格。

本体能量流程见图 2-3。如果把能量比作水，那么自我是水池，真实我是水库，理想我是水塔。水库里储存着大量的水——潜意识能量，当自我受到环境刺激时，有一部分水就通过性格选择器注入水池，再通过自我的行为释放到环境中。当能量释放受阻时，自我就从水池里提炼升华出一部分"精华"导入理想我的水塔，使理想我形成强大的意识能量，重新注入水池。自我借助从水塔压下来的力量，试图避开性格选择器，直接对环境释放。当然这非常困难，因为性格与自我已经融为一体。

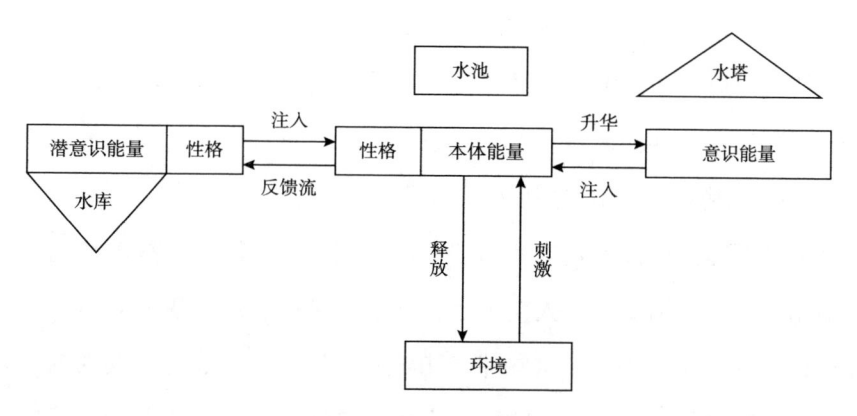

图 2-3　本体能量流程

性格既然是自我的选择器，也并非铁板一块，那么它会根据环境的要求和自我的需要，适当做一些调整，即它可以让一部分意识能量反馈到潜意识的水库里，改善和充实真实我。

四　精神分析疗法的三个自我与自我心理疗法的三个自我

精神分析疗法的三个自我：本我、自我、超我。自我心理疗法的三个自我：真实我、现实我、理想我。

本我是包括性本能在内的生物本能，是一种内驱力，遵循快乐原则；超我是人类文化对本我的限制力量，遵循道德原则；自我既是检察官又是执行者，在评价和平衡两种力量后，对现实做出某种反应。

而三个自我理论中的真实我是个体在成长过程中，本我内化超我以后形成的一种独特的、对现实的自动自发的反应模式，是基于个体历史形成的真实的人格；理想我是由于现实我对真实我产生不满，故在头脑中通过想象塑造出来的一种反应模式，一种虚幻出来的理想人格；现实我是执行者。正常人的现实我比较清醒，他分得清真实与虚幻的界限，不会制造真实我与理想我之间的强烈对立和冲突；而强迫症患者的现实我就比较糊涂，把虚幻当真实，忽视真实我的存在，盲目追逐理想我，或者对真实我的反应施加压制和排斥，从而导致真实我的强烈反弹和逆反。

精神分析理论所说的是本我与超我的冲突，故此形成一些内在情结，如好人情结、受害人情结、伟人情结等，并形成某些心理防御，如压抑、合理化、否认、转换和升华等。这些冲突和防御，是在真实我内部发生的。因为真实我是本我内化超我后形成的真实人格，这种人格是不完美的，但人与人之间的差别很大，表现为性格的优劣。强迫症患者的真实我是缺乏安全感的、过度敏感和防御的，有好人情结、伟人情结和受害人情结，故此形成一种强大的自我完善欲，心理冲突发生的频率和焦虑程度都超过其他人。这就是我们常说的原发的冲突和焦虑，基本上处于潜意识层面，类似于本能。比如，说话做事小心谨慎、认真刻板，因为他需要一种内在的自我审视和检查，否则就会感到恐慌和焦虑，比别人有更多的重复动作正是为了消除这种恐慌和焦虑。这种强迫现象如果得到现实我的理解和接纳，就不会导致失控而引发强迫症。比如，我承认并接纳我就是这样的一个人，就是老实谨慎、做事认真，就是不够果断，总是比别人慢半拍，那么，原发的冲突和焦虑就不至于恶化下去，而会随着时间的推移渐渐得以平息。然而，不幸的是理想我出现了，他认为自己不仅在学习上是优秀的，在人际交往等各方面也必须表现突出：我应该而且必须表现得镇定自若、风度翩翩，我头脑中不能有任何杂念，我说话必须有理有力，我做事必须干净利落，我不能有任何的犹豫和迟疑、恐惧和紧张、焦虑和冲突，我应该是最优秀的，是众人瞩目的中心。于是，现实我开始对真实我施压和施暴，极力效仿或追逐理想我，从而导致继发的冲突和焦虑，形成恶性循环。

由此可见，导致强迫症的并非真实我内部原发的本我和超我之间的冲突，而是继发的真实我与理想我之间的冲突，这是三个自我理论与弗洛伊德理论的区别所在。再打个比方，一个人见到美女，生理上有了反应，产生与她亲密的念头或冲动。与美女亲密，这是本我的欲望，但超我不允许，就会出现内在的冲突和焦虑，而且言谈举止有些失态，这就是他的真实我。真实我内部的这种冲突和焦虑基本在可以控制的范围内，将随着注意力的转移渐渐平息。理想我是什么呢？理想我是：我不能有任何失态，这样的失态是非常丢人的，真正的男子汉必须永远处变不惊。本我与超我之间的冲突是一种宿命，文明社会里任何个体都不能幸免，当然冲突的程度存在个体差异。真实我与理想我之间的冲突则是人为的，主要与个体从小所受的教育和成长环境有关，现实环境的刺激是诱发冲突的因素。如果个体能觉察到这一点，就可以避免这种冲突，或者可以减少这种冲突。所以与罗杰斯一样，我提出了无条件接纳真实我的主张。

再举一例：你正在爬山，尿急。本我要求马上就地解决，超我禁止，自我赶紧找厕所；真实我冲突焦虑，狼狈不堪；理想我若无其事，健步如飞；登顶是理想或目标。

总结如下：我们的真实我是我们的真实人格，里面包含着个体成长经历和人类进化历史的所有信息，所以我们头脑中出现任何念头和冲动都是正常的。真实我是本我对超我的内化和整合，所以出现心理冲突和焦虑反应也是正常的，这就是真实的我们，我们只要了解、理解、承认和接纳这个真实，不用意志去压制它，也不用理智去分析它，那么冲突和焦虑就不会恶化和循环，就不会把我们带进强迫的旋涡。但是，我们往往很难做到这一点，因为人的心理防御机制会自动运转，以减轻原发的冲突和焦虑。像压抑、转移、替代、合理化和否认这些心理防御机制，如果运用适度，虽然可暂时减轻冲突和焦虑，降低痛苦感，但冲突和焦虑的根源并不能消除，从长远看不利于健康人格的形成。尤其强迫症患者，由于内心缺乏安全感，容易产生过度的心理防御，从而掩盖问题的症结，因掩盖了真实，而被虚幻控制住了。过度心理防御事实上是无效的，它加剧了冲突和焦虑，越防御就越焦虑，越焦虑就越防御，强迫症就是在这个心理防御的恶性循环中形成的。人本主义心理学认为，人的有机体像植物一样，有自我完善和向上发展的自然趋势，只要充分信任自己和开放自己，投身到有建设性的积极的行动中，那么机体的自我愈合或自我整合功能将充分发挥作用，你的人格将自动整合并趋于完善，自我的潜能将得到开发利用，这就是自我实现。我主张的无条件接纳，既是我切身的体验和感悟，也有心理学的理论依据。

"天下本无事，庸人自扰之"；"以道莅天下，其鬼不神；非其鬼不神，其神不伤人"。道家所说的"天下"，其实指的就是我们的有机体，我们的真实我。无条件接纳真实我，把心理能量投向生活，投向有意义的、建设性的事情上，真实我内部本我与超我之间的冲突才能充分暴露并自动趋于整合，不会形成心理障碍和心理疾病。强迫症患者自以为聪明，整天挥舞着我们的思维之棒，去搅拌我们的有机体，去干涉我们的真实我，结果却越搅拌越浑，越干涉越乱。聪明用错方向，还不如不聪明。如果我们甘心做一个普通人，干一天苦力，疲乏至极，晚上喝点小酒，倒头就打呼噜，哪还有什么强迫啊？可我们不是这样的人，我们感觉自己有很大的潜力，我们要发展、要有成就。不要否认和压抑这种发展的欲望，否则，即使强迫好了也会郁闷；也不要以为把自己修补完善了才能发展——这正好陷入强迫的误区。强迫症已经形成，就是真实我的一部分了，承认和接纳它，承认和接纳自我的不完美，承认和接纳现实的不完美，行动起来，去经历、去体验、去创造和实现，症状将渐渐消除，成功和成就是副产品。

五　强迫症的形成与发展机制

导致强迫症形成和发展的四个因素是性格缺陷、诱发事件、内战和逻辑链。

（1）性格缺陷。内心缺乏安全感，过度防御、谨慎小心、刻板教条、虚荣好胜，又极度怕出错、怕失败等。

（2）诱发事件。挫折或刺激激活了潜伏的不安全感和恐惧体验，情绪记忆被唤醒，称为原发性情绪。当罹患强迫症之后，这种原发性情绪不必通过具体事件，仅仅通过一个念头就可以被唤醒。

（3）内战。现实我（自我）借理想我对真实我实施否定和打压，导致自我内部的持续冲突和焦虑，称为自我内部的战争，内战导致继发性焦虑。详见前文三个自我理论简介。

（4）逻辑链。抓住事物微小的可能性展开消极夸大的联想和推理（前半部分），推出灾难性后果，接着又思考对策——如何避免或证明灾难不会发生（后半部分）。逻辑链试图对真实我的原发性恐惧做出解释，以此表明：不是我不行，不怨我恐惧，而是后果太可怕了（保护自尊）！同时试图找到一条迅速缓解痛苦和确保安全的捷径（症状形成）。

内战和逻辑链使真实我的原发状态不断恶化，变得难以承受，不得不依赖强迫性的重复来加以缓解。

症状的根源是恐惧，形成和发展的动力是焦虑，表现形式是一种强迫性的仪式化的思维或行为。如上所述，真实我内部的原发性恐惧和焦虑不足以导致强迫症，强迫症的症状是在原发性情绪得到强化后形成和固着下来的。

强化的原因主要有以下两个：

（1）残酷的内战——理想我对真实我的否定和打压，这是对真实我的意志干预。（意志干预——走捷径，用理想我立即取代真实我。）

（2）逻辑的圈套——启动和运转强迫思维逻辑链，这是对真实我的思维干预。（思维干预——找借口，保护自尊心。）

想象真实我是一个孩子。孩子恐惧就是恐惧，他不会掩饰，不会故作镇静，不会讨厌和打压自己的恐惧，也不会为这个恐惧寻找理论上或逻辑上的解释，所以恐惧的感觉会随着情景的改变和注意力的转移而淡化消失，从而不会患上强迫症。有个患者在他五岁的时候，一天晚上被父亲恐吓，睡觉前头脑中就出现一个死人的画面，似乎感觉死人就躺在床底下，他吓得哇哇大哭，蒙上被子，很晚才睡着，但几天后他就把这件事情忘掉了。他成年后，有一次工作中遇到挫折，晚上回到出租屋，在昏暗的灯光下，他伸手做着砍、劈的动作，以发泄或缓解内心的怨恨、冲突和焦虑。这时，他眼睛的余光突然"看见"一个人躺在地上，他惊恐万状，但仔细一看，原来不过是大脑的幻象。如果他是一个小孩子，这事也就过去了，但现在不一样了。一方面，他极度讨厌、憎恨和打压自己的状态，发动了残酷的内战；另一方面，他的头脑开始运作，为这个现象和恐惧寻找逻辑上的解释：万一我突然失控，在无意识下杀了人，就得偿命，太可怕了，所以我必须控制自己，或者逃避。伴随着强迫思维逻辑链的运转，他的强迫症形成了，而且一直在加重，他的余光里或脑子里总是出现一具躺着的尸体，终日惊恐不安。万一，万一呢？这条"万一"的逻辑链捆住了多少强迫症患者啊！

其实，你所遇到的一切现象都是可以理解、可以做出解释的，没有什么不可思议的事情。你的身体相貌、思想观念、欲望冲动、恐惧焦虑，以及重复性的行为，都是你这个完整的独特个体的组成部分，原本没有任何问题，真正的问题出在对真实我的打压和逻辑链的运作上，由此形成强迫的纠结和痛苦。

六　症状由四部分一气呵成

一般来讲，强迫症的症状由四部分一气呵成，分别是：

（1）强迫念头。本能性地闯进脑海。

（2）强迫情绪。恐惧、焦虑和痛苦。

（3）强迫冲动。试图逃避或消除强迫情绪。

（4）强迫思维与强迫行为。使强迫情绪得以暂时缓解。

最初，在罹患强迫症之前，他与常人一样，即便比别人更缺乏安全感，更易产生恐惧和焦虑，在思想和行为上有更多重复，这四部分也只是一种强迫现象，一气呵成，基本不会形成困扰，所以不能称其为症状。比如，有的人特别爱干净，有些洁癖；有的人反复思考对策，犹豫不决；有的人则谨慎认真，反复检查核对等。那么，这四部分是怎么失去控制，而强化成一种症状的呢？是我们的头脑思维运作的结果。

（1）理想我产生，并对真实我形成打压，使自我状态及所谓的强迫现象恶化。

（2）强迫思维逻辑链形成，对真实我的强迫现象做出错误解释，使症状泛化。

七 理想我对真实我的压制——残酷的内战

理想我对真实我的压制，压制的是真实我的自然反应或表现。比如，爬山时汗流浃背、上气不接下气的样子，过独木桥时战战兢兢的样子，与人交往时紧张、恐惧和手足无措的样子等。一句话，因对真实我糟糕的状态不满而实施打压，试图消除原发的情绪状态，变成理想我的样子，结果导致继发性冲突和焦虑。

下面通过具体事例解读残酷的内战。

1. 过独木桥

甲、乙、丙三个人，走到河边，需要到河的对岸去，路只有一条——一座窄小的独木桥，桥上没有扶手，没有安全绳，没有任何保护措施。大家想一下，如果是你，怎么过去？甲、乙、丙三个人，有不同的内心活动与行为表现。甲的胆子最大，没有犹豫，一阵风似地跑了过去；乙虽然害怕，但是目的性很强，为了实现到对面这一目标，选择战战兢兢地爬过去；三个人中内心活动最复杂的是丙，其内心非常焦虑，既想像甲那样潇洒跑过去，又羞于像乙那样爬过去。所以站在桥头，进退两难……

首先，我们来分析一下他们的真实我。甲的真实我或许有四种表现：（1）通过判断，他发现桥下的水很浅，可以尝试过河——这表明其有正确认知，且内心安全感强；（2）他会游泳，且水性很好——表明他个体能力强；（3）他已把生死置之度外，不畏惧河水深浅——表明他有勇气；（4）有朋友、有家人在身边，深信家人会保护他——表明他有坚实的社会支撑系统。乙的真实我也有四种表现：（1）他或许判断水不是很深，可以克服恐惧——表明他有比较准确的认知；（2）他会游泳，虽然水性不是很好，但认为起码能自救——表明他有一定的能力；（3）相信即使掉下去，自己也能爬上来——表明他有自信；（4）相信危险的时候只要发出求救信号，朋友就会来帮助他——表明他有一定的社会支撑系统。丙的真实我表现为：（1）认为桥下是万丈深渊，洪水猛兽——表明他有严重的认知偏差；（2）不会游泳，且怕水——表明他能力很弱；（3）害怕掉下去万一上不来——表明他胆子极小；（4）没有朋友家人的支持，甚至家人还需要靠他的帮助才能过河——表明他缺乏社会支撑系统。

在三个人真实我的暴露下，他们过独木桥的内心活动不难想象。甲，或自身能力强或社会支撑系统强或胆量大，或兼而有之，足以让他坦然潇洒过桥。乙，承认自己胆小，但鼓起勇气跨上了这座独木桥，在战战兢兢中爬过去了。他的心理活动是：我就是很胆小，这没办法，丢人就丢人吧，我一直就这样，但不管怎样，我就是爬也要爬过去。因为他知道，与自己的形象相比，完成过独木桥的任务才是最重要的。于是，他接纳那个战战兢兢的真实我，把节省下来的能量用来行动，爬过去了。那么你觉得，他会一直这样爬过去吗？我告诉你，不会，大概率不会！因为，在完成任务的过程中，他的胆量、能力和经验都会得到锻炼和提升，到最后他也有可能像甲那样一阵风似地跑过去了。丙，不承认自己胆小，也像甲那样昂首挺胸地跨上了独木桥，但走了几步，腿就开始打战，他不想认怂，仍然逼着自己模仿甲，结果腿哆嗦得更厉害了，进不得也退不得。进吧，那腿脚根本不听使唤；退吧，又丢不起那个人。他开始恐惧、自责、悔恨和忧虑，各种负面情绪纠缠着他（主要是焦虑把他牢牢捆绑住了），但他仍要掩饰，于是跟自己玩起了强迫的游戏……

因此，丙决定先不过桥，然后围绕着如何才能像甲那样潇洒过桥，开始反复思考研究过桥的方法和步骤，并制定各种应急预案，然后在头脑中反复演练，最后却总是感觉不够完美。而不完美就等于不安全，焦虑之下，他又开始新一轮的思考和研究，可就是不敢向前走。以后，他在做其他事情之前，也必须像过独木桥那样制定并执行一套完美的仪式，这就是强迫症的症状。其实对丙而言，强迫的游戏开始之后，过不过独木桥已经不重要了，因为他认为那套仪式最重要，或者解决强迫的痛苦最重要，这样一来，丙不但在客观上减轻了现实的压力和焦虑，还能巧妙地保护自尊心：你看，不是我不敢过独木桥，而是我现在不想过，因为有更重要的事情还没有解决。

甲从容而潇洒地过去了，以后就越来越潇洒和从容。

乙小心翼翼地过去了，以后也许就成了甲。

丙刚走几步就退回去，以后可能连那几步也不敢走了。这种逃避是不可取的，只要自我认可和接纳，虽然有可能发展成为恐惧症，但一般不会变成强迫症。其实，丙只要鼓起勇气豁出去，即便战战兢兢地爬过去（此时有恐惧但没有焦虑），也会有新的感受和领悟，以后或许也能成为乙甚至甲。这个例子，很值得我们强迫症患者深思——行动很重要，行动的成果影响认知和性格！

2. 爬山

张三爬山，立志爬到山顶，一览众山。这是他的理想和目标。爬到一半的时候，张三已经累得不行了，他大汗淋漓，衣衫不整，呼呼地喘着粗气，脸上的表情看起来像在油锅里煎似的。这是他的真实我。他非常讨厌自己的样子，认为自己很丢人，故极力掩饰，想表现出轻松自如、健步如飞的样子。这是他头脑中想出来并加以追逐的样子，叫作理想我。他因做不到理想我的样子，所以非常难受，焦虑不堪。但他还要装，不肯卸下面具，结果陷进了强迫的泥潭。

使张三患强迫症的原因是：他一边爬山一边修理自己，或干脆停下来努力把自己调整成理想我的样子，同时在大脑里不停地运转逻辑链：我这个狼狈的样子太丢人了——别人会笑话我——领导就看不上我了——我这个熊样子不可能爬到山顶——爬不到山顶我就惨了——所以我必须阻止这种情况发生，于是强迫症的症状便形成了。

张三爬山，总结如下：

现实我——当下那个正在爬山的人。

真实我——狼狈的样子。

理想我——大侠的样子。

理想——爬到山顶。

有两种情况使张三爬不到山顶：一是他不顾及自己的实际情况，不接纳真实我，而盲目追逐理想我；二是频频抬头看山顶，计算到达山顶的距离。这些都会使他产生焦虑，消耗能量，失去信心，最后抑郁，萌生退意。

3. 上台发言

小李在与人交往的时候经常感到紧张恐惧，觉得自己表现很差，出丑丢人，被别人讥笑轻视。这种感觉令他非常痛苦，逃避令他痛苦的情景当然成为首选，这种选择可能是无意识的。如果逃避成功，他就是一个社恐患者或抑郁患者。但是，当不能逃避，或不想逃避又不愿意面对这个窘境的时候怎么办呢？理想我出现了，焦虑出现了，强迫出现了。强迫和焦虑把他从困境中暂时解放出来，把他的注意力吸引过来，因为有了逃避现实的借口，从而"成功"地保护了自尊心。但接下来他会在现实中遭遇更大的失败和挫折，此时他会把自己糟糕的表现怪罪到强迫头上，结果就进入了恶性循环。

由此看来，强迫症通过焦虑消耗掉积聚的心理能量，从而使患者避免精神的崩溃，所以我们说，强迫症与精神分裂的距离最远。精神分裂是心理能量的象征性释放，完全切断了与现实世界的联系，沉迷于幻想的世界里。

可见，只要焦虑的意义仍然存在，强迫症就不会消失，直接跟焦虑对抗是不可能有结果的。我们为什么一直强调行动，因为只有把注意力转到现实中来，把积聚的心理能量释放到外部，才能使焦虑丧失其存在的意义，这样，强迫症的症状就成了无根之木或无源之水，早晚将枯竭。

4. 性冲动

某男孩性格内向、敏感腼腆，常出现性幻想、性欲望或性冲动（他认为是不道德的），又担心被别人看出来，导致在异性面前表现得局促紧张。这些都属于其真实我的原发性反应，所产生的紧张焦虑是适度的、短暂的，但当他受到某种刺激，比如当众出丑，或被心仪的女孩拒绝时，就会产生心理痛苦。痛苦之余，他开始反思、批判和否定自我，同时理想我出现了：认为自己应该是一个落落大方、风流倜傥、举止潇洒、镇定自若、富有魅力的人，而且从此要求自己必须表现得落落大方、风流倜傥、举止潇洒、镇定自若、富有魅力。不幸的是他对理想我的追逐总是失败，结果导致更多的幻想、更严重的恐惧和焦虑，他极力压制、分析、回避和消除这些现象，在这个过程中强迫症就不知不觉地形成了。

八 强迫思维逻辑链——逻辑的圈套

强迫思维逻辑链是患者为解释和消除原发的强迫现象,在具体的强迫对象上抓住"万一"的线索,所展开的回忆、想象和推理的思维过程。强迫思维逻辑链是强迫症患者的思维定式,是逻辑的圈套,是对真实我的误解和误导。

逻辑链的前半部分指向灾难性后果,加重了真实我原发的恐惧,后半部分指向安全,引发并加重了真实我的强迫现象,使强迫心瘾加重。

强迫思维逻辑链见图2-4,即:出现一个念头—发生了什么—灾难性后果—回忆细节,思考对策,实施行为—安全。

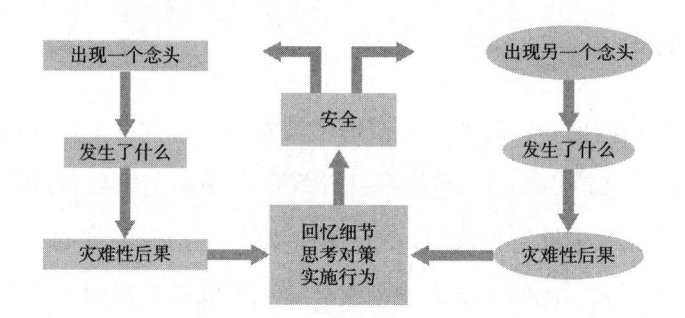

图2-4 强迫思维逻辑链

症状是真实我的需要和表达,恐惧感是内心沉淀的不安全感,即恐惧体验的再现,是患者心理的退行,产生对刺激事件或对象的幼稚反应,与事件或对象本身无关。逻辑链却只针对某个具体事件或对象,抓住"万一"的线索,展开回忆、想象和推理的思维过程。患者被逻辑链欺骗,走进了误区,致力于解决每一个具体的症状,当一个症状解决后,接着就会出现另一个新的症状。在某种程度上,患者也能意识到这个逻辑链的不合理性,但仍然顽固地坚持，因为他难以理解发生在自己身上的强迫现象。任何事物都存在万一，只要有万一，这条逻辑链在理论上就是非常完美的。以"万一"为线索展开的思维逻辑链，在任何一件事上都会启动和运转，致使患者疲于应付，症状不断泛化，心理能量消耗殆尽。

以下举几例典型的强迫思维逻辑链。

逻辑链1：睡眠障碍

某患者有一次睡觉时出现杂念，大脑兴奋，睡不着了，并开始担忧，逻辑链展开如下：今天睡不着，明天也可能睡不着，如果一直睡不着，将会使精力严重不足，状态变差，身体生病，不能完成工作，丢人丢饭碗。于是，他反复思考对策，采取应对措施，以确保自己能睡着。

逻辑链的前半部分指向灾难性后果，加重了真实我原发的恐惧，后半部分指向安全，引发并加重了真实我的强迫现象（强迫思维和行为）。

由于加重了真实我原发的恐惧，使自我状态变差，事态果然就向自己所担心的方向靠近了，强迫也更加严重，由此进入恶性循环，强迫思维逻辑链更加牢固。

其实，谁都有过失眠的经历，有时因大脑兴奋而睡不着，导致睡眠不足，精力多多少少都会受到影响，身体上或心理上也会出现不适感，于是产生些许的担心。这些都是由睡眠不足引起的，是完全正常的现象。如果对这些现象不理解、不接受，只因一次睡不着就推测将永远睡不着，并刻意地寻求解决办法或采取防范措施的话，就意味着逻辑链开始启动和运转，从而加重了恐惧，产生了恶劣的情绪反应，于是，果然又失眠了，最后就会形成睡眠障碍。事实上，睡眠不足对人产生的影响是极其有限的，靠人自身的潜能和调节机制，完全能够自然地恢复。

对人产生更大影响的是消极的思维（逻辑链）所带来的恶劣情绪，而不是原发事件本身，即该患者所受到的真正伤害不在失眠本身，而在于对失眠所抱持的态度。这个结论适用于很多情况，如手淫，可以说手淫者所受到的真正伤害不是手淫本身，而是对手淫所持有的态度。

所以，我们一定要弄清楚，哪些属于由事实引发的原发的不适感，哪些属于由逻辑链引发的继发的恶劣情绪，及时觉察并切断逻辑链，如果不能马上切断，也要保持一份觉知，不给予理性上的认同和情绪上的配合，并保持把注意力拉回到当下的意识。

一般来讲，真实我这个孩子本来就胆小，如果没有这条逻辑链的解释和干预，他的担忧、恐惧以及相伴随的某些强迫现象，不会过度或失控并演变成一种病态或症状。但这个逻辑链又把他吓着了，于是强迫似乎有了根据。本来真实我只是单纯地想获取安全感，现在却演变成冠冕堂皇地获取客观上的安全，不幸的是，客观上的绝对安全永远不存在，所以执着寻求结果就是掉进了强迫的旋涡。因此，只要这条逻辑链不打破，患者的恐惧和焦虑就难以承受，强迫行为就难以克制。

逻辑链2：强迫清洗

某患者从垃圾堆旁边走过或遇上灵车，就开始紧张、焦虑和恐惧，认为一种脏或不吉利的信息降到了自己身上，信息传播的逻辑链如下：携带回家，又连续传播到门、沙发和床，家人沾染上了，又继续传播——灾难性后果：家里全都是脏或不吉利的，将会得病、出车祸等——实施强迫行为：洗衣服、洗澡、扔衣服等，而且制定很多规矩和禁令，并强迫家人一起执行。

逻辑链3：睡前检查

某患者晚上睡觉前必须反复检查拖鞋和水杯有没有放好，因为他的大脑虚构了一出悲剧，逻辑链如下：家人晚上起来解手不开灯，碰巧被拖鞋绊倒，碰巧又碰倒了水杯，水杯掉到地上，玻璃碎片飞溅起来把家人的眼睛刺瞎了。于是反复检查停不下来，严重影响睡眠。

每个强迫症患者的头脑里都有自己所惧怕和强迫的对象，都有一条或数条反复启动和运转的逻辑链，都在上演一出自编自导自演的强迫大戏。

逻辑链 4：怕得罪人

出现一个念头：刚才我说的那句话好像不太合适，万一得罪了人，就可能被人打击报复，于是伴随着后悔、自责和忧虑，开始反复回忆细节，寻找得罪人的蛛丝马迹，并反复思考对策，寻求补救措施。

逻辑链 5：怕形象受损

出现一个念头：刚才我说话的时候紧张脸红，或好像说得不够有力、不够水准，别人听了可能会轻视我，这有损我的形象。于是反复回忆细节，反复想象自己当时应有的状态，或尝试用几种恰当的说法替换那句话，大脑中充满了"应该"和"必须"，为自己糟糕的表现沮丧。然后又开始联想，假如这样的状态一直持续下去，自己的未来就全毁掉了。最后弄得身心疲惫，又抑郁消沉。

逻辑链 6：恐狂犬病

出现一个念头：万一我刚才被从旁边走过的小狗咬了一口，而我又没有察觉，那小狗恰好携带狂犬病病毒，而狂犬病病毒的潜伏期长达数年，病毒在我身上早晚要发作，那我现在拥有的一切都会失去，再努力也没有意义了。所以，我必须到医院去打疫苗……或反复回忆当时的情景，以确认自己没有被狗咬到。其实患者既没有看到自己被狗咬，也没有感觉到疼痛，他只是在不停地想，不停地假设：万一，万一呢？

"万一"是强迫发生的信号。强迫症患者掉进了"万一"的陷阱，接着又钻进了逻辑的圈套，推着推着，"万一"就变成了"一万"。

九 强迫之源——安全感和感受性的缺失

1. 感受与思维

感受是真实的，思维是虚幻的，感受是当下的，思维是离开当下的，感受与思维是对立的此消彼长的关系。

一个人感到紧张恐惧、提心吊胆、胸闷头晕、出汗发抖，那就是真的紧张恐惧了，不掺一点假。而思维推导出的结果只是一个发生的概率，如今天高速路免费可能要堵车，邻居提着行李箱可能要出远门，阴天了可能要下雨，闪电过后是雷鸣，这些都属于常识或正常思维。尽管如此，在思维所指向的结果变成事实之前，仍然可称其为虚幻。尤其是有些事情发生的可能性非常小，小到可以忽略不计。例如，从垃圾堆旁边走过就传染上病毒，过马路会被汽车撞到，等等，这些都是强迫的念头，而跟随此念头所展开的思维和想象过程，就是头脑虚幻的强迫思维逻辑链了。

思维的特点是对立性和时间性，对立性和时间性是思维的两轴，失去任何一轴就没有了思维。而感受是当下的，是对当下的一种觉知和接纳，如对焦虑和心慌感觉的觉知和接纳。当一个人完全在感受中的时候，时间停止了，一切对立都消失了，而当一个人完全进入逻辑思维中的时候，也就完全丧失了当下的感受性。图 2-5 显示了思维的特性。

```
        积极
         |
         |
过去 ————当下———— 将来
         |
         |
        消极
```

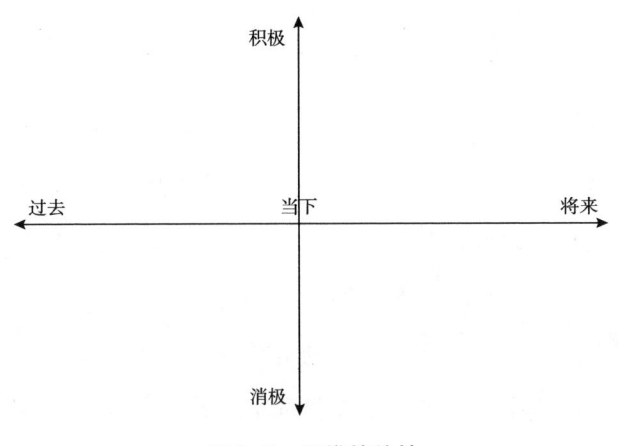

图 2-5　思维的特性

你痛苦，因为你恐惧和忧虑，你的恐惧和忧虑不是由现在的事实引起的，而是来自对未来的预期。你担心未来可能发生某些事情，而这些事情对你非常不利，会给你带来痛苦，你担忧的目的是逃避这个痛苦，但这个痛苦还没有到来，你就已经处于痛苦之中了。

你不能透支明天的快乐，也不能透支明天的痛苦，其实，没有发生的事情在本质上都是虚幻。明天的感觉，快乐也罢，痛苦也罢，都是虚幻；试图预测和控制明天的感觉，那是痴心妄想。当明天到来的时候，自己所担心的事情可能发生，也可能不发生，不管发生与否，当它变成一个事实的时候，积极面对就是了，该快乐时快乐，该痛苦时痛苦，那是一种真实的感受，与思维无关。感受是当下的，思维则指向过去和未来。

死亡很可怕，那是你的思维和想象，不是你的感受，因为没死过，就没有感受过。一切可怕的东西都是如此。当感受发生的时候，也许就不可怕了。谁知道呢！所以，还是让头脑歇一歇，届时让感受出来说话吧！

要看清虚幻（理想我与逻辑链），从虚幻走向真实。

2. 真实与虚幻

真实我是自动自发的反应，是你感觉到的自我；理想我是头脑虚幻出来的，是你想象出来的自我。真实我再弱小也是真实的，理想我再强大也是虚幻的。

当巨大的恐惧感和焦虑感如泰山压顶般袭来的时候，患者确实很难承受。这种感觉是真实的，在很大程度上源于幼年的恐惧经历，因为真实我是一个被吓怕的孩子。紧接着产生消除恐惧，获取安全感，即实施强迫行为的冲动，这种冲动也是真实的。对灾难性结果的推理以及所进行的防范是一条完美的强迫思维逻辑链，但它再完美也是虚幻的。

患者长期忽视或压制、排斥和逃避真实的感受，导致思维的恶性膨胀，形成强迫思维逻辑链。

可见，强迫思维是感受缺失的结果。

那么，患者为什么不尊重自己的真实感受呢？那是由小时候的经历和体验造成的。大家想，强迫症为什么总是光顾大人眼中的好孩子和乖孩子，因为好孩子和乖孩子的"美称"往往是牺牲自己的真情实感换来的！

安全感得到满足的孩子会想方设法地去满足更高级的需要，如与同伴疯玩满足归属需要，扮演游戏角色满足尊重需要等，而一个缺乏安全感的孩子首先得想方设法地满足安全需要。怎么办呢？听话，听大人的话，一开始是屈从，后来变成自我压抑，从此，他的人格成分里真实的东西越来越少，虚幻的东西越来越多。

为什么虚幻的东西越来越多呢？因为牺牲自己的真情实感换取到的安全感是暂时的，靠别人赏赐的安全感很不稳定，事实上他也感觉到随时都可能失去安全感，于是，大脑又启动了监察机制和内疚机制，认为自己应该为别人的不高兴负责：一切都是我的错。他只需打压自己为别人负责就可以了，为别人负责，就得去猜测和迎合别人，他的大脑就会被假设和万一牵引，这就为将来自编自导自演的强迫大戏埋下了伏笔。

当强迫爆发之后，他痛定思痛，执着地认为父母应该为此负责，叛逆就开始了：一切都是别人的错。他要寻求补偿，想找回失落的童心，于是心理就发生退行，行为就显得幼稚。不过，这种靠别人（后来演变成靠头脑）获取安全感的方式根深蒂固，要彻底取代它，就需要真实的呈现，需要真实我的成长强大，没有捷径。真实我的成长强大就是从虚幻走向真实的过程，这是一次艰难的、悲壮的自我蜕变的心路历程。

3. 强迫的悖论

请看下面的一段对话：

来访者：我的状态很差。

老师：什么原因？

来访者：因为我担心害怕。

老师：你怕什么？

来访者：我怕以后仍然这么差。

大家来看，来访者当下状态很差是由于担心害怕这样的状态会一直持续下去造成的，有一点绕是吧，可就是这么一条逻辑链把他捆绑住了。状态差不是由当下的事实，而是由头脑中想象的某种结果所引发的，只要这条逻辑链不切断，状态就不会好起来。

强迫思维总是指向过去和将来，指向过去就产生悔恨，指向将来则产生忧虑。有人说，悔恨过去是挖出已埋的尸体，忧虑将来等于自掘坟墓。如此不停地挖和掘，使强迫症患者的当下一团糟。但强迫症患者并不自知，因为他潜意识里始终抱有幻想：靠自己的思维和毅力，就能使自己一劳永逸地获得安全感，甚至能使自己变成理想我的样子。他牺牲了现在的一个当下，试图换取永久美好的将来，殊不知，将来是由无数个当下组成的时间线，牺牲了一个当下，就等于失去了整个将来。你在这一个当下，忧虑下一个当下，在下一个当下到来的时候，你一定还会忧虑再下一个当下，绵延不绝，永不停歇。这种思维模式已经在潜意识里扎根，不会因一个具体问题的解决而改变，因为永远有下一个问题等着你。而当下是没有任何问题的，当下只有感受，感受有什么问题呢？问题是属于思维的，问是提问，题就是解答，先问后答，是思维过程的展开。

你可以思考，只要你愿意，上帝也无法阻止，但你永远不能预知和控制将来会发生什么，更不能预知和控制将来的感受。活在每一个当下，让当下的感受出来说话，别让思维把你带走。能使我们平安生活的是经验的积累和内心的信念，而不是思维逻辑。我们知道世界上大多数人一生都平安无事，我也相信自己明天不会死掉，但我绞尽脑汁也无法证明，也不能保证我明早仍然会从睡梦中醒过来，或者不被车撞死，因为这样的意外或万一，无论是在逻辑上还是在现实中都无法避免。

十　三个自我理论下的潜意识语言

小的时候，父母经常唠叨别人家的孩子如何优秀，这无异于给自己的孩子灌输一个负面信念：别人行，你不行。但同时，他们又给孩子施加巨大的压力：我们抚养和培养你不容易，你一定要出人头地啊，以后就指望你了。孩子的心中，一边是"我不行"，一边是"我不能不行，我必须行"！由此，内战的隐患埋下了，强迫的种子播下了。随着青春期自我意识的觉醒，在遭遇一次挫折和打击后，内战爆发了。别人行而我不行，别人碰不得、得罪不起，我比不过别人，但我可以缩回来修理自己，这是我可以做到的。等我把自己打造成理想我的样子后，哼，等着瞧！咬牙切齿地发狠，残酷地打压真实我，产生强烈的心理冲突和焦虑，现实中的失败使他更加依赖头脑虚幻出来的强大来满足自己的心理需要，其实就是用思维和想象来代替真实的感受。

当深层的心理机制被揭示和解析之后，我们发现，很多情况下"我不行"不是强迫本身造成的，而是这个信念使我们失去了行动的勇气和信心，是由于缺乏实际的锻炼和经验而造成的。"我必须行"是一个引发内战的暴君。推翻暴政，重建一种思维模式当然不是一件容易的事情，我们需要从当下做起，首先要对自己负责，对自己的感受负责，不必去迎合任何人的期望。此时，内心潜意识的语言是"我能行，但也可以不行"。朋友们，"我必须行"与"我能行"，你能理解和体会这两种不同的心态取向吗？"我必须行"，是一个发号施令的暴君；"我能行"，则是一位目光坚定的智者，因为智者的心胸可以包容犯错和失败：我也可以不行！这是一种智慧的心态，当他承认和接纳自己不行的时候，也显得那样的坦然和自信。你痛苦着，行又怎样？你快乐着，不行又怎样？其实，更大的真相是到底行不行，你经历了才知道；最后的真相是不管行还是不行，都不重要了，重要的是你经历、感受和丰富了自己的人生，你没有白活。

十一 三个自我理论在人际关系中的应用

每个人都处在各种关系之中，没有一个人可以游离于关系之外，几乎所有的心理问题和障碍都是在关系中发生和变化的。

三个自我理论阐明了对自我的认识和改变的过程。

很多患者康复了，或正在康复的路上，他们兴高采烈、信心满满，甚至有点飘，但回到现实之中，他们在处理人际关系的时候再次遭遇挫折、产生困惑，导致症状反弹。强迫人格者之所以未能幸免于强迫症的爆发，究其原因有以下两点：

一是缺乏对自己的包容。一个缺乏安全感的孩子往往战战兢兢，唯恐自己出个什么差错，不敢越雷池半步，从而失去了锻炼某种能力的机会，如与人相处交际的能力、语言表达能力、应变能力等。随着安全感的建立，真实我的成长，虽然所谓的症状不会再对他们形成困扰，但不得不承认，他们仍然欠缺许多生活经验和技能，有些技能可能永远也不会有根本性的提升了。如果认识不到这一点，患者就会对自己不满，不能接受症状的反复，而重新上演内战的一幕，导致恶性循环。

二是缺乏对别人的包容。他们并没有把对自己的理解和接纳迁延到别人身上。我们知道，每一个人都是独特的，在许多方面存在不一致甚至冲突都在所难免，重要的是我们如何看待和处理这种不一致或冲突。毫无疑问，包容度大的人与人相处比较融洽，冲突较少，至少不会使冲突升级。因为他们能理解和接纳别人与自己的不一致，视之为正常现象，而不会上升到自尊心的高度，将别人的不同观点解读成对自己的侵犯。

假如你不能接纳别人真实的样子（真实他），只接纳你期望的他的样子（理想他），而事实是别人在做他真实的自己，并没有按你所期望的样子去做，那么，你就认为这个人很差劲，就可能与他发生冲突，或者使自己的情绪变得糟糕。既然你能理解和接纳真实我，为什么不能理解和接纳真实他，非得在头脑中按照自己的需要和期望去塑造一个理想他呢？塑造出理想他也罢了，还非得如此要求他，这就是对缺乏包容心的心理学解释。

一个不能接纳自己的人固然可悲，而一个只能接纳自己却不能接纳别人的人也好不到哪里去。其实，不能接纳别人的根本原因还是没有真正接纳自己，当我们对自己有了真正的理解和接纳，一定会推己及人。

接纳并不意味着认同和欣赏。"我不同意你的观点，但我誓死捍卫你说话的权利。"这句人权宣言在这里很好地诠释了接纳的含义。

然而，理解和接纳却是欣赏和赞美的基础，若没有这个基础，欣赏和赞美就言不由衷，口是心非，虚伪做作。这样的人并不少见。我们提倡在理解和接纳别人的基础上，多寻找其优点和闪光点，不吝啬赞美之词。

对自己也需要欣赏和赞美。要是对自己没有基本的理解和接纳，就急着欣赏和赞美自己，那是庸俗成功学的伎俩，很容易像注入激素一样兴奋一阵子然后坠入低潮。

对于未曾罹患强迫症的朋友以及基本康复的朋友，纵然强迫现象基本上不影响你了，但这并不意味着自我的蜕变，你还需要在社会实践中经受磨砺。尤其在人际关系中，当你从一个敏感多疑、恐惧忧虑、自我压抑、总想满足别人对你的期望的被动无助的弱者，渐渐变得自信强大的时候，需要及时把领悟到的理解和接纳给予别人，以减少人际挫折，促进人际和谐。

接纳真实我，切断逻辑链，在行动中产生新体验，这是自我心理疗法的基本原理。停止内战，放下对理想我的盲目追逐，觉察和断开消极的思维进程，去虚幻留真实，心理能量就节省了，然后通过积极行动产生新体验，提升正能量，真实我就开始成长了。

十二 做不到接纳的原因是什么

1. 潜意识层面

老迫友都知道，只要真正做到接纳，强迫就不会发生，即使发生了也没什么，因为随着时间的流逝，强迫会自愈。那么，为什么迫友接纳起来总是那么难，总是不服气，总是较劲儿？

首先明确一下，这里的接纳是指接纳真实我，接纳已经发生或正在发生的一切事实、一切存在，而不是接纳头脑的虚构。我们必须认清真实与虚构，并在它们之间画一条分界线，做出果断的切割。

三个自我理论的精华就是无条件接纳真实我，这在我的著作《谁在强迫我的人生》里阐述得很充分了，但似乎又差那么一点儿。这一点是什么呢？现在终于找到了。

迫友们请注意，当症状发作时，那个引发你恐惧和强迫的对象让你觉得是最可怕的，而别的对象都无所谓，有时候，其他迫友所恐惧的对象你不但不觉得可怕，甚至觉得很可笑是不是？这就给你制造了一个假象和误区，使你不承认自己是一个恐惧胆小的人，以为自己只是对这一个具体的对象恐惧，同时由于别人不对此恐惧，故把自己归为另类。

大家想想看，这样一来你就致力于去解决那个具体的恐惧对象了，不停地分析其发生的可能性，运转逻辑链，然后去证明其不会发生，或采取仪式化的强迫思维和行为去防范其发生。你根本无法做到接纳真实我，你认为只有把这个问题解决了，一切才会好起来。你不停地幻想理想我的模样，想象没有强迫的幸福时光，宁愿被这个假象欺骗一万遍、欺骗一辈子，因为直接面对和接纳那个恐惧胆小的自我，是很伤自尊的一件事。所以，潜意识运作出的这一出强迫大戏非常逼真，让患者把内心的怯懦当成了善良，他有充足的理由相信自己所恐惧的对象就是跟别人的不一样，确实有可能发生，确实很可怕！而且，如果他通过自己的努力避免了可怕后果的发生，他就是一个拯救者，是家庭和社会的大功臣，从而巧妙地消解了现实的压力，补偿了现实中的缺憾，也规避了有可能发生的挫败感。

迫友们，请对自己说一百遍：我本来就是一个恐惧胆小的屌货，本来就是！而不仅表现在这一件事情上。我不仅恐惧胆小，而且怨恨、内疚、委屈、虚荣，是一个伪君子！但这是历史造成的，我除了接纳，还是接纳！自己的孩子再差劲也是自己的孩子，他会长大，会长大，会长大的！

具体操作：强迫的念头和恐惧感一出现，马上觉察，默念当下、当下、当下，拦截、切断、内观，首先努力把注意力拉回到当下所做的事情上，不行的话就干脆拉回到身体的焦虑反应上，只是去关注和感受，而不是抗拒和排斥。无条件接纳，贯穿始终！

迫友们，命运掌握在自己手里，就看你的决心和毅力大不大。强迫发作时的痛苦感受犹如天塌地陷，但我告诉你，天不会塌下来，你死不了，也不会疯掉，因为恐惧和焦虑跟你想象得不一样，它们不会无限上升！它们都是正弦波，有波峰和波谷，只要越过波峰，很快就会下降。请相信，只要不为它提供能量，情绪的正弦波的振幅和频率都会逐渐衰减，最后趋于平缓和平静。你每一次的咬牙顶住，都会削弱其势头，其振幅和频率就下降一次；而你每一次的退缩，尤其是伴随悔恨、自责和焦虑的退缩，都相当于为其加了一次油。

迫友们，请坚定方向。请相信，当你领悟了无条件接纳真实我的真谛之后，当强迫发作时，你就能识破其骗局、顶住其诱惑，把它当成你内心成长的垫脚石！

宝剑锋从磨砺出，梅花香自苦寒来，阳光总在风雨后，走过黑暗就是黎明！

2. 意识层面

强迫症患者常犯的错误是追求完美和绝对，不能容忍并刻意掩盖或消除消极的一面。刻意掩盖或消除消极的一面，就是对消极一面的持续关注和聚焦，结果反而使负性感觉增强，对自己充满厌恶和憎恨。这样糟糕的情绪状态通过身体语言释放出去，就会被别人接收，然后再反馈给你，就等于你把消极的东西吸引过来了。其实，我们没有办法从根本上消除那些消极的、负面的东西，但我们可以通过积极的思维和行为，把正面的信息吸引过来。犹如一枚硬币，你怎么可能把反面除掉，而只保留正面呢？但你可以选择让正面朝上、反面朝下。这就是"正念常相继，无心云雾收"的奥秘所在。

著名的"木桶理论"适合团队建设，但绝对不适合个人的发展，劳伦斯·彼得（Laurence J. Peter）提出"新木桶新论"：人的精力是有限的，不应把一生的重点放在不断改进自己的缺点，把自己培养成"完人"；而应经常分析发现自己的优点，并持续不断发扬光大，形成自己独特的优势，成为某一个方面的专家、强人。"木桶理论"是不太适合人的发展的，成功的捷径在于尽早发现自己的"长板",然后无限聚焦。

奥妙在这里:长板不断加长而成为栋梁,短板就成为点缀。把修补缺点的精力省下来发挥长项,缺点就成为点缀。在组成伟人魅力的因子中,缺点不可或缺。凡是停下脚步对自己的缺点进行修修补补的人,都成不了大器。

纵使所有人都不理解你、不接纳你、不欣赏你,但至少还有一个人理解、接纳和欣赏你,那就是你自己。只要你理解、接纳和欣赏自己,随之就会出现理解、接纳和欣赏你的人;如果连你都不理解、接纳和欣赏自己,就真的没有人会理解、接纳和欣赏你了。只有在意识层面接纳了自己,你才能感受到外界的善意。因为别人如何看你取决于你对自己的态度,此谓吸引力法则。请看著名的"伤痕实验"。

美国科研人员进行过一项有趣的心理学实验,名曰"伤痕实验"。

他们向参与其中的志愿者宣称,该实验旨在观察人们对身体有缺陷的陌生人做何反应,尤其是面部有伤痕的人。

每位志愿者都被安排在没有镜子的小房间里,由好莱坞的专业化妆师在其左脸伪装出一道血肉模糊、触目惊心的伤痕。

志愿者被允许用一面小镜子照照化妆的效果后,镜子就被拿走了。

关键的是最后一步,化妆师表示需要在伤痕表面再涂一层粉末,以防止它被不小心擦掉。

实际上,化妆师用纸巾偷偷抹掉了化妆的痕迹。

对此毫不知情的志愿者,被派往各医院的候诊室,他们的任务就是观察人们对其面部伤痕的反应。

规定的时间到了,返回的志愿者竟无一例外地叙述了相同的感受:人们对他们比以往粗鲁无理、不友好,而且总是盯着他们的脸看!

可实际上,他们的脸上与往常并无二致;他们之所以得出那样的结论,看来是由于错误的自我认知影响了他们的判断。

这真是一个发人深省的实验。原来,一个人内心怎样看待自己,在外界就能感受到怎样的眼光。

同时，这个实验也从侧面验证了一句西方格言："别人是以你看待自己的方式看待你。"不是吗？一个从容的人，感受到的多是平和的眼光；一个自卑的人，感受到的多是歧视的眼光；一个和善的人，感受到的多是友好的眼光；一个叛逆的人，感受到的多是挑剔的眼光……

可以说，有什么样的内心世界，就能感受到什么样的外界眼光。

如此看来，一个人若是长期抱怨自己的处境冷漠、不公、缺少阳光，那就说明，真正出问题的或许正是他自己的内心世界，是他对自我的认知出了偏差。

这个时候，需要改变的正是自己的内心；而内心的世界一旦改善，身外的处境也必然随之好转。毕竟，在这个世界上，只有你自己，才能决定别人看你的眼光。

十三 三个自我理论下的人格成长

以三个自我理论为基础的自我心理疗法的最终目标是促进当事人人格的成长与完善，图 2-6 所示为人格发展过程。

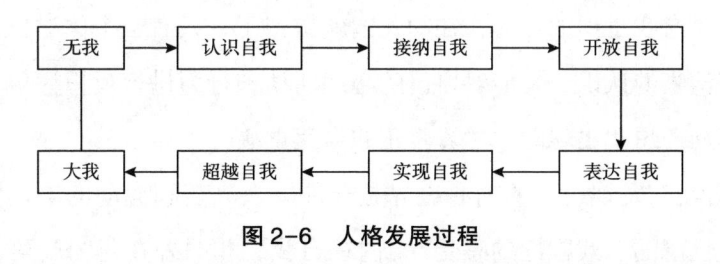

图 2-6 人格发展过程

一个人携带着父母的遗传基因来到世上，伴随着社会化过程形成自我意识，并开始对自我进行认识和评价。在新的环境中，个体能否接纳和开放自我，能否充分表达自我，决定着其能否向自我实现的目标前进。自我实现的过程就是人格不断发展和完善的过程。

1. 无我

自我觉醒前的状态，三个自我基本整合，自我具有一致性。这个时期大约在青春期之前。

性格大约在人生之初（0~5岁）的"无我"状态时就基本形成了，并在幼儿园和小学时期（5~11岁）得到巩固。学校教育和同龄人的团体环境，使儿童已经形成的基本反应模式得到检验，有些性格特征巩固下来，有些则需要进行调整，但一般不会有大的变化。经过调整巩固，儿童在11岁左右时性格基本定型，而且将影响其一生。因此，我始终坚信，性格的根（本质）深深扎在人的潜意识中，用一只看不见的手指挥着自我的选择。

2. 认识自我

自我的觉醒或发现发生在何时因人而异，取决于人格的发展速度和周围环境，我倾向认为，它必然伴随着自我对环境的不适应。如果环境保持不变，个体接受的刺激单调，自我觉醒得就比较晚，而当新的环境刺激出现使个体产生不适的时候，就加快了自我的觉醒。

我所说的自我觉醒，并非仅仅指个体能将自己与他人和周围的环境区分开来，这是自我意识的形成，在幼儿园就做到了；只有当个体对自己的内心世界有了清晰的认识，并能对自己的心理活动和行为进行反思评价，对自我有了不满而理想我出现时，才算真正的自我觉醒。

科恩说："发现自己的内心世界是一件令人兴奋和激动的事，但又引起许多令人忧虑的、戏剧性的感受。'内在自我'和'外在行为'可能存在不一致，因而使自我控制问题变得更迫切了。"①

能否顺利渡过自我觉醒后的"危险期"，对人的一生意义重大。这个时期的叛逆心理，是个体成长所必需的，只有经历这个叛逆阶段，他才能确立自我，获得人格独立。如果叛逆需要遭到打压，就会留下严重的隐患。青春期不叛逆，青年期就叛逆，青年期不叛逆，中年期也会叛逆，叛逆期的推迟，将对个人和社会形成巨大的威胁。

夜深人静的时候，对自己完全敞开，坦诚地面对自己的内心，问自己：我真正的愿望和欲望是什么？什么对我最重要？我到底怕什么？我是一个什么样的人？告诉自己：我的身体相貌，我的性格脾气，我的表现，我的思想和情感，我的反应模式，我的思维方式和行为方式，我的优点和缺点，我的长处和局限，我的理想和目标，我的一切一切，都是我的，不是别人的，是我这个独特个体不可或缺的组成部分。

3. 接纳自我

自我实现首先要有一个健康的心态，也就是说，自我实现的人首先是一个正常人，心理障碍患者是不能达到自我实现的境界的。一个自我认可、自我接纳的人，不管他将来有没有成就，能不能自我实现，但有一点可以肯定，他是一个心理健康的人。

我说过，真实我是人的情感所在，他表达了你真正的爱与恨，表达了你深层的愿望和需要。在夜深人静的时候，起码能对自己承认：我是一个卑微的人，或自私的人，或贪心的人，或虚伪的人，或虚荣的人，或有野心的人，或怀有仇恨的人，或怕得罪人的人，或怕死的人……

当你发现并承认了，承认并接纳了，那股潜在的能量就得到了释放，便再也不会在暗处控制你，搞得你莫名其妙。正如我当初接纳了自己的老实、

---

① 科恩. 自我论［M］. 佟景韩，等译. 上海：生活·读书·新知三联书店，1986：299.

腼腆、反应慢等特点后一样，大大地松了一口气，就不会再跟自己过不去了，这些状况也逐渐得到了改善。

接纳自我，就是面对自己的真实，把压抑在内心深处的东西呈现出来，能说的就表达，能做的就付诸行动；如果不能说、不能做，那也没关系，重要的是你自己知道，为什么不能说、不能做，或者为什么要这么说、要这么做。由于强迫症患者压抑的东西太多，所以就要多说、多做、多行动！只有多多体验行动过程，勇敢承担行动后果，你才会有新发现、新感觉、新领悟、新收获和新改变。理解、尊重、宽容和接纳真实我，做真实的自己，你必将成长，变得越来越有力量、越来越自信。做自己吧！因为别的角色都有人了，你只能做自己。

4. 开放自我

开放自我（开放性）是自我实现的主要特征之一，它比潜能释放更本质。心理学家许金声把开放性的重要性推向极致，他认为："如果说人只有一个优点，或者说只能有一个优点，那么，这个优点可以是开放性。……从道德力量看，开放性意味着个体对自身、他人、社会的态度的真诚。"①

接纳自我已属不易，开放自我就更难了。一个人接纳了自我，不一定开放自我，而一旦开放了自我，那一定是先接纳了自我的缘故。开放自我为什么如此之难？这是因为开放自我意味着心灵不设防，意味着兼容并蓄、海纳百川，意味着尊重自我（真实我）内在的感受和冲动，意味着未知和风险，以上种种使成人意识筑起心理防御的堤坝，并严加防范。

当人们遭遇挫折时，常用的心理防御机制有：压抑、否认、合理化、投射、转换、升华等。在人本主义者看来，与其说神经症是由心理防御的失败造成的，毋宁说是心理防御本身导致了神经症，故心理防御根本就没有必要。马斯洛说："为了保护自己而去反对自我内部的地狱，结果也就把自己

---

① 许金声. 活出你的最佳状态［M］. 北京：经济日报出版社，2002：347.

与自我内部的天堂割裂开了。"① 卡尔·罗杰斯说得更绝："我们一旦消除了严厉的监视和控制后，本能冲动和情感思想完全可以实行恰如其分的自理。"②

一个人能否开放自我，与其对人性的看法有关。人性的善与恶人言人殊，孔子说善，荀子曰恶。在弗洛伊德看来，人性就是那些因与社会文明相背离而被压抑的原欲，所以人为了适应环境必须以"超我"的力量监控"本我"。马斯洛、罗杰斯等人本主义先驱则对人性持乐观态度，他们认为人性是善的和建设性的，至少是中性的，所以对人性的压制不但没有必要而且有害。

人的潜能的确是不可限量的，科技进步和社会发展都是人的潜能不断开发释放的结果。一个人只有开放自我，他的潜能才有可能得以发现或显化，而且，开放自我还将使人获得一种自由、自在和快乐的感觉，对心理健康极为有利。

我从自己的经历中体会到，封闭的自我与封闭的社会一样都是没有出路的。根据热力学第二定律，封闭系统必然随着熵的增加而趋于混乱无序，只有开放的耗散结构系统才能与环境进行有效的信息交流，不断从环境中汲取负熵，使系统处于动态的平衡之中，并得以更新和发展。

一个人能否开放自我及其开放的程度，也与其性格有关。只有内心充满自信、强大和无畏，才能充分信任自己的有机体，进而完全开放自我；而一个胆小自卑、敏感多疑的人，潜意识中的那个"怕"字使他没有勇气敞开心扉，接受刺激和挑战，而是把自己层层包裹起来，以免受伤害。我从前在封闭的自我里兜圈子，残酷地压制真实我，用老百姓的话说，钻了牛角尖儿。我在心灵的煎熬中虚度了大好的年华，后来才大彻大悟，当我从噩梦中醒来打开心灵的窗户时，新世纪的曙光哗啦啦地泼洒进来。我第一次感到生活中

---

① 马斯洛，等. 人的潜能和价值 [M]. 林方，主编. 北京：华夏出版社，1987：250.
② 马斯洛，等. 人的潜能和价值 [M]. 林方，主编. 北京：华夏出版社，1987：311.

还有那么多有趣的、值得我去做的事,我第一次感到我遭遇的挫折根本算不上挫折,不过是些颇值得玩味的小把戏而已。我再也不用理想我打压真实我了,他们哥俩现在相处得非常融洽。我明白了,我原来的一切顾虑都是多余的,一旦充分接纳和开放了自我(真实我),他不但不会给我制造麻烦,反而给我带来了无尽的快乐。

在生活中产生的所有情感和情绪,不管是正面的还是负面的,我都以开放的自我全部接纳它们,我已融入一种气氛中,只有在这种气氛中,我的感受和体验才真实可靠。

5. 表达自我

表达自我是指个体在自己选择的最佳位置上,健康、充分地释放本体能量的过程,也就是积极行动的过程。

一个人只要做到接纳自我和开放自我,就可以获得心理健康,也可以取得成就和成功,但心理健康或成功并不等于自我实现,或成了你自己。有些普通人有心理健康却没有大的成就,有些天才人物有大的成就但心理却不太健康。按许金声的说法,他们有自我实现需要满足的时刻或高峰体验,但不能称之为自我实现的人。自我实现的人一定是潜能得到了充分发挥的心理健康的人。

树立理想和目标,找到自己的最佳位置。

马斯洛说,一流的菜汤比二流的绘画更有创造力,这就使自我实现变得平易近人了。从这个角度观察,自我实现在很大程度上取决于自我的定位,或曰最佳位置的选择。自我定位是主观的,最佳位置是客观的,两者可能一致,也可能不一致。马斯洛常用家庭主妇的高峰体验来证明我们普通人都有可能自我实现,或至少有自我实现的时刻。他举例说,一个家庭主妇为招待客人,忙碌着做了一桌丰盛的饭菜,当客人都满意地、兴高采烈地散去后,她疲惫地坐在沙发上,望着满桌的杯盘狼藉,感觉非常好并深深地为之陶醉，产生了高峰体验。她平日把家里打扫得干干净净、整整齐齐，与老人、丈夫和孩子都相处融洽，由衷地感到满足和幸福，这就是她的自我实现。在这里，关键是她的自我定位，她认为相夫教子、做一个称职的家庭主妇就是她的最佳位置，不管客观上是不是。也就是说，她在这个位置上已经把真实我、理想我和环境融合在一起了，她不仅接纳和开放了自我，而且还表达了自我。

毫无疑问，这个家庭主妇是幸福的，现在的问题是，在客观上家庭主妇这一角色是不是她的最佳位置？她还有没有潜力可挖？假如有，岂不可惜？如果她的家庭一直和睦，她也许将幸福平静地度过一生，但是如果出现变故呢？她可能对自我定位产生怀疑，去重新寻找自己的最佳位置。

怎样给自己定准位，找到自己的最佳位置，取决于个体对自我的接纳程度和开放程度，取决于性格这个选择器的优化选择。一个人只有在他的最佳位置上，才能充分表达自我、充分发挥潜能，得到更多的高峰体验，走向自我实现。

不要怕失败，不要逃避挑战，不要回避矛盾，要趁年轻，多多去尝试、经历和体验。自我实现并不回避矛盾和排斥负面情绪，因为任何事物包括情绪都有两极性，痛苦和欢乐往往相伴而生。我们只有勇敢自信地以开放的自我接纳这一切，才能更加清醒地认识、把握自我和环境，做出最佳选择。

表达自我就是行动。去行动吧，只有行动才能带给你全新的体验，只有行动才能接近你的梦想；行动吧，行动是我们不死的愿望；行动吧，不管何处是生命的尽头，我们永远在路上。

接纳自我，开放自我，表达自我，发现真实我，信任真实我，灵魂所固有的智慧将得到展现，生命所固有的能量将被释放出来，帮助你实现自己的真实，实现你的可能性，即生命所能达到的高度。你能成为什么样的人，就会成为什么样的人，这就是你的真实。这样一来，性格缺陷将得到补偿，神经症的症状将失去表达的意义，我们根本不需要刻意地对它做什么。正念常相继，无心云雾收。

借用一句网络流行语：自己选择的路，就算跌倒也要豪迈地笑。

6. 实现自我

实现自我就是真实我的成长，就是实现你这个独特个体的所有可能性，成为你能成为的人。

人的有机体是一个高度精密的结构系统，只要充分尊重和信任它，它将发挥出惊人的自我整合和调节功能。人类的思维和意识创造了无数物质和文化成果，同时也破坏了有机体的和谐平衡，失去了自我认同或自我一致性。一切心理疾病和身体疾病，都可以视为这种和谐平衡状态的丧失。

有句名言叫作"知而不辩谓之道"，这句话非大智慧不能出，我对此感受颇深。想想看，一个人自信强大又虚怀若谷，他知道一切、明白一切，得与失、利与弊、苦与乐、荣与辱……他都知道，却不去评判和辩解，而是敞开心扉容纳这一切，因为他相信他的有机体，他的元神会将它们"自化"。可见，他并不回避矛盾，与常人不同的是，他以博大的胸怀、孩童般的天真，将一切矛盾的事物消于无形，从有极到无极，从无极到太极，从中洞察宇宙和人性的本质，领略美妙之处。

人的一生，难道不是从"不知"到"知"，再从"知"到"不知"的过程吗？

处在"无我"状态中的婴幼儿，不知，社会化过程就是要让他知，从此思维和意识再也不会停止，直到死亡又归于不知，这就是常人的一生。假如，我们在有生之年思维和意识健全的时候，通过修道也好，自我实现也好，主动地寻求这种"不知"状态，情形就不同了。此时的"不知"是建立在充分的"知"的基础之上的，是知而不知，实乃大智大知也。自我实现的高峰体验不就是进入一种"无我"状态吗？"无我"与"不知"同义。

忘了是谁说的，写作的规律是："由简入繁繁又简，简内俱是精华点。"

刚开始写作时，因积累太少，半天憋不出几个字——"不知"；等上了道，往往刹不住车，动辄长篇大论却言之无物——"知"；当知识和阅历的积累及写作水平达到一定高度时，他又惜墨如金——"不知"。这真是，"不知不知谓之痴，知而知之谓之识，知而不知谓之智"。所以有人说，艺术的最高技巧是无技巧，因为所谓技巧已经内化为一种人格特征了。

高峰体验就是写作过程中的那个精华点，是一种"不知"，一种无技巧，一种无我。

实现自我是一个动态的过程，即需要一个从"不知"到"知"，再由"知"到"不知"的过程。一个人经历得越多，知道得越多，受到的诱惑就越少，才更有可能趋于"不知"。从性格上看，一个人内心的丰富和强大，使他再没有必要刻意显示自己的"知"。牛顿和爱因斯坦知道的比常人多得多，到最后却凝望浩瀚的苍穹，沉浸在"不知"之中。

7. 超越自我

我对世界万物的多样性和复杂性有充分的认识，我对人的独特性有深刻的了解，所以我对自己和任何一个人的行为都能理解，不以为怪。我牢记孔夫子的教导："己所不欲，勿施于人。"我在此基础上又明白了一个道理，那就是：己所欲也不能随便或强制地施于人。因为我知道，人与人之间差别太大了，不论是观念、需要、兴趣、爱好，还是性格、能力、思维和情感，某些人感觉像天堂的境遇，对有的人来说可能就是地狱。

何谓正常，何谓不正常，当然有一个社会公认的标准，达到这个标准，适应良好的叫正常；达不到或超过这个标准，不适应的称为不正常。但是，以这个标准去衡量某些独特的个体是不合适的，譬如走在时代前列的天才，就可能被公众视为不正常。这是人类最大的悲剧之一。荣格对此有高论，他说："因为太正常而患上神经症的人和因为无法达到正常而患上神经症的人一样多。对于前者来说，想把他们教育成正常人这个想法本身就是个噩梦；

他们最深刻的需求其实是能够过上'非正常'的生活。"①

　　超越自我，意味着开放自我，使心灵自由地翱翔；意味着真实我与理想我的高度协调整合，重归"无我"的境界。

　　意义治疗创办人维克多·弗兰克尔坚信，一个人无论遭遇多大的灾难，无论身陷何种困境，但其精神的自由是不可剥夺的。即使我们不能自由地摆脱这些束缚我们的条件，我们还能运用超越的自由，即选择一种面对这些条件的态度。只要我们精神的标杆高高矗立，任何打击都对我们无可奈何。

　　这世界上有多少为别人而"甘愿牺牲"的人，有多少毫不顾及自我感受而活给别人看的人，有多少残酷压制自我而"顾全大局"的人，有多少戴上各种面具而保护自己颜面的人，有多少借爱的名义控制别人的人，有多少伪装、伪善、教条、束缚的人？这些人或许可以得到更多的实惠，更多的赞扬，更多的人缘，却永远得不到心灵的自由和自我的超越。

　　我们无论学什么，都要领会它们的精神实质，汲取其精华，不可教条主义，生搬硬套。不错，人生无常，一切皆空，一切皆苦，但这绝不能成为我们厌弃人生的理由。生命是一个奇迹，既然我们来到世上，就是一个伟大的存在，我们有责任和义务释放生命能量，实现生命价值，这也是造物主的本意，是一种"自然的倾向"。而且，我们只有充分地经历了人生的风风雨雨和酸甜苦辣，积累了足够的"知"，才能最终觉悟，达到"不知"和"无我"的境界，毫无遗憾地回归自然本体。阅历越丰富，该经历的经历了，该尝试的尝试了，我们就容易觉悟和超脱。佛祖当年是王子，享尽荣华富贵，尘世对他再没有什么诱惑，所以当他看到路边腐烂的尸体时，震惊之余，他开始思索人生，并离家出走，自找苦吃，最后在菩提树下觉悟成佛。

　　我从佛、道两家学说得到的最大教益是，不要过多地关注和执着于目标和结果，要踏踏实实地投入生活的过程——做事和爱人，并在此过程中体验意义和幸福，思考和感悟人生真谛。

---

① 荣格. 荣格性格哲学 [M]. 李德荣，编译. 北京：九州出版社，2003：422.

基督讲博爱，佛说大慈大悲、普度众生，老子说天道无亲、恒与善人，他们都有非凡的智慧和宽阔的胸怀，可包容和宽恕所有的肉体凡胎。大千世界，熙来攘往，流光溢彩，每个人都有自己的活法，完全因人而异。老婆孩子热炕头，是一种活法，终身寻找也是一种活法，你只要自我接纳和认可某种活法，就没什么说的。感觉好，一切都好。不尊重自己的感觉，不投入地去体验，而是费心劳力地追求客观事物和自身行为的"度"，追求完美，追求那个唯一的真、唯一的理，这或许是强迫症患者的通病吧。如果你活得充实、幸福、有意义，还需要去寻找充实、幸福、有意义的理论根据吗？当然，人有时会被快乐的假象所迷惑和陶醉，醒来后会有更大的失落和空虚。

　　短短几十年，死亡在前面等待，也许就是明天的事，人生的得与失、成与败、荣与辱，算什么？假如我们一朝觉悟，把生与死看成普普通通的开始与结束，看成像白天和黑夜的交替，能做到所谓的视死如归，那么就更不会把人生的恩恩怨怨、祸福得失放在心上了。

　　一个人如果有虔诚的信仰，他就会懂得去爱人爱己，他就可以"把双手伸向那些与他信仰不同的人"，伸向没有信仰的人。而一旦有了如此宽阔的心胸，他的心理上就没有理由不健康。

　　信仰，不是用来束缚人的心灵的，相反，信仰能使人开放心灵，以大无畏的、超然的心态去面对人生。一个人必须经历他该经历的，承受他该承受的一切，不管成败得失、祸福荣辱。这种对自己的选择负责的自由，就是对自我的超越。

　　超越自我，无愧于心，了无遗憾。

8. 大我

　　灵性学把人进化的头脑称为小我，形而上的灵魂称为大我。人类的大我是相通的，你可以把他称为上帝、真主、佛、道、自性、永恒或唯一。人与人之间的区别在小我，小我就是我们通常所说的自我，自我超越后就是大我。每一个人都在他的一生中扮演着一个独一无二的角色。

小说《深夜加油站遇见苏格拉底》中有一段对话：

你在哪里？

在这里。

几点了？

此刻。

时空交于一点，这一点就是大我，是生命的本质，是无形无相的灵，是清静无为的道，是如如不动的自性，是慈悲的佛，是万能的上帝。

生命的目的和意义是什么？是成功，是获取，是创造，是奉献，是爱情，是享受？我们不能否定生命的尘世价值，因为生命的浪花也开得绚烂多彩，但人生不过百年，当死亡来临的时候，这一切都失去了意义。那么，生命的终极目的和意义是什么呢？生命从虚无中来，来得蹊跷；生命向何处去，去得无影无踪。

我从哪里来？

如果真的有那个如如不动的本体，那么，每一个生命里都蕴含全部宇宙生命的信息。现在让时光倒流，回溯，回到童年，回到呱呱坠地，回到母亲的子宫，回到前世，前世的前世，直至生命的起点，那么，我是谁？

我向哪里去？

如果真的有那个如如不动的本体，如果生命的终极目的是回归生命的故乡，那么，为什么芸芸众生找不到回家的路，而受轮回之苦？

究竟涅槃觉悟成佛者，警醒世人，回头是岸。这其实是一种必要的张力，以抵消世间的穷奢极欲、尔虞我诈。人人都追求幸福的人生，这没有错，错的是雾障迷眼，失去了方向；错的是剑走偏锋，失去了平衡。幸福，说到底是一种感觉，寻找幸福也就是寻找这种感觉，寻找的方向有两个：一个向外，一个向内。向外寻找事业和爱情，向内寻找一种清净安详、自由洒脱的心态。即所谓内守外攻，内圣外王，出世入世的和谐统一。忽视向外的寻找，将不能实现生命的价值，也很难真正超脱，因为没有事业和爱情，因为缺少足够的人生阅历，又怎么谈得上看穿放下呢？忽视向内寻找，将失去生命的根基，丧失自我整合的功能，同时也将妨碍事业和爱情。所以，单向的寻找很难找到幸福。因为世间的主流是竞争和成功，每位专家学者都在明教成功学，每个成功人士都在暗示成功法，每位教师和家长都在给孩子施加成功的压力，所以有虔诚的教徒和修行者，站出来当头棒喝，这是一种必要的张力。

百年一刹，生命是如此短暂，生命是如此无常，也许，明天就是我回家的日子，也许，下一秒，生命的列车就到了终点。还有什么放不下？

无条件接纳真实我，接纳生命中的一切，直面担当，为所当为。该来的一定来，该去的自然去，别费心思了，投入地生活便是。心念一转，洞然明白。

此时此地，就是永恒。

第三篇
自我心理疗法

CHAPTER
THREE

一 自我心理疗法概述

自我心理疗法就是以三个自我理论为基础，自己给自己治疗的方法。其中包含两层意思，第一层意思是指在三个自我理论基础上形成的心理治疗方法，第二层意思是自己给自己实施的心理治疗方法。

前已述及，强迫症的康复绝对不是单纯的治疗过程，而是患者的安全感重新建立的过程，是真实我的成长强大过程。

自我心理疗法就是帮助患者看清真相，放弃潜意识获益，认识强迫和应对强迫的过程，这是一个坚持正常生活的艰难曲折的自我成长过程、性格改善过程、症状蜕变过程，即康复过程。强迫症患者，尤其是具有强迫人格基础的强迫症患者，绝对不是靠某种手段能快速治愈的。

图 3-1 为自我心理疗法的示意图。

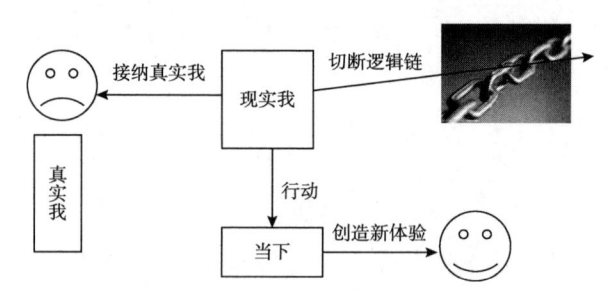

图 3-1 自我心理疗法示意图

可见，自我心理疗法的核心就是：接纳真实我，切断逻辑链，鼓起勇气，创造新体验。用两句话概括：无条件接纳真实我，"不择手段"回当下！

无条件接纳真实我的原发性情绪与躯体反应，果断拦截闯入大脑的强迫杂念，坚决切断强迫思维逻辑链，尽力克制强迫行为，把注意力拉回到当下，坚持做当下该做的事情。只要咬牙顶住恐惧和焦虑的高峰，新的体验就产生了。而新体验的不断积累，将使真实我得到成长和强大，从而打破顽固的强迫型反应模式，建立一种新的反应模式（暂称为智慧型或当下型反应模式），最后导致症状的自动消失。

二 自我心理疗法的操作

（一）强迫症状的判断

关于强迫症，虽然有一些客观上的诊断标准，但是强迫症患者对自己症状发作的判断是主观的，即不用做任何客观的分析判断，不用分辨是不是强迫，只要某个想法、图像、意向或冲动给你带来了恐惧和焦虑，而且影响到当下所做之事，就可以认定是强迫来了，或都可按强迫处理。换句话说，凡与自己定义的"当下"无关的一切想法都是干扰的因素，都是杂念，都可以看成强迫。

觉知并识别强迫的发生是走出强迫的第一步。

新强迫（人）不识强迫情有可原，老强迫（人）不识强迫不可原谅。

（二）自我心理疗法的基本操作

如图3-2所示，自我心理疗法的具体操作方法也可称为分离内观—聚焦当下法，即觉知杂念的产生，然后迅速从中分离出来做观察者，与它保持一段距离，最后渐渐聚焦在当下（所做的事情或感受）。回当下这一念就是正念，其他一切都是杂念。经常训练此法，就会变被动为主动，以达到逐渐脱敏，提高觉知力和控制力，以及回归当下和专注当下的能力。

想象强迫的不是你，你从中分离出来了，你现在不是演员，而是观众，你在看一场戏，一直在看，这样看下去，就没那么可怕了，恐惧也就下降了。

当恐惧或焦虑下降到一定程度（不要等到完全消失），就马上行动起来，不陪他玩儿了。

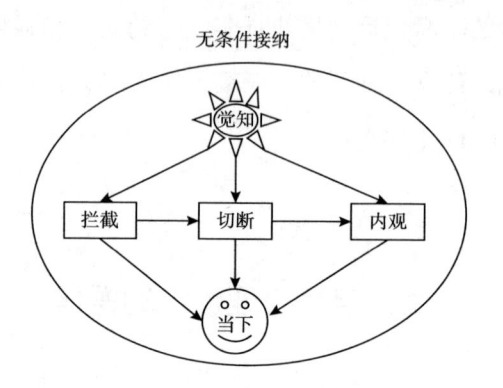

图 3-2　自我心理疗法操作模型

具体操作如下：

1. 拦截

念头刚冒出来，要果断拦截，并迅速转移注意力，做当下该做的事。适宜训练：守玄门、捡豆法等。

2. 切断

已经展开逻辑链时，要深吸一口气，然后用力呼出，尽力切断逻辑链，并迅速转移注意力，做当下该做的事。适宜训练：深呼吸、憋气法等。

3. 内观

逻辑链切不断，要保持觉知，分离内观——看戏，等情绪缓解之后，再转移注意力，做当下该做的事。适宜训练：观念头或观感觉等。

操作说明：觉知是前提，拦截、切断和内观都是手段，回当下是目的，而在操作的全过程中贯穿始终的是接纳。如果说觉知是一束光，接纳就像心脏和血液，当下则是目的地。我们把操作的基本原理概括一下：始终保持觉知，始终保持回当下的意识，始终保持接纳。

（三）自我心理疗法的简化与实战

1. 简化

所谓大道至简。自我心理疗法可归为四句话：接纳真实我，切断逻辑链，鼓起勇气，创造新体验。两句话：无条件接纳真实我，"不择手段"回当下。一句话：内守外攻（详见后文）。

在心态塑造上，要把接纳的精神贯彻到底，要允许一切发生；在应对症状上，要牢牢抓住回当下这个目的，只保留当下这一念。当下一念是正念，念念相继不停息。念当下，拉回来专注当下，这一念称为正念，不停地念，不停地拉回来专注当下，即正念常相继。坚持下去，那些强迫杂念和妄念就会像云雾一样消失了，即无心云雾收。

反复不停地默念：当下、当下、当下……其作用在于保持觉知，及时觉察并阻断自动思维，以免坠入强迫思维逻辑链的陷阱里。连续不断地默念：当下、当下、当下……就好像组成一堵拦截杂念的"防火墙"，任何一个念头碰上它就自动脱落。我们对念头是守而不攻，念头在那儿，你既不压制也不跟随，你就念当下。

2. 实战

念头闯入，开始焦虑，立马觉知，强迫来了！默念当下、当下、当下……能回来，啪！马上就回来了，绝不拖泥带水。回不来怎么办？当然要允许了，此时要保持觉知，内观所发生的事情，看戏嘛，看着看着，能回来的时候再一声当下，啪！又回来了。记住，这可能是一个反复拉锯的过程，通常不会一蹴而就。换句话说，回当下是一个从有意注意到无意注意的过程，而专注当下则是一个在正确操作之下所自然达到的结果，此时已经没有了觉知，也没有了内观。

一直强调回当下，当下到底是什么？当下就是注意力此时此刻需要关注一个对象，凡是与这个对象无关的所有的念头，别说那些困扰我们的强迫杂念，就算那些该想的甚至重要的事情，也都是需要拦截的杂念。注意的焦点要放在具体的当下上，如当下的事情、当下的感觉等，而不是那些方法或手段上。换句话说，一切都围绕着当下去做，去做就行了，做比怎么做更重要，做比做的状态更重要，做比做的结果更重要，做了就会有收获，就会产生新感觉。

然而，回不到当下怎么办呢？或者说，自我心理疗法实战中的基本操作失败了，已经很难继续做当下的事，怎么办？可暂时放下手头的事情，插入最适合自己的某种方法，对念头或情绪进行处理并使之缓解之后再为所当为。

最后，当一切努力都告失败，患者仍然承受不了，那怎么办？

实施强迫行为是最后保命的无奈之举，所以一定要放在最后，自己实在顶不住的时候再实施。要把实施强迫行为从"被动的"第一选择（其实就是被动的被强迫带走），转换为"主动的"最后选择。这个心态的转换很重要，也就是说，既然决定实施强迫行为，那就要把这个行为当作一个当下去完成。

再强调一下，自我心理疗法的操作重点是处理念头，要记住这是一场防御战和拉锯战，而不是进攻战和速决战，所以要有一种"敌军围困万千重，我自岿然不动"的决心和气势，千万不要盲目出击急于求成。既然是防御战，就一定要有一个防御的阵地，这个阵地就是当下。换句话说，不管念头多么猖狂、多具诱惑，你都要咬紧牙关不为所动，死死地坚守住阵地，死守当下。当你果断地把自己拉回来的时候，在大脑里同时进行的就是拦截和切断，另外，回当下是唯一的目标，其他都是手段，所以不要为拦截而拦截，为切断而切断，为内观而内观。

（四）如何实施强迫行为

1. 降低强迫行为的意义

实施强迫行为（或逃避行为）前，都要提醒自己：我这么做，与灾难性后果无关，我知道那是虚幻的，但我太难受了，实在受不了，只能暂时缓解一下。

2. 坦然去实施强迫行为

在强迫行为实施的过程中，默念"当下"，切断逻辑链，始终保持一种觉知和观察的姿态，认真仔细、集中精力去做，要打开自己的视觉、听觉和触觉，把能打开的感觉都打开，要觉知强迫行为的每一个动作细节，并把它们深深地印在脑海中。千万不要带着自责和憎恨的情绪，在焦虑中急急忙忙地做。

3. 迅速转移注意力

只允许一次自己"主动"去实施的强迫行为，只要强迫恐惧情绪的程度减弱，或者有力量控制强迫行为，有力量去行动的时候，就马上行动起来。

（五）冥想训练——寻找恐惧源，发现真实我

过去的创伤体验是造成不安全感的主要原因，由此产生的不合理认知和扭曲的信念，是在背后影响我们的主要因素，是妨碍我们接纳和行动的内在阻力。克服这些内在阻力的根本方式就是引导这些不合理认知和扭曲的信念暴露出来。事实上暴露本身就具有疗效，因为隐藏在潜意识里的"魔鬼"一旦见了光，就会失去魔力。

在探索自己内在认知与信念的过程中，抓住关键语"我怕什么呢"，进

入回忆和回溯，如果回忆和回溯被杂念打断，就重复问自己"我到底怕什么呢"，继续回忆和回溯。记忆的触须要一直沿自身经历的脉络延伸，唤醒平时被纷乱的意识干扰所淡忘了的"创伤"，找到使自己产生过度恐惧的源头，唤醒并体验当时的情绪状态。然后，觉察由此产生的不合理认知和扭曲的信念是如何在背后影响我们的。

在夜深人静的时候，可以尝试做这个练习，如果觉得自己很难操作，就需要寻求咨询师的帮助，譬如在团体治疗的设计中就有这个环节，由老师带领大家进入冥想——意象对话。经常做这个训练，必有所悟：你目前的强迫恐惧是过去经历和体验的浮现，与当下遇到的对象或想象的后果无关。

〔三〕 自我心理疗法的训练方法

自我心理疗法也称为分离内观—聚焦当下法。

训练目的：分清真实与虚幻，切断真实的感觉与虚幻的念头之间的牢固链接，打破恶性循环，提高觉知力和回当下的能力。

操作如下：第一步，觉察那个强迫念头，与其对峙，告诉自己：虽然我很紧张很难受，但我知道那个念头不是真的；第二步，注意力回到紧张难受的身体感觉上，并告诉自己：虽然我知道了那个念头不是真的，但我仍然很紧张很难受。

然后，反复训练下面几种方法，通过亲身体验找到最适合自己的方法，并在实践中贯彻运用。

1. 口诀法

在音乐节拍器引导下（77 拍/分钟），有节奏有规律地念诵口诀。

自我心理疗法口诀：

杂念来时须觉知，拦截切断莫迟疑，分离内观回当下，回到当下是真理。回到当下千万法，万法归一念当下，当下一念是正念，念念相继不停息。任凭头脑起纷争，任凭胸中波涛涌，坚守当下傲严寒，梅花坚韧笑春风。当下当下念当下，当下当下回当下，当下当下当下……

2. 守玄门法

默念当下，每一声当下都敲在玄门（两眼之间的鼻根部），即意念持续指向玄门，就像士兵把守城门，不管念头多么疯狂，我都不为所动，只守不攻，最后就会感受到头脑的念头被玄门拦截，纷纷脱落，不再对自己产生任何影响。

3. 捡豆法

这是自我心理疗法团队教师、重症强迫症康复者刘鹏老师发明的方法，是守玄门法的强化版。刘鹏老师在自救过程中发现守玄门时经常守不住，于是灵感来了，如果把视觉、听觉和触觉都利用起来就更容易守住。训练：准备两个盆、两千颗花生米和一个节拍器，随着节拍器"当，当"的节奏，口中默念"当下"，手里同时把一颗花生米拿起来放到另一个盆里，一声当下捡一颗花生米，或在音乐节拍器引导下（60~80拍/分钟），边念口诀边捡花生。捡豆法又分明捡法、盲捡法和观息捡豆法，即在呼吸节奏引导下，呼吸一次同步捡一颗花生，吸气（鼻孔）时移动花生，呼气时手臂返回，意识放在觉察呼吸或手臂移动的感觉上。

4. 禅舞法

在音乐节拍器引导下，有节奏地边念口诀边舞动身体，坐站均可，动作不限。

5. 深呼吸法

默念"当下",一个当下就是一次呼吸,当——吸气,下——呼气,反复多次,关注自己的一呼一吸。腹式呼吸,深吸气,吸满气,适度憋气,呼气时张开嘴巴,缓缓呼出,感受那种卸掉重负后的放松感。

6. 憋气法

这是深呼吸法的强化版,也是刘鹏老师发明的。通过憋气,与念头对峙僵持,进而达到强行拦截和切断的目的。憋气法又分为大憋气法和小憋气法。具体操练与注意事项:

(1)大憋气法:双手握拳,双前臂垂直于胸前,吸气一口入胸,憋住且快速加大力度,使气血上冲达到头脑发涨,然后缓慢呼气。可重复操练2~3次直至情绪缓解,头脑清醒,内心轻松为止。注意:症状来临时,3~5秒内启动憋气法,效果最佳。操练时需强力快速憋气,不宜慢憋,要的是气血瞬间冲进头脑的感觉。

(2)小憋气法(隐蔽式):吸气一口入胸,屏住呼吸,无须用力,然后注意力放在胸口某个地方,屏住呼吸。其间,如果憋不住了,就调整呼吸,注意不要屏气太久,以免产生窒息感,可连续操练数次直至情绪舒缓或思维停止。练习时,通过不断训练掌控屏息的力度。小憋气法的操练过程别人难以觉察,故又称隐蔽式憋气法。

特别提醒:长期过度憋气容易缺氧,对身体有害;有高血压、心脏病等疾病的患者慎用此方法。

7. 内观念头法

主动调出强迫念头,想象把它呈现在大脑屏幕上,然后自己从中分离出来做观众,只观不评。记住自己始终是观察者,要与观察对象保持一段距离，感受念头渐渐淡出，不再对自己产生任何影响的感觉。

训练时也可以把内观念头与憋气结合起来，要领如下：闭眼。默念"当下"，一个"当下"一次呼吸，等待或主动调出那个让你恐惧的念头，觉察到那个念头出现之后，立即深深地吸一口气，憋住，调动气血上涌，顶住并定住那个念头。当你感觉很紧张很难受了，就张口嘴巴用力呼出，体验放松感。如果念头再次来袭，那就再做一次，只要不展开逻辑链，就算达到了目的。

8. 内观感觉法

注意力指向焦虑引发的躯体化反应部位，感受、体验、陪伴此处的感觉，如胸闷心慌的感觉，体内气血涌动的感觉等，但不做任何评判和干预。这个训练就是对所有的经验敞开，让那些平日里你极力逃避的情绪和感觉完全呈现出来，而自己则完全地臣服于当下。胸口（黄庭）是情绪的发源地，任何一种比较强烈的情绪都会在胸口处有所反应，如气血涌动感、心慌气闷感等，所以通常把胸口作为注意力的聚焦点，即黄庭禅。

训练时也可以把内观感觉与深呼吸结合起来，要领如下：闭眼。默念"当下"，一个"当下"一次呼吸，当觉察到身体不舒服的感觉出现时，如胸口闷、心慌或头疼等，立刻深深地吸一口气，意念跟着吸入的气流走，来到不舒服的部位，想象全身的能量都集中于此，为你助力。请感受和陪伴这种感觉。然后张开嘴巴徐徐呼出那口气。连续做几次，直到不舒服的感觉得到缓解。

事实上，所有的训练都是我们在实践中总结出来的，是经过众多患者验证过的具有较强操作性的方法，但并不是绝对真理。每一个患者的情况都不尽相同，所以并不存在某种最好的操练方法，大家要在训练中找到最适合自己的方法，并在实战中应用和检验。请记住，最适合自己的就是最好的，没有统一的评判标准。实战的效果取决于深刻的认知领悟，以及坚持不懈、日积月累的训练应用。功到自然成!

譬如有位学员运用守玄门法效果就不错,他的体会是:把守玄门比喻成守城门太形象了。念头就好比城外叫嚣的敌人,情绪就好比敌人的炮火,当下就是我们要守住的城池。强迫念头变着花样诱惑我们打开城门,冲出去与它缠斗,但我们坚守城池不上当,这个时候,敌人的漫天炮火来了,情绪犹如决堤的洪水,守城变得更加艰难,不过这也是念头最后的疯狂攻势了。退一步,就算念头攻破了城池,在城内大肆破坏,我们仍然有周旋的余地(与情绪共处当下),所以,我们可以等情绪缓解有了力量之后,再把城门关上,开启新一轮的防御。

〔四〕 自我心理疗法的补充说明

自我心理疗法的操作前提是觉知症状的出现,重点是对念头的处理,核心是无条件接纳真实我,目标是"不择手段"回当下。

1. 处理杂念

处理杂念,就是对念头进行拦截,而使其脱落,这就是所谓的不纠缠。我们虽然不能阻止任何一个念头闯入脑海,但我们可以保持觉察,不压制、不跟随,不让它形成自动思维或逻辑链。比如,你正在上课,突然头脑中闯入一个念头"茄子"。茄子就是茄子,不要认为这个念头有什么不好而加以驱赶,也不要认为这个念头很好而进行玩味,更不要跟随这个念头展开推理和联想。但是,如果紧接着出现"吃茄子""茄子好吃"的念头,也没关系,这些仍然是一些单纯的念头,不要管它,这就叫不压制、不跟随、不纠缠。纠缠是什么,纠缠就是赋予念头某种意义,并给予情感的配合;纠缠就是不断地提问和应答，是思维过程的展开。比如，为什么出现"茄子"的念头，为什么要吃茄子，茄子为什么好吃，吃了茄子会怎么样等。接下来，就会为杂念影响听课而自责烦恼，并展开逻辑链——这节课算是听不进去了，要是下节课也听不进去，以后每一节课都听不进去，那我的学习成绩就会下降，考不上好大学，找不到好工作，找不到好对象，生活会很悲惨。

只要处理好杂念，不纠缠，单纯的念头就会像风一样来去无踪，就算有影响，也就影响那一小会儿，只要你的注意力始终保持在听课上，这种影响就是非常有限的，是可以接受的。

2. 注意力转移的过程

对患者而言，当症状发作时，把注意力转移出来是很难的，不可能一下就做到，这是一个渐渐过渡和渗透的过程。在这个过程中，你会受到不断的干扰，这是完全正常的。注意力跑了，拉回来就是，再跑就再拉回来，千万不要自责、急躁和憎恨，这才是真正的自我理解、自我宽恕和自我接纳。

3. 艾滋病和茄子

作为事实，两者是不能等同的，但作为念头，两者完全可以等同，没有差别。因为念头不能等同于事实，在念头变成事实之前，所有的念头都可以等同，甚至毫无二致。所以，你现在把闯入脑海的"艾滋病"当作"茄子"就好了，别管它，让它自生自灭，你该做什么就做什么。闯进脑海的所有念头，不管多么荒唐、下流、邪恶和不可思议，本质上都是"茄子"。

4. 回当下是唯一的目的

治疗与修行一样，回当下是唯一的目的，其他一切都是手段，都是方便法门，不管什么理论和方法，只要能帮你回到当下，就是适合你的。回当下是硬道理，一百年不变，不争论。

5. 怎样克服接纳难和行动难

强迫思维具有极大的诱惑性，在症状发作的时刻，患者误把虚构当现实，感觉危机四伏，或危险临近，故而强化了原发的恐惧，导致情绪的恶性循环。在这个循环之中，患者是很难做到接纳和行动的。这是许多患者遇到的困惑和难题，要解决这个问题，有如下建议：

（1）深刻领悟三个自我理论，以尽力减少内在阻力。

（2）降低对自己的期望值——认识和接纳自己的真实。我的经历和性格决定了我目前只能是这样。

（3）降低对别人的期望值——认识和接纳别人的真实。别人的经历和性格决定了别人目前只能是这样。

（4）降低对行动结果的期望值——认识和接纳客观事物的真实。客观事物的发展规律决定了结局只能是这样。

（5）破釜沉舟，死守当下，向死而生，置之死地而后生——死地就是当下，死地就是生地，当下有神灵，当下即永恒。当恐惧和焦虑的高峰涌来的时候，你可以放粗大骂一声，然后高呼："向我开炮！"我当年就是这样，就是不管了不怕了，豁出去了，让暴风雨来得更猛烈些吧！让我死吧！假如没有这股狠劲儿，来势汹汹的念头和情绪瞬间就会把你击倒或淹没。我当时虽"饱读诗书"，却依然是一个人在战斗，吃尽了苦头，硬生生地杀出了一条生路，自我心理疗法就是这样诞生的。目前，自我心理疗法又有了一套简便易行、行之有效的操作，在我带领的强大的团队老师的帮助下，迫友们还有什么理由走不出来呢！

五　如何度过强迫发作时最难受的时刻

强迫发作时，那股难受劲儿真的很难承受，用天塌地陷、人间地狱来形容都不为过，患者往往承受不住而不得不实施强迫行为或逃避行为来试图缓解。通常，每实施一次强迫行为就加重一次强迫心瘾，每一次逃避行为都会印证并强化恐惧情绪。相反，如果患者咬着牙挺过去，就会产生一次成功体验而获得领悟，内心的能量就会增长一分。

一般来讲，使当下的原发情绪变得难以承受的主要原因有三种：一是自我憎恨，自我打压；二是强迫思维逻辑链的运转；三是对实施强迫行为或逃避行为之后那种放松感的想象和意淫。前两种原因大家都比较熟悉了，现在着重讲第三种原因。

启迪来自我自己成功戒烟的体验。

2013年年初，我开始戒烟，成功戒掉了每天一包香烟、长达30年的烟瘾，效果非常好，戒烟过程也没有原来想象得那么难、那么痛苦。在此之前，我也戒过几次，最长的一次坚持了近三个月，最后都因受不了而功亏一篑。受不了的原因就是，当烟瘾上来的时候特别难受，很想立马解脱，而此时大脑中呈现出把烟叼在嘴里喷云吐雾的惬意画面，一遍又一遍呈现，真的受不了。好比你正在受刑，已经饿三天了，然后有人把香喷喷的红烧肉送到你嘴边，但就是不让你吃的那种感觉，一般人还真扛不住。

我将成功轻松戒烟的奥秘总结如下：

（1）下大决心戒烟，坚决果断，绝不含糊。

（2）理解和接纳我这个30年的烟民，既不憎恨自己，也不憎恨香烟，因为，其实我真正戒的不是烟，而是瘾。

（3）当烟瘾袭来时，当下觉知，当下承受，当下转移。不运转逻辑链——假如这种难受的感觉持续下去，将会影响我咨询、写作、交际应酬时的临场发挥等；也不去想象狠吸两口烟之后瘾解除的那种舒服惬意的情景。我觉得这是关键、关键、关键！重要的事说三遍。然后，及时把注意力拉回到当下，赶快把手头的事做起来。不知不觉中，烟瘾就淡了，消失了。每成功一次，烟瘾就被削弱一分，坚持半年，大功告成。

对付强迫心瘾也一样，借鉴成功戒烟的经验，只要度过强迫发作时最难受的时刻，天就快亮了。

六 要先行而后思

请记住，你永远变不成理想我，但可以使真实我不断成长。我不是许文强，但我的内心跟他一样自信强大，这才是本质和精华，这是我走出强迫之后最有价值的感悟。做自己，做真实的自己，你才有可能做到最好的自己。

请记住，对真实我的理解和接纳并不等同于认同和欣赏，我们为了更好地生活，有必要做出某些改变。我常说一手接纳，一手行动，意思是：要在每一件具体的事情上尝试做出改变，以图建立一种新的反应模式，即一种新的性格特点，但在这个改变的过程中不论发生什么事情，都要做到完全理解和无条件接纳。

孔子告诫好胜又急性子的子路"三思而后行"，而鼓励畏缩和慢性子的冉有"马上行动"，换成现代语言就是管他呢，先做了再说！做完了当然也可以想一想了，称为"三行而后思"。

朋友，你不是三思，而是三百思了，况且是消极的思，一"思"就"虑"。莎士比亚说：一个人思虑过多就失去了做人的乐趣。因为思虑过多会把心理和生理的能量消耗殆尽，失去行动的动力，而没有行动就没有切身的感受，就没有真情实感。你本就是一个谨慎小心的人，"思"得已经过了，你身上套着枷锁，还觉得枷锁不够紧吗？奴隶做久了吧，给他一点自由就不习惯，还要求主人加大监管力度呢。"三思而后行"，是说给那些没心没肺的人听的。可见，要不要三思也要分情况，像强迫症患者，或具有强迫人格基础和强迫倾向的人，就无须三思，或者干脆专注在当下，让感受做主。

停止内战，切断逻辑链，鼓起勇气，迎上去，我也能行！不要寻找任何借口，当新的体验产生的时候，改变就开始了，随着体验和感悟的不断积累，你的真实我就成长了，你就变得强大了。

你要理解和接纳发生在自己身上的一切真实，不为自己的恐惧、怯懦和退缩寻找任何借口，坦然承认自己就是这样的人，跟自己担心害怕的具体事件或对象无关。然后，鼓起勇气，迎怕而上，经受锻炼，使真实我成长。你活得越真实，真实我的能量就越大；真实我的能量越大，你就可以活得更真实、更自在。

七 拦截一切念，拦截第一念

自我心理疗法团队成员辛鹏老师说："有时候一个杂念来的时候，我们不敢觉知拦截，也不敢顶住强迫思维的诱惑，然后可能另外一个杂念又来了，这时候反而感觉好像对前一个杂念不纠结了，其实是我们把注意力转移到了后一个杂念上。如果这样，我们就是在被动地面对杂念，杂念就越来越多，一个都没处理好，然后恶性循环不能自拔。所以我们要迎怕而上，敢于觉知拦截任何一个杂念，到后面我们的觉知能力会越来越强，杂念纠缠我们的时间就越来越短。所以，我们一定要有敢于觉知面对任何一个杂念的气势，逃避是没用的。"

拦截一切念，拦截第一念。因为任何念头都有可能演变成逻辑链，所以要不加分别地拦截一切念。冒出的念头一旦演变为逻辑链，再切断就难了，所以要拦截第一念。未解决和未完成，永远有遗憾，人生本来如此，意义就在其中。对那些未解决的问题和未完成的事情，如果可以，我们当下就采取行动，在当下的行动中，思考也是行动的一部分。

针对当下所做之事的思考是行动的一部分，是正念，而影响当下心情却不能付诸行动的思考都是杂念。

对杂念果断拦截没商量。那么，拦截之后会发生什么呢？

以过往的经验和当下的感觉为基础的、随即的判断是直觉思维，简称直觉；以某种假设为前提的因果式推理是逻辑思维。

与严格遵循因果律的科学范畴不同，多样性、发散性和艺术性的生活范畴适用直觉思维而非逻辑思维。

拦截一切念，拦截第一念，拦截之后发生了什么呢？

答案是：逻辑思维让位于直觉思维了。

遭到拦截的是杂念，是影响当下心情却不能付诸行动的思考，而非对当下所做之事的思考。

后一种思考是当下的，投入而专注的，没有内心冲突的。譬如，我当下正在写这篇文章，我就得考虑如何把主题说透、前后逻辑是否一致、遣词造句是否贴切等，就算为此花上两个小时也不觉得烦。还有一次，我在墙上挂一个铜牌，先是目测定位，然后砸钢钉接连砸弯了好几个，于是，我就考虑要不挪动一下找个砖缝，结果很容易就砸进去了。此时，大脑里若突然闯进来一个念头：我中大奖赚了一个亿，或一夜间倾家荡产流落街头，这就属于杂念了。常人并不在意，淡然一笑就过去了，回头该干什么就干什么，但强迫症患者就需要觉知和拦截，否则逻辑链很容易形成：中大奖被坏人盯上就危险了，然后如何自保，一个亿如何分配，无穷无尽，但患者最熟悉的还是万一倾家荡产流落街头，万一被人耻笑无地自容，万一求生不得、求死不能这个套路。

别担心，别去推理和想象，让事实说话，让感受做主，如人饮水冷暖自知。

这个世界没有标准，一切都是自定义。活在当下，活一种感觉而已。

人与人之间的链接有两种方式——思想和爱，思想让我们理解，爱让我们幸福。

拦截一切念，拦截第一念，拦截不住怎么办呢？

没关系，要原谅自己，因为你已尽力，只是由于力量太小，没能阻止强敌入侵而已。接下来，你可化敌为友，或卧薪尝胆，待条件一旦具备，就果断拦截。

在方向正确的前提下，做了但没做到与压根没做是截然不同的两种情况。

做，尽力做，剩下的就别管了，剩下的都交给苍天吧，相信苍天不负有心人，一切都是最好的安排。

八 智慧力——无条件接纳真实我

无条件接纳。接纳一旦附加了条件，那么就不是真正的接纳，那也许是一种交换，一种通过压抑实施的交换。许多强迫症患者就走进了这个误区，强迫自己接纳，接纳变成了一种新的强迫。他们认为只要接纳了，症状就能消失，性格就会发生改变，他们把接纳理解为解脱的手段。当接纳没有收获预期效果的时候，他们又开始怀疑和否定，认为接纳是弱者的自欺欺人。

事实上，接纳是作为一个人的基本前提。我们的性格和现状，我们的过去和未来，一切的存在，你不接纳行吗？你只有无条件接纳，因为你不能掌控存在，但你能选择当下的认知和行为，从而去创造新的存在。无条件接纳，接纳过去，就能从悔恨中抽身；接纳未来，就能从忧虑中抽身；接纳现在，就能从现实的困扰中抽身；接纳自我，就能从自我的封闭中解放出来。无条件接纳，是为改变自我，是为创造未来积蓄巨大的心理能量。症状真的不算什么，症状的消失，只是接纳和行动的副产品。

突入大脑的意念或冲动是从潜意识来的，潜意识包罗万象，是非理性的，你可以把它看成一个疯子，也可以把它看成一个孩子。疯子和孩子都是非理性的，疯子不理解你，但你得理解疯子，孩子不理解你，但你得理解孩子。当疯子来骚扰你的时候，你以什么样的态度和方式对待他呢？他骂你一句，你骂他一句，他踢你一脚，你也踢他一脚，那你就卷进去，跟疯子认同了。你不要跟他较真，也别跟他纠缠，记住，别理他，别在乎他，做你的事，走你的路，他闹腾一会儿就没劲了。孩子也一样，他会做出一些古怪荒唐的事情，巴不得引起大人的注意，你只要不跟他一般见识，坚决不理睬他，他就觉得没趣，找别人玩去了。

不管它！这无疑是正确的。但怎样才能做到不管它呢？刻意地不管它，其实仍然是管它了，因为你越想不管它，就越关注它。比如，怎样忘掉一个人呢？你越想忘掉他，就越忘不掉，反而把他记得更加牢固了。一个人对你很重要，你很在乎他，无论如何是忘不掉的。刻意地想忘掉他，只会给你增添更多的烦恼。只有从内心里真正地理解他、宽容他、看淡他，转身寻找新的目标，开始新生活的时候，那个人才会逐渐被你淡忘了。

九 行动力——"不择手段"回当下

随心而谈，随性而为，跟着感觉走，然后全部包容和担当。

这是一个方向，一个境界。

一个当下，两个当下，无数个当下连接起来，这就是修行的奥秘。

强迫症患者缺乏行动力，总是瞻前顾后，反复设计对策和预案，最后都是纸上谈兵、草草收场。

行动力，宝贵的行动力，就是无论做什么，无论有多少不确定因素，都把头脑复杂的逻辑运作程序省略掉，而凭当下的直觉经验，随机作出选择并立即付诸行动。

一切事情都可以在行动过程中做出调整或改变，因为实际所发生的情景，包括真实的感受，与我们当初的想象、推理和设计大不一样。

只有先迈出第一步，才有后续的第二步与第三步。

"三思而后行"不适合我们，孔夫子强调因材施教，对于行动力弱的弟子，就要不断激励他去做！去做！！去做！！！

念当下，觉察念头的虚幻性，顶住思维的诱惑，回到当下来。

当下就是你的真实，你的感知、感受和状态。

只要保持觉知，就算没有顶住诱惑而展开思维，也不会陷进去，因为你知道前面是一个陷阱，掉进去之前你会止步的，除非你真的疯了。

不管带着什么想法，不管想通想不通，不管难受不难受，都可以行动起来，只要行动起来并坚持下去，感觉或许就不一样了，观念也不一样了。

想法出现之后，你可以选择不认同、不跟随，保持觉知和内观。能放下就放下，能转移就转移，暂时不能也没关系，你可以尝试带着这些想法生活但不焦虑。这点很关键，因为只要不焦虑，内心的能量就不会被削弱，那些杂念或想法就可以慢慢放下了。那么，怎样做到不焦虑呢？这需要到位的认知和接纳的心态，也正是分离内观—聚焦当下法的用武之地。

不论有多少种理论或说法，万变不离其宗，最后的目标都是回当下，让我们能够专注地做当下之事，所以，我们千万不要被表面的东西迷惑，一定要融会贯通、直达本质。

我们常说的以感受为主，感受第一，感受是老大，是最高准则等，指的就是不拘泥于任何的理论或说法，只要不偏离回到当下这个目标，怎么都行。

在好的感受下，可以有一万种说法、一万种活法，而假如一种说法或一种活法被吹上了天，带来的感受却很差劲，那就说明它不适合你。

试图找到一个权威、一个标准或一个模式，然后在生活中照搬硬套，认为这样才是康复或成功的捷径，而忽视了自身的亲身经历、体验和领悟，所导致的结果就是：理论和道理一大堆，属于自己的东西等于零。

无条件接纳真实我，接纳已经发生和正在发生的一切，时刻保持觉知，警惕念头的欺骗和攻击，"不择手段"回当下。

回当下之法：深呼吸法、分离内观—聚焦当下法（如观念头和观情绪、守玄门法和守黄庭法等）。

万法归一，"一"就是当下这一念，只有当下这一念是正念，其他凡是不属于当下的念头，不管如何改头换面，不管是不是强迫，统统都是杂念，包括那些"重要的事或该想的事"。

所以，我们要时刻保持觉知，拦截一切念，拦截第一念。

只有活在当下，才会呈现生命的实相，才有内心的平静和自在。在当下这一刻，意识清明，觉知到一切的存在与发生，但思维不妄动，不探究，任其然然，"我"无为而"民"自化。

治疗强迫症是为了活在当下，但活在当下不是为了治疗强迫症。

活在当下确实能治愈强迫症，但却不是为了治愈强迫症，因为，假如一开始的动机是为了治愈强迫症，那就离开了当下，反而达不到治愈的目的了。

治愈强迫症只需要一个坚定的能治愈的信念，然后就"不择手段"地回到当下。

总之，我们的目标是当下，而不是治疗，因为痊愈只是活在当下的副产品，这就叫不治而愈。

请反复默念：当下、当下、当下！

十　挖出根源上的怕，化解并战胜恐惧

神经症包括强迫症、焦虑症、恐惧症、疑病症和神经性抑郁症等，这些神经症尽管症状不尽相同，但都逃不脱一个"怕"字。

如图3-3所示，恐惧不被允许就转换为焦虑，焦虑不被允许就转换为强迫。可见，强迫症的源头是恐惧。

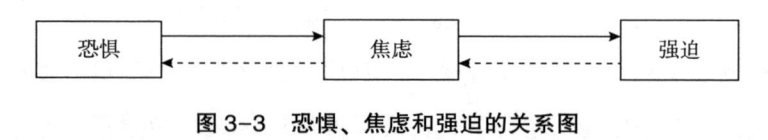

恐惧 ⇄ 焦虑 ⇄ 强迫

图3-3　恐惧、焦虑和强迫的关系图

根治强迫症要反其道而行之，分三步走，或三管齐下：处理强迫—承受焦虑—战胜恐惧。第一步处理强迫是指以正确的心态和方法应对和处理强迫症症状；第二步承受焦虑是指理解和接受自己的身心所发生的一切现象；第三步战胜恐惧是指呈现、承认和表达自己的恐惧，最后放下对人的过度防御。每一步都不容易，尤其第三步。因为强迫症患者善于伪装掩饰，把那些伤自尊的恐惧埋得很深而难以觉察。其实不论怎么改头换面，说白了就是一个"怕"字！看不穿这一点，就会纠结冲突焦虑不断，强迫就有了存在的意义。那么，强迫症患者到底怕什么呢？

1. 强迫症患者到底怕什么

相对而言，恐惧症的怕比较单纯，如果没有思维和意志的加入，就不会转化为焦虑，如怕高、怕广场、怕密闭空间、怕狗、怕猫、怕人、怕脏、怕说错话、怕脸红、怕口吃等；焦虑症的怕比较模糊，有意志加入，即不允许自己怕，从而为保护自尊抽掉了怕的内容，失去了怕的具体对象，是一种泛化的、弥散性的怕，如怕遭遇不可测因素对自己不利等，表现为一种紧张状

态，即焦虑。

强迫症的怕最复杂，既有意志的加入又有思维的加入，既不允许有恐惧，也不允许有焦虑，而是动用思维寻找解决办法，结果在不知不觉中生成了强迫症的症状。

强迫症症状表现出来的怕虽然与恐惧症相似，但第一，它已经不是最初的恐惧了，而是经过压制和扭曲后泛化出来的恐惧，比如怕写错信的背后是对人的恐惧。第二，由于思维的加入形成逻辑链，这种怕被无限夸大而趋于虚幻，成为实施强迫行为的充分理由。由于症状的困扰，患者又对症状本身产生恐惧，即所谓"恐惧着你的恐惧"，然后又抗拒排斥，演变出新的强迫，最初的恐惧是什么却想不起来了。到底怕什么呢？怕受到伤害？怕人设崩塌？怕死亡？怕虚无？也许我们需要揭掉层层伪装才能把深层的恐惧呈现出来，这也是强迫症更难治愈的原因之一。譬如，某患者反复清洗的背后可能是怕被别人嫌弃和孤立，这源于幼年时的分离焦虑。

再以我自己为例。我当年最早表现出来的是对人的恐惧，总觉得自己一不小心就会得罪别人，而被人冷落和被人欺负，但这种恐惧得不到呈现、承认和表达，被压进心里了，就变成一种持续的焦虑状态，当这种焦虑痛苦难以承受的时候，我巧妙地找到了缓解和转移的方法——沉浸在漫无边际的胡思乱想中，于是，强迫思维（穷思竭虑）就此形成。还有反复检查确认书信内容和封口，一遍又一遍，这种停不下来的重复也是焦虑的，但它却暂时代替了原来的焦虑，相对好受一些，这意味着强迫行为的形成。

我自救成功的原因在哪儿呀？我并不向症状本身开火，而是挖出潜意识中的那个怕，并向它发起一次又一次的挑战——跳"悬崖"，最终呈现真相，获得领悟，症状自动脱落，不治而愈。所以说，呈现和承认自己的恐惧，是接纳真实我最原始和最基本的含义。

2. 向怕发起挑战——"跳悬崖"

人乃身心灵一体。身体的怕就是恐惧感，它非常真实，心理的怕是头脑思维的怕，它非常虚假，思维病了（功能失常，理性扭曲，一启动就是逻辑链），而心灵则帮你认识到这一点，并通过正念摆脱病态思维。向怕发起挑战，指的是看穿头脑的怕，接受身体的怕，然后迎怕而上，创造新体验，即所谓的"跳悬崖"。

强迫是一出戏，"跳悬崖"是强迫这出戏的剧情，悬崖是一个三尺高的道具，但你看不清，以为是个真悬崖，就感觉只要不按强迫的要求做，一不小心就坠落悬崖，必死无疑。

患友们都知道，强迫症的发作通常由一个念头开始，我们称之为强迫念头。强迫念头不停地闯入你的脑海，欺骗你、诱惑你、吓唬你，以虚构出来的可怕后果让你恐惧和难受，逼迫你听它摆布，屈辱地实施强迫行为。所以，我提醒大家第一要识破强迫的假象和骗局，第二要在关键时刻以必死的信念豁出去。我在艰难的自救岁月里也曾无数次自我激励：大不了一死，到顶是个死！

你站在漆黑的夜里，非常恐惧，不敢朝前迈一步，被强迫这个心魔牵着鼻子走。其实，你自身的经历已经无数次证明你担心的事情并没有发生过，甚至一次都没有发生过，不是吗？从理论上我们也知道所谓的灾难都是功能受损、失去理性的大脑思维在作妖，那个所谓的悬崖根本不存在，就是一个貌似悬崖的道具而已。

三尺高的道具悬崖可不可怕，当然不可怕，但你仍然恐惧；井绳可不可怕，当然不可怕，但你仍然恐惧；纸老虎可不可怕，当然不可怕，但你仍然恐惧。

为什么呢？因为你怕万一。再者，由于大脑编造的剧情和悬崖的道具太逼真，你还来不及分辨就被吓个半死了，只能乖乖就范，为了所谓的安全和短暂的舒服而被强迫驱使，反反复复做无用功。其实，你只要闭上眼睛，以必死的信念一咬牙跳下去，真相就会出现。

战胜恐惧，从来不是不允许恐惧，而是进入恐惧中体验恐惧，并带着恐惧迎怕而上。直到有一天，你把井绳缠在腰上，把纸老虎撕得粉粹，那才是真正地战胜恐惧。

但是要迈出这一步，太难了！也就是说，"跳悬崖"光有正确的认知是不够的，还需要训练和实践，为自己创造新体验，让事实说话。

加强训练：通过正念练习，提高觉知力和回当下的意识和能力。

注重实践：主动培养凭直觉判断、果断选择的意识和能力，改变动辄启动思维分析、推理、权衡和斟酌的习惯。可以先从小事做起，当症状轻微发作时，坚决不管不顾，迅速作出决定，这样也行，那样也行。

自我心理疗法口诀"杂念来时须觉知，拦截切断莫迟疑，分离内观回当下……"，杂念来时你非常恐惧，看不清真相，需要你鼓起莫大的勇气拦截切断回当下，这无异于两眼一闭"跳悬崖"。

自我心理疗法口号"接纳真实我，切断逻辑链，鼓起勇气，创造新体验"，关键处也是"跳悬崖"。

总之，我们这里所讲的"跳悬崖"就是承受强烈的恐惧感，坚决不按强迫的要求去做，最终呈现真相，化解恐惧，走出强迫。

十一 自我心理疗法的内涵及独到之处

1. 自我心理疗法的选择——走向康复

还记得甲、乙、丙过独木桥的例子吗？最终和自己玩起强迫症游戏的丙，后续可以有四种选择路径。

（1）继续跟自己斗下去（理想我打压真实我）、想下去（运转逻辑链），还有一种隐蔽的"装下去"，就是利用儒、释、道的说教来麻痹自己，为自己的怯懦找借口，如此他将越来越痛苦。

（2）认怂。彻底认怂，没救了，这辈子好不了了，就这样吧，就这样窝窝囊囊地过吧！降低欲望，只要活着就行，效率低没关系，工作差没关系，被人欺负和轻视都没关系。但问题来了，他真的甘心吗？这个选项经过一段时间的实践之后，患者果然感觉症状缓解甚至消失了，似乎痊愈了，但这代价是生命激情的丧失，生活质量的下降，甚至被抑郁症所取代也有可能。一个人向上发展的欲望可以暂时被抑制，却不会被扼杀，一旦被外部刺激，将开始新一轮的震荡波动，并重新开启自我防御和自我保护的模式，瞬间陷进强迫的旋涡里。

（3）无视。曰：强迫症本来就不是病，去生活吧，该干嘛干嘛去！这种说法对具有强迫倾向的正常人很管用，对轻度强迫症患者也管用，但对于已经形成顽固强迫症症状的重度患者等于什么也没说，因为这个浅显的道理患者比谁都清楚，关键是怎么做到。之所以难做到，是由于强迫症状（强迫行为和强迫思维）是存在的，而且非常顽固，患者不得不面对它，根本绕不过去。对重度患者而言，"强迫不是病，不需要治疗"的说法，除了加重患者的焦虑，使其更加迷茫之外，没有任何意义。

（4）自我心理疗法。没办法，我当下只能这样（接纳真实我），豁出去不想了（切断逻辑链）。心中坚定一个信念：破釜沉舟，向死而生，我一定会好起来！然后坚决执行一个方法：分离内观—聚焦当下法。不管经历多少次反复，都不再怀疑和否定，跌倒了，再咬紧牙关站起来！经过艰难痛苦的实践、探索和领悟，内心的力量不断增加，真实我渐渐成长强大起来了，至此根本就不会再有症状一说，当然也不可能复发，这才是真正意义上的痊愈，是最彻底的康复。由此可见，无条件接纳真实我是自我心理疗法的精华，如果没有这个基础，患者的心理能量和生理能量都会被消耗殆尽，根本无力去行动起来创造新体验，这样一来，弱小的真实我也就得不到历练并成长强大起来，也就不能从根本上治愈强迫症。

所以说，自我心理疗法强调的是患者自身潜力的开发和积极向上的精神的弘扬。患者因为经过无数次主动觉知、拦截、回当下（接纳）的训练，渐渐形成一种新的反应模式，这种模式不仅可以帮助患者走出强迫，而且将使他们受益终身。自我心理疗法是强迫症的根治之法。

2. 自我心理疗法的内涵——内守外攻

自我心理疗法既不片面强调佛道和某些心理疗法的内守,也不片面强调成功学和某些心理疗法的外攻,它所采取的策略是:内守外攻。守是积极进取中的守,是充满希望的守,守是为了满血地攻,攻是为了最终的守。其内涵如表 3-1 所示。

表 3-1 自我心理疗法内涵

接纳真实我,切断逻辑链	鼓起勇气,创造新体验
向内守,当下心安	向外攻,积极进取
向内守得住	向外攻得破
守得住为圣	攻得破为王
出世:以入世的经历出世	入世:以出世的心态入世
顶天	立地
向内攻,"天下"大乱	向外守,一事无成
守,意念集中于某处的意思,是一种修行	攻,勇敢面对迎怕而上的意思,是一种行动
守住玄门,当下心安	攻破困难,一往无前
当下心安即平安	行动创造体验
当下心安即永远	行动实现梦想
当下,当下,当下	行动,行动,行动

解读:打压真实我的内战就是对内的进攻,包括对头脑念头的驱赶,以及对情绪状态的压制排斥等,这一攻就会使人冲突焦虑不止,"天下"大乱。"天下"指人的有机体。所以,我们对内要转攻为守,就让念头和情绪在那里,你不要管,不认同、不压制、不跟随,然后把意念集中在某处,这就叫守。集中在玄门就叫守玄门,集中在黄庭就叫守黄庭,集中在丹田就叫守丹田。

启动和运转强迫思维逻辑链就是对外的防守。由于怕出错、怕风险、怕失败,故把主要精力用来防范,构筑了一个强大的心理防御体系,活得战战兢兢、一事无成，宝贵的心理能量就在这个终身防御中消耗掉了。所以，我们对外要转守为攻，要以积极进取的态势生活，要有理想、有目标，努力奋斗，追求成功，追求卓越。在这个过程中，要克服自身和外界的很多困难（包括症状造成的困扰），但是只要勇敢地面对和坚持，你的所有短处、缺点、缺陷包括症状，都会随着真实我的成长强大而自行脱落，或变得不再重要，不影响你了。

所以，自我心理疗法的核心就是：接纳真实我，切断逻辑链，鼓起勇气，创造新体验。

接纳真实我，切断逻辑链——对应内守；

鼓起勇气，创造新体验——对应外攻。

请迫友们牢记：内攻外守会导致强迫症，内守外攻可走出强迫症。对内，我们守而不攻，牢牢守住当下这个阵地，把所有的杂念统统挡在外面；对外，我们攻而不守，鼓起勇气，创造新体验。这就是强迫症的康复之路，成功之路，修行之路，觉悟之路。对念头和情绪，要守而不攻，守住；对工作和事业，要攻而不守，投入。

3. 自我心理疗法的特色

自我心理疗法的特色是理论与实践相结合，宏观认知与微观操作相结合，是经过检验并得到患者认可的强迫症疗法体系。自我心理疗法既有通俗易懂的三个自我理论，又有简便易行的操作方法，真正把接纳的精神落到了实处。

自我心理疗法理论三部曲：认知—接纳—行动；

自我心理疗法方法三部曲：觉知—拦截—回当下；

自我心理疗法的理论特色：三个自我理论和逻辑链的提出。

自我心理疗法体系的方法特色：

（1）目标明确："不择手段"回当下。

（2）操作具体：觉知—拦截（切断、内观）—回当下，如守玄门法、口诀法、捡豆法、憋气法等。觉知是觉察而知道，不是思考而知道，这是一种能力。

（3）敢下猛药：提出拦截第一念，拦截一切念。

（4）重点突出：对念头的主动应对和处理，经过反复训练和实践，渐渐形成当下反应模式，有别于"不管它去生活吧"的缺乏可操作性的笼统说法。

（5）区别对待：重度患者与轻度患者在运用自我心理疗法时，侧重点有所不同。自我心理疗法虽然把内守外攻贯穿在强迫症自救的全过程中，但轻度时应以外攻为主，这里进攻就是最好的防守；而重度时则以内守为主，同时加强训练，提升自己的实战能力。因为，若鼓励重度患者外攻可能会引发更大的焦虑，而强调轻度患者内守，则有可能节外生枝，失去创造新体验的机会。

（6）终身受益：接纳心态和当下模式的形成，可减少现实生活中的烦恼。

4. 以自我心理疗法观点看痊愈

以自我心理疗法的观点看痊愈，就是你的真实我成长强大起来了，具体表现在你的觉知和回当下的能力达到甚至超过常人的水平。

正常人的心理健康水平也是有差异的，有很多人也常受到杂念的困扰和折磨，这反映了他们的觉知和回当下的能力不足。

痊愈、康复过程的阶段和标志如下：

（1）如果你可以在第一时间觉知杂念的出现，并迅速回到当下，情绪和社会功能不受任何影响，那么这是高质量的康复，是真正意义上的痊愈。

（2）如果你被杂念困扰之后才觉知和回到当下，情绪和社会功能基本不受影响，那么这算一般意义上的康复，可称为自救成功。

（3）如果你被杂念困扰而且经常运转逻辑链，情绪和社会功能受到不同程度的影响，但你能觉知并经过努力之后回到当下，那么你正在康复的路上。

（4）如果你被杂念困扰而且反复运转逻辑链，情绪和社会功能受到比较大的影响，你没有觉知和回当下的意识，那么你正深陷强迫的泥潭。

十二 自我心理疗法治愈重度强迫症一例解析

薛子健（化名），男，36岁，生意人，因患强迫症已经无法工作。

薛子健接受自我心理疗法两个疗程共计16个小时的咨询，明确了自救的方向，掌握了应对和处理症状的方法，坚定了自救的信心，症状开始缓解，后来又参加了一次团疗，经过半年多的努力，现已基本康复。

1. 他的主要症状

（1）反复开、关水龙头

他不相信自己的感觉，明明亲眼看到水龙头已经关好了（没有滴水），可一旦离开，还是会怀疑水龙头在滴水，于是反复回忆关水龙头的过程。不幸的是，在紧张和焦虑中，他的回忆开始模糊，越模糊就越感觉水龙头好像真的没有关好。由于难以承受那种不确定的感觉，他不得不回去检查确认，并反复进行。

在关水龙头的过程中，如果头脑里出现一个坏念头或坏词语，他就认为不吉利，会发生可怕的后果（如自己和家人遭遇车祸或凶杀等），于是再回头重复关水龙头的动作直至坏念头（坏词语）消失，或被好念头（好词语）抵消或替换。对他来说做事的状态比目的更重要，他绝对不能容忍过程中的不完美，假如不完美就认为事情的结果将很糟糕，或很可怕，于是不得不反反复复去重复那个动作：拧开、关上，拧开、关上……达数十次，苦不堪言。

（2）反复清洗

只要从垃圾桶旁边走过，或刚上完厕所，或去了趟医院，他就感觉身体沾到脏东西了，而这个"脏"会携带某种细菌或某种危险的信息到处传递，譬如从手传到衣服上，再传到门把儿上，传给家人，传到沙发上、床上，遥控器上，最后到处都弥漫着"脏"，他感觉受不了要崩溃。于是，他不得不反复去清洗想象和推理出来的"脏"，而且清洗的程序和步骤一点都不能乱，乱了必须重来。

（3）反复询问和纠结

做按摩时，他会冒出一个念头——"万一毛巾不是一次性的怎么办"，万一不是一次性的，就可能携带艾滋病病毒，如果身体上恰好有破皮，就会感染艾滋病，于是他反复询问确认，总是不放心，因为按摩师说话的表情和语气都会让他生疑：按摩师是不是在敷衍我或欺骗我？与此同时，由于反复询问导致别人（包括身边最亲近的人）心烦或厌恶，自己也感觉不正常，又生怕别人看出自己不正常，于是就在问与不问之间展开无休止的纠结冲突，恐惧与焦虑交织在一起。当强迫询问得到缓解之后，他之后不论再遇到任何事情就算没搞明白也不敢问了。因为他怕一问就陷入强迫中，而假如不问的话又难受，就会产生新一轮的问与不问的纠结冲突，以致把心理能量消耗殆尽。

（4）在症状发生过程中所伴随的自我否定和自我憎恨等负面情绪，严重消耗了患者的心理和生理能量，导致其自我觉知力和控制力下降，大脑常出现短暂的空白，对周围的人与事物产生疏离感，丧失了对工作和与人交往的兴趣；因为看不到好转的希望，从而产生抑郁情绪（但不是抑郁症）。当抑郁情绪产生时，强迫和焦虑会得到短暂缓解，但只要状态稍微恢复一些，他很快就会旧病复发：理想我和逻辑链又都冒了出来，恐惧和焦虑又产生了，长此以往，陷入恶性循环的怪圈。

2. 具体治疗过程

自我心理疗法是指患者运用三个自我理论自己给自己治疗的方法。强迫症的治疗本质上是自救。

（1）全面了解情况，包括幼年经历、创伤性事件、不安全感产生的原因、症状初次发作时的情景、目前的主要症状、患者的认知水平、对症状的态度和应对方法等。

（2）讲解三个自我理论、强迫症发生发展的机制和规律，帮助其建立无条件接纳真实我的心态，明确自救方向。

（3）解释逻辑链的虚幻性、逻辑链运转的意义、潜意识获益等。那个可怕的结果是大脑加工虚构出来的结果，是一出戏。只有自己亲身感觉到的危险信息才是真实的，凡是想出来推理出来的都是虚幻。解释仪式化动作与灾难性后果之间的虚假联系，指导如何去实施强迫行为，此时要把强迫行为作为一个当下，要切断强迫行为与可怕后果的联系，要在觉知中进行。当出现强迫纠结冲突，即出现两难选择时，要告诉他，这其实意味着选哪一项都行，因为哪一项都不完美。选择时不要启动思维，而是凭感觉在当下选择，然后义无反顾，果断切断后悔、自责和忧虑的念头，勇敢为自己的选择负责。

向他解释一个人在原发的紧张焦虑状态下（因不安全感造成），人的记忆和思维会发生扭曲而变得狭窄，不能正确地反映客观实际，故出现越回忆越模糊、越模糊越焦虑、越焦虑越想去检查确认的恶性循环。

（4）讲解自我心理疗法，帮其领悟其精髓：无条件接纳真实我，"不择手段"回当下。接纳真实我，切断逻辑链，鼓起勇气，创造新体验。

针对以上列举症状，助其认知领悟，学会操作，坚定信心和意志，接受症状的反复，绝不怀疑和动摇，咬紧牙关往前走。

（5）解释走出强迫的艰巨性、症状反复的不可避免性。好转是一种诱惑（想恢复思考的习惯），复发是一种考验（一思考就被打回原形）。要让患者明白，对他影响最大的不是事件本身，而是对事件的错误认识所引发的负面情绪。所以，不管发生了什么，都要保持觉知和回到当下的意识，保持无条件接纳的原则，这是走出强迫的根本前提和保证。

（6）实际应对：觉知，拦截，回到当下！即默念"当下、当下、当下……"，及时觉知那个怀疑的念头，以及同时发生的紧张焦虑，第一时间拦截那个念头，阻止强迫模式的运转，一秒钟回到当下。提醒他这是一个反复拉锯的过程，在这个过程中，要尽力保持平和的心态，如果暂时回不来，就放下手头的事，通过深呼吸法、憋气法、守玄门法、内观念头法和内观感觉法等去缓解情绪，缓解之后再为所当为。最后，在迫不得已的情况下，可以主动去实施一次强迫行为。总之，要阻断第一时间实施强迫行为的反应模式，尽力放在最后没有办法的时候再去实施。

（7）强化训练：要求他每天拿出至少半个小时训练深呼吸法、守玄门法、捡豆法、憋气法和分离内观—聚焦当下法（观念头或观感觉），帮他从中找到最适合他自己的方法——守玄门法和深呼吸法。经过两个多月的强化训练，他的觉知能力和拦截能力即回当下的能力得到了提升，情绪也得到了很大的缓解，康复的信心大大增加。

（8）生活实践：在咨询期间，我们就不断强调行动的重要性，要求他恢复到一定程度后再回到工作岗位，因为最后的痊愈一定是患者自己在现实生活中完成的。他结束咨询和团疗之后，又经过近半年的生活实践，终于自救成功，现已基本痊愈，生活又恢复到患病前的状态，生意越做越好。

3. 分析本案成功的原因

（1）自我心理疗法建立在三个自我理论对强迫症发生发展机制充分揭

示的基础之上，有了这个充分的认知领悟，加上该患者悟性比较好，能发自内心地理解和接纳真实的自己包括症状，为后面的实际操作打下了坚实的基础。

（2）自我心理疗法有明确的指导方法和可操作性，如基本操作是觉知、拦截（切断）、回当下，基本训练有守玄门法、深呼吸法、憋气法、捡豆法、内观法等，该患者认准方向不动摇，坚持训练和实践应用。

（3）自我心理疗法与众不同之处是觉知、拦截（切断）、回当下的操作，这个提法够大胆，也容易被人误解，但实际上拦截和切断是对念头的防守而不是进攻，我们敢下猛药，敢说对念头要狠，要拦截一切念、拦截第一念，源于我们对强迫症的深刻感悟和剖析。当然，拦截切断不是目的，回当下才是目的，而且其中贯穿着无条件接纳的原则。该患者坚信自我心理疗法能帮他走出强迫，故能持之以恒，不断为自己创造出新体验和新领悟。

十三 团体治疗（培训）模式的探索与实践[①]

1. 地面团疗

尽管团体治疗这种形式早就有了，如美国的欧文·亚龙团体治疗模式、中国的樊富珉团体咨询模式等，但专门针对强迫症的团体治疗却极为罕见。在这个背景下，探索和实践强迫症的团体治疗模式具有非常重要的意义。因为团体治疗具有很多独特的地方，譬如团体成员之间的互动启迪，能量激发和传递，当下的感受分享等，都是个别咨询所欠缺的。另外，虽然我的个别

[①] 由淄博职业学院报送的《接纳真实我，切断逻辑链，创造新体验——基于"自我心理疗法"的强迫症团体心理辅导典型案例》成功入选教育部"2024年度高校学生心理健康教育指导典型案例"（全国共100项）。

咨询量算是很大了，但帮助到的患者仍然非常有限，有些患者因等待时间太长而延误病情，团体治疗则可以照顾到这些患者的情况。

针对上述原因，我于 2009 年 10 月在樊富珉团体咨询模式的基础上，针对强迫症患者的特点，以三个自我理论为指导，加入自我心理疗法的治疗元素，与淄博启维心理发展研究中心主任任小燕老师合作，开始举办强迫症的团体治疗（简称团疗），截至 2023 年 12 月，已经举办了 36 期。36 期的团疗实践，证明了团体治疗具有个别治疗所不具备的优势，获得了许多意想不到的治疗效果。当然，我们也在团疗中发现了各种需要解决和完善的问题，因此每一期结束后，我们都会总结经验教训，找出差距，并加以改进。如何充分发挥团疗中各种疗效因子的作用，使团疗模式更加完善，疗效更加显著，以帮助更多的患者，这是一个重要的课题，也是孟刚强迫症心理工作室和自我心理疗法团队的主要课题之一。

团体治疗的活动如何设置，使各疗效因子充分发挥作用，是决定团疗成败的关键。我们着重从以下几个方面进行了强化训练：加强体验环节，提升感受性；加强互动环节，提高共情度；加强处理症状的分离内观—聚焦当下法的训练，在提升患者觉知力和控制力的同时，促进患者的自我觉察，以及对人际关系的觉察，发现自己在与人交往过程中的障碍成因，并做出相应的调整等。

我们的团体是一个充满理解、支持和爱的大家庭，在这里患者不再感到孤独和无奈。经过精心设计的丰富多彩的团体活动，使大家把理论知识内化为自身的感受，并现场体验了自我心理疗法的诸多方法，许多学员找到了分离内观—聚焦当下的感觉，欣喜之情溢于言表。

短短几天的团聚，学员们互相理解、互相关心、互相帮助，结下了真挚的友谊，为今后的自我救赎找到了一个强有力的社会支撑系统。每次团疗结束，到了分别的时刻，战友们拥抱在一起，依依不舍，女生们泪流满面，男生们也忍不住哽咽，这样的情景，每一次都使我们震撼。战友，你不再孤独无助，你不是一个人在战斗！

2. 网络团疗

地面团疗模式已经相当成熟，但所能帮助到的患者仍然有限，很多国内外的患者由于路途遥远等不能参加，而且每期只限 16 人，就算想参加也常常报不上名。鉴于此，随着自我心理疗法团队的建立，我们于 2018 年 1 月利用 QQ 群功能创建了网络团疗模式——强迫症网络团训营，并根据网络学习的特点，在地面团疗模式的基础上精心设计了适合网络学习的培训方案。网络团疗报满 10 人即开班，到 2023 年 12 月为止已经举办了 38 期，在老师们的共同努力下，网络团疗的效果也越来越好，网络团疗模式正在逐渐完善中。

网络团疗的特点如下：

（1）不影响学员的正常生活。每周一次课，打开手机或电脑就能听课。

（2）自主选择负责答疑的老师和答疑时间。每天都有不同专长和不同风格的老师负责答疑，答疑时间一个半小时，学员可根据自己的需要和实际情况进行选择。

（3）团训期间可得到老师们长达近两个月的指导与陪伴，老师们几乎手把手带领学员踏上康复之路。

（4）团训结束后，团训群不解散，学员之间可保持长期联系，抱团取暖，分享自己的康复心得，见证各自的成长与进步。

（5）费用低，性价比高。

（6）与地面团疗相比，其缺陷有团体组织稍显松散、互动程度和凝聚力不足等。

3.《摆脱强迫的人生》读书会（线上）

《摆脱强迫的人生》比较系统完整地介绍了自我心理疗法的理论与方

法，是患友学习运用自我心理疗法进行自救的必读之物。

许多患友通过反复研读该书找到了自救的方向和方法，走上了康复之路，甚至有的已经自救成功。但是，也有许多患友反映，单靠自己阅读有些地方读不懂，很难汲取到书中的精华，于是，读书会应运而生。读书会的领读老师也都是受益于自我心理疗法的康复者，他们感同身受，都发自内心帮助患友，通过他们对该书深入浅出的解读，大家获益匪浅。事实证明，读书会这种由团队老师领读、辅导答疑并组织大家展开讨论和交流的学习形式，收到了事半功倍的效果。读书会与强化训练班并称"自救双翼"。

4. 自我心理疗法强化训练班（强训班）（线上）

孟刚自我心理疗法的一大特色就是可操作性，把三个自我理论真正落到了实处。我们通过对学员进行每天数小时的强化训练，使他们迅速提高处理念头和症状的能力，把他们尤其是重度患者从强迫的泥潭里打捞上来，使他们重获康复的信心。

自我心理疗法的几种训练方法，皆来自实战，非常接地气，已经帮助许多重度患者成功自救。训练班的带班老师刘鹏老师本身就是通过自我心理疗法自救成功的重度患者，他现在是自我心理疗法团队的骨干，特别富有爱心和责任心，且不辞劳苦，手把手地指导训练班的学员。如果用一句话形容我们的强化训练，那就是它是针对患者的实修。

5. 自救援助协会（线上）

协会宗旨：专业专心的辅导和长期的陪伴支持，协助患者创造生命的奇迹。

协会愿景：让每一个遭受强迫症之苦的患者都能得到所需要的帮助。

协会师资：由孟刚老师带领的咨询师和康复者组成的自我心理疗法团队。

公益性质：对所有的低保人和残疾人免费接纳，其他会员也只需缴纳很低的会费，就可享受到团队老师每天的陪伴指导。

6. 强迫症地面团疗设计方案

团体名称：强迫症自我心理疗法团疗班。

团体理论：三个自我理论。

团体目标：

（1）学习和领悟三个自我理论，找到正确的自救方向。

（2）挖掘恐惧源，打开心结。

（3）自我心理疗法训练，学会处理症状的方法。

（4）突破自我障碍，提升自信心。

（5）反思人生观与价值观，提高自我洞察力、领悟力和行动力，形成积极的人生态度。

团体口号：接纳真实我，切断逻辑链，鼓起勇气，创造新体验。

团体规模：16人。

团体性质：结构式。

团体对象：筛选出的强迫症患者。

活动时间：5天，10个单元。

活动内容：

第1单元：破冰之旅，融入团队。（3个小时）

单元目标：通过游戏，活跃气氛，消除隔阂，随机形成互助小组。

第2单元：了解自我，认识强迫。（3个小时）

单元目标：学习三个自我理论与自我心理疗法。（讲座、讨论及答疑）

第3单元：发现与接纳。（3个小时）

单元目标：回忆与冥想训练，觉察过去创伤经历对现在的影响，呈现压抑的情感和未达成的欲望等。觉察并感受真实我的真实性，理想我与逻辑链的虚幻性。

第 4 单元：症状处理。（3 个小时）

单元目标：现场训练——分离内观—聚焦当下。

第 5 单元：室内座谈。（3 个小时）

单元目标：暴露症状，重点谈自己最怕什么。谈心得体会，存在的问题和困惑。阶段性总结，听取意见和建议。

第 6 单元：室外训练。（3 个小时）

单元目标：通过提升自信心的演讲和魔鬼训练，使学员充分宣泄压抑的情感，突破自我障碍。

第 7、8 单元：个案现场咨询。（6 个小时）

单元目标：对症状处理的难点和重点。

第 9 单元：人生意义及价值观的探索。（3 个小时）

单元目标：自我觉察，转变观念，坚定信念，端正态度，建立康复的信心。

第 10 单元：深化团体成员间的友谊，构筑新的社会支撑系统，总结。（3 个小时）

单元目标：通过 5 天的团体生活，体验到开放与接纳的快乐，体验到团体的温暖与力量，获得内心深处所欠缺的安全感及支撑系统。

第四篇

康复者精彩分享

CHAPTER
FOUR

一　重度强迫症患者 173 天创造痊愈奇迹

作者：刘鹏

（刘鹏，男，1970 年生人，外科医生，病程 20 年，2016 年康复。）

1. 我的治疗与康复经历

我连续参加两次团疗，用时 173 天，自救成功！（2016 年 2 月 15 日—8 月 5 日）

简单回顾自救过程，希望我的经验对朋友们有所启示和帮助。在这里，我就不谈我的具体症状了，因为我们的症状虽然不同，但万变不离其宗，都是因为"怕"而表现　形形色色的行为。

那么在参加第一次团疗前，我的真实状态是什么样呢？

那时，我每天凌晨 2 时左右准时被念头从梦中唤醒，挣扎、压制一会儿，很快进入强迫状态，像疯子一样在家里自言自语。记得最严重的一次是从凌晨 2 时左右一直持续到中午 11 时左右，我在洗手间里出不来，进行着疯狂的强迫确认，整整持续了 9 个小时！烦躁的我想拿一把刀插进大腿，但始终找不到那种清醒确定感，最后大败而归，被动回到当下，拖着僵硬的双腿终于走出了洗手间。白天除了工作，剩下的时间，全是蜷着身子缩在单位的沙发上昏昏沉沉地睡，可能是思维消耗了大量能量的缘故，每天机械地生活着，毫无精神可言。我的内心充满绝望、无助，我感觉我要崩溃了，感觉自己真的撑不下去了。

由于受强迫症状影响，我整天不快乐，信心不足，可以用"苍蝇腿都能蹬死我""一根稻草都能压死我"来形容。因为我怕啊！我心里时刻充满莫名的恐惧，苍蝇腿触碰我一下，都能叫我心惊肉跳。我像无头的苍蝇一样胡乱冲撞，毫无章法，不知道这一切到底是怎么回事，内心充满绝望和无助。当病情严重到我感觉就要崩溃，并感觉自己真的撑不下去时，我盼望团疗班赶快开班。那时我真的想到医院心理科开点口服药，帮助自己撑过去。其实我有过到三甲医院就医的经历，医生听得很细心，并且说他一直在做强迫症的课题研究，也给我开了些药物，让我看到了希望。实际上我服药八天后，已经感觉到不对劲了，第九天、第十天整整两天没法出门，整个人一点精神也没有，老是嗜睡，除了吃饭，全在睡觉，偶尔蜷着身子坐在沙发上看看电视，整个人的状态就像一个傻子。这两天我也思考了很多，如果以这种状态活着，还真不如死了。我不但不能为家庭做出贡献，反而成了家人的累赘，拖累了他们的幸福生活。不能！我不能让自己继续这样下去，为了家人，也为了我自己，我必须停药，因为药物的副作用太可怕了！我现在想想，可能是那位高手医生迫切希望我快点好起来，而给我的药增加了剂量。但我现在应该感谢他，是他让我服药十天就彻底打消了药物能治好强迫症的想法。退一步，就算能治好，人也变成傻子了，不治也罢！有了这些想法以后，我逐渐减量，直至停止用药。

2016年2月15日，第21期团疗开班，在团疗中，我流的眼泪最多，一次次品尝着撕心裂肺的痛，但我仍充满激情，全身心投入各项活动中。我如饥似渴地学习着理论，在团疗期间我已经开始揭开强迫症背后的秘密，我心中有底了。在团疗的第四天晚上，我和同学们在房间聊天，我告诉他们，我计划用一年走出强迫。听了我的话，他们都笑了，我知道他们不相信，但我心里非常平静，我知道我有这个能力，因为直觉已告诉了我这个结果。

团疗结束，我利用八天积极的心理状态，充分领悟强迫行为背后的秘密，这种领悟极其艰苦，让我达到了体力透支的程度，我感觉自己到了虚脱到死的地步，疲惫极了。在这八天里，我中午想午休一会儿，可躺在那里就是睡不着，晚上睡得也少，躺在那里，一有点感悟，便马上起身记下来。八天过后，我的情绪开始低落，时好时坏，我陷进了理论纠缠当中，在与理论纠缠的烦躁过程中，我思考着如何行动。实际上，我不知道此时我已经在正确地行动，我一次又一次地钻进强迫中，我的情绪完全靠《壮志在我胸》这首歌来不断地调整。经过八天的领悟，结合我的实际状况，我将一年走出强迫的计划改为两个月，我早已做好了心理准备，两个月走不出，很正常，我一点也不灰心，但我要有这个斗志。在接下来的时间里，我时刻与理论纠缠，用理论来排斥焦虑、恐惧等症状，但一次又一次跌倒，一次又一次处在烦躁的情绪当中，烦躁的状态使我暴怒，甚至想拿一把刀插进大腿，我恨！明明道理都明白，为什么就是做不到，仍然一次次实施强迫行为。

到了两个月，果然如我所想，我没有走出强迫，焦虑、恐惧仍时刻攻击我，状况丝毫没有改变，但我一点都没受到影响，仍然天天与强迫作斗争，时刻在搏杀中继续领悟强迫背后的秘密。在接下来的两个月里，我天天强迫，每时每刻强迫，但我发现我很顽强，即使强迫折腾我一晚上，早晨起来，我也根本不用强打精神，照样神清气爽地去上班。每时每刻，焦虑、恐惧的情绪都在轰炸我，即使午休 30 分钟，也不放过我。

四个月过去了，我终于开始有了很多新体验，我发现焦虑、恐惧的感觉持续的时间短了，我偶然发觉我出现了无意识的思维，在这个思维过程中没有焦虑，这令我惊喜万分。但就在发现这一情况的瞬间，我马上又陷入强迫中。我发现在每一次狂风暴雨式的强迫过后，我处理念头的能力也在逐渐增强，于是我的斗志更强了。又一次被强迫折腾了一晚上，清醒后，我在笔记本上记下来："强迫症，我恨死你！"写完后，我笑了，因为我知道我第二天处理念头的能力又将增强了。我觉知念头的能力在这一个月突飞猛进地增强，拦截念头的能力也在突飞猛进地增强，虽然焦虑、恐惧感仍在时时攻击我。过了第五个月，我发现我可以长时间思维而没有产生焦虑和恐惧，虽然念头一点儿都没少，焦虑、恐惧时刻存在，但我在 1~5 秒即可完全消灭这些症状，具体操作我是按以下三个步骤实施的。

（1）拦截：念头刚冒出来，我迅速憋气，用力呼出，新体验产生。

（2）切断：不安、焦虑、恐惧等症状产生，说明我已经和念头发生了关系，逻辑链已展开。我深吸一口气，憋到缺氧，然后用力呼出，新体验产生。当前面两个步骤均告失败时，我采取了"内观"的行动。

（3）内观：逻辑链切不断，就在内观中实施强迫行为。我在实施前，就开始憋气，绝对不呼吸，然后带着这种状态尽情表演。在表演的过程中，由于憋气，导致缺氧，我开始觉得全身难受，但我仍不愿放弃强迫行为，我就继续憋气、继续表演。当我的身体由于缺氧而做垂死挣扎的时候，我仍坚持憋气，此刻我的强迫行为已经无法实施，因为缺氧的状态让我无力再做什么，这种缺氧状态一直持续到极限，我无法再承受，于是一股力量促使我猛地张口，然后进行大口急而短促的呼吸，等我缓过气来，新体验产生。这种与强迫症状对抗、较量的状态，持续到第二次团疗前。

在第22期团疗中，我充满了斗志，我把爱和力量撒在团疗班里，我忘记了我的病，我的心里只有全体的学员。我发觉焦虑和恐惧感一丁点都不存在了，我的觉知能力达到顶峰。譬如我走在路上，念头飘飘忽忽地过来，就被我一个呼吸打掉了；即使强大的念头来了，我立马能觉知，因为此时我的胸前壁马上收紧，与这个念头僵持住了，但在1~5秒内就被我消灭；即使再强大的念头，也会被我瞬间打掉，我的内心充满着力量，僵持的时间再长，念头也展不开。

在第二次团疗中，我一天一个状态，虽然同学们看到了我的斗志，实际上还没有看到我强大的内心力量，它已强大得坚不可摧。在团疗结束时，我知道我走出来了，虽然念头仍存在，但对我来说，消灭它和玩儿一样。我现在有了更高的目标，我要向得道高僧的方向进发。我知道，我可能永远达不到他们一念不生的境界，但我深信到最后，我能用一个呼吸消灭所有来犯的念头。

现在我可以面对强迫症，微笑地对它说："好朋友，谢谢你，你可以走了，感谢你陪伴我日日夜夜，你辛苦了！你的历史使命完成了！谢谢你帮助我成长，让我历经 173 天后脱胎换骨！"写到这里，我早已泪流满面，这是辛酸和幸福的泪水。

朋友们，要坚信已成的事实，已成的事实就是我已经自救成功！信且深信不疑自己一样能够自救成功！这就是自信心，有了信心这个基础，我们才能生出斗志。总之，信心是自救成功的第一要素！朋友们，向我学习，我是你们的榜样，我是个英雄！我能走出来，我坚信你们也能走出来！加油吧，我的朋友们！

2. 我用"孟刚疗法"（自我心理疗法）自救成功的经验和方法总结

（1）如何对待康复过程中症状的反复

在康复的过程中，总有那么几天或一段时间出现症状反复、加重的状况，甚至自己感觉回到了加入团疗前的糟糕状态。针对这样的情况，我是这样做的：

首先我没有气馁，而是静心分析，是什么原因造成症状的反复，当然分析原因纯属个人喜好，不必强求。我个人理解症状出现反复加重往往是由于心态、情绪有了变化，这些变化的发生多数情况是因有压力存在，而压力之所以形成，我考虑还是人的欲望所致。我在症状严重的时候一无所求，只求轻松、愉悦地活着，能做一个最最普通的正常人就好。但好了伤疤我立马忘了疼，在病情相对平稳的状态下，我的心又恢复了以往的躁动不安，产生这样的想法、那样的念头，不甘心做一个普通人或者想好上加好，于是导致压力起起伏伏地产生，造成心态、情绪不断出现变化，进而引起症状的反复、加重。

针对原因也就是欲望（也可以理解为理想、目标），正常的人生追求我会保留，但要降低对自己的要求，只要求自己做，但不制订计划，尽量根据当下的感觉、感受来进行方方面面的调整，让自己始终处在一种轻松、愉悦的心理状态下做事，只享受过程，不过分追求结果，正所谓尽人事，听天命！对于那些不切实际的想法，我会略加分析果断斩掉！对于有些所谓的追求，在实施了一段时间觉察到还是不切实际，仍属于好高骛远的目标时，我会果断切掉！毫不犹豫！我现在遵循多一事不如少一事的做事原则，尽量减少自己的压力。这样经过反复的生起、斩落后，我心中的理想和目标逐渐变得清晰单一，好似活明白了，整个人的心态较平稳，不再浮躁，感觉也不那么累了。对于症状的处理还是要坚定方向，该怎么行动照旧行动！

当然我的欲望也包括针对疾病的康复，心里有更高、更快、更好的要求，这些要求使我产生了不易察觉的心理压力，从而也导致症状的反复、加重。觉知到这种心理变化过程的存在，我选择了无条件接纳，允许自己有这种急迫心理的存在——谁不想早点好啊，没事！有这种心理很正常，不要自责！这都是身体、心理本能的自然反应，要充分理解！当我这样劝慰自己的时候，我的心态已经变得不再过分急躁，而是能淡然地看清这一切，全然允许，行动照旧。

总之，我把握住一点，就是凡事不自责、不内疚！说过的话，做过的事，可以反省但绝不后悔！在充分尊重自我、无条件接纳真实我的前提下，坦然进行自我观察，能帮助真实我趋于健康、全方位的成长，但这个成长过程因为有了无条件接纳作为基础而变得那么美好、那么自然！

感谢老天，一切都是最好的安排，它让我们反反复复地遭受痛苦，是为了让我们得到更多。这样一想，我们的心情会平静一些，接下来怎么办？接纳当下最糟糕状态的真实我吧，回到当下吧！在自救过程中，不经历 N 次结结实实地接纳当下真实我，我们是不会有深刻体验的。

（2）活学活用"孟刚疗法"，不可照搬硬套

孟老师的每一句话，我都用心去读，而不是用头脑去读，我读出了孟老师话中的真理，我没有读成道理，因为道理只是一些杀人的字句。真理让我

活,而道理却会让我死。思考理论的最终结果就是没有理论,只有行动!师傅领进门,修行在个人。我把孟老师的理论活用,这些真理才不会变成道理。我在173天的实践操练中,把接纳真实我、切断逻辑链、鼓起勇气、创造新体验及拦截、切断、内观等真理灵活运用,随意组合,一气呵成,绝不拖泥带水。

强迫发生的信号:我们要根据身体的一切反应(无论身体哪个部位的不舒服,一切异样的感觉,冲动感,不安,焦虑,恐惧等),觉知我们已和"念头"发生了关系,此时还没有想,没有分析,这些信号太宝贵了,我们要珍惜。

强迫症现在对我们来说就是个魔鬼,它太不容易对付了,我们想也是死,不想也是死!同学们,我们够痛苦了,现在应该出手了,听我说:"1、2、3、憋气、释放!"好!这股力量一下就能打掉念头,一下就能打跑焦虑、恐惧,这是直接切断逻辑思维链。新体验产生,我们身体上不舒服的感觉一下全都没有了。此时若感觉效果不理想,可以再多来几下,使所有的感觉不再让我们难受为止。还有一点冲动感和不安全感怎么办?那就再用上接纳,接纳当下真实我的状态,此时的状态我们完全可以承受,然后活在当下,在日常生活、工作中完成第二次切断,也就是间接切断逻辑思维链的过程,注意力不知不觉被拉回到当下。如果上面所有的一切我们都做不到,怎么办?没关系,不要自责,做不到很正常,那就在内观中实施强迫行为,让自救的过程顺其自然,强迫就强迫,爱咋咋地。不过我们要有一颗坚强的心,要有强烈且早日走出强迫的欲望。欲望很重要!我就是天天有这种欲望,最后才创造出奇迹。

(3)痊愈的三六九等

每个人都能自救成功,但对于我这个已走出强迫的人来说,我深知走出强迫,自救成功的结果是分三六九等的。同样是自救成功,其实只有自己知道自己成功到什么程度。有的人成功了,但他不知道自己是何时好的,是怎么好的。有的人写文章说是在生活、工作中随着注意力的转移，随着忘记强迫症，而强迫症不知什么时候就好了。我个人的看法，这样的康复注定在人生的某个时段，强迫症会卷土重来。因为我们的理论基础没打牢，没做到真正了解强迫症，所以这个自救成功是有水分的，是不结实的。也许会在好转几个月后会重新再来，这会对我们的自信心造成重创！

那么，如何达到自救成功的最高等级，或达到痊愈的最高标准呢？

首先，要相信自我心理疗法。因为自我心理疗法追求的是真实我的成长强大，而不仅仅是症状的痊愈。成功的范例如孟刚老师本人，还有我和其他许许多多的受益者。

其次，我们要做半个心理咨询师。对于成人来说，业余时间和阅历都足够，在3~5个月的时间里，针对自己的失败与成功进行反思与总结，及时写出第一时间的心理感受。

最后，也是最重要的，要相信自己的智慧和力量，在痛苦中不断探索和领悟，不断跌倒再不断爬起来，直到找到最适合自己的自救之路和成长之路。

（4）关于药物治疗

服用药物后，我们就失去了那种真实的、强烈的焦虑症状的体验，没有了痛彻心扉的症状的滋养与陪伴，还谈什么心灵的成长？谈什么迎怕而上的行动？丧失了主动、积极的行动，哪里来的真实的新体验？要想改变认知就变成了一个梦！终有一天，梦会醒的，一切都要从头开始，真正的自救需要我们去经历的，一步都不会少！

以上感悟都是我的亲身经历，我都体验过，一句假话也没有。吃药、团体治疗、成功自救、康复痊愈、咨询辅导、人生阅历等都是我的真实经历，我本人也是医生（外科医生）。没有亲身经历、亲身体验，我哪有发言权；没服过药物，没有深入的了解，我哪敢瞎说。这个道理我懂！

（5）关于"分离内观—聚焦当下法"

意识时刻觉知着头脑里的杂念及思维的运转，觉知着念头的起落、来去，这就是分离内观，分离内观是聚焦当下的基础、前提，这种觉知着的状态呈现在强迫进行时，也就是孟老师说的"以旁观者的身份在看着戏"。"分离内观—聚焦当下"就是在觉知的基础上把注意力向内观看，观照内在发生着的一切自然的存在，给了注意力一个清晰的落脚点，这就是聚焦当下。

守玄门、守黄庭、观呼吸、憋气法和捡豆训练等，都是"分离内观—聚焦当下法"的具体操练，练的就是觉知能力及聚焦当下的能力。由刻意的意识层面控制的觉知回到当下，慢慢过渡到潜意识条件反射式的自动自发的觉知回到当下的状态。

练习的过程就是修行的历程。

分离内观不是目的，是手段！聚焦当下才是本质！

觉知、拦截、切断、内观、接纳真实我、顺其自然等理论与方法统统都是手段，其本质是引领我们聚焦当下！当下是永恒的主题！

为走出强迫，我们要对觉知到的杂念做到及时拦截，因为此时的我们已丧失了对思维收放自如的控制能力，我们只能靠拦截一切念的方式来重新记忆、修复此功能，待我们自救成功、康复痊愈后，再在保持觉知的前提下进行自然的思考行为。

（6）强迫症彻底痊愈的标志

在强迫症自救康复的经历中，我们永远要以感受和效果来说话，想，我也想了！做，我也做了！并且我时刻在行动！

22期团疗结束，我密切关注22期团疗小群四个月，就和关注心灵之家团疗总群以及朋友们看到如今我关注孟刚强迫症自救群一样，我不怕谈强迫，不怕讨论强迫，我每天看大量的文字，要知道反复阅读可是我的强迫症状啊，哈哈……我不怕！我把帮人的过程当作治疗康复的过程，当成暴露、脱敏疗法的具体实施！

事实证明，"帮人助己"这句话不纯粹是鼓励人的，它不是虚的，只要我们真心付出了爱，真心希望、盼望别人都能好，上天是不会亏待我们的！

在这个过程中，我承认我付出了很多，但我敢对所有人讲，上天恩赐给我的更多！

今天我要推心置腹，非常严肃、非常负责任地对大家说，从 2016 年 2 月 15 日第 21 期团疗开始，经历 173 天自救成功及后期的机体恢复至彻底痊愈，今天我大声宣告：朋友们，我彻底痊愈了！陪伴我的只有一份觉知能力！它是强迫症馈赠我的宝藏！它是我的护身符！

朋友们，强迫症能彻底自愈！相信我！如果你感受到了我的真诚，朋友们，那就开始行动吧！不要再纠结，不要再疑惑，师兄在等着你们！

孟刚点评：

刘鹏在 173 天里，通过两次团疗汲取的能量及学到的方法，经过无数次艰苦的、富有创意的自我训练，奇迹般地康复了！这是一个与众不同的经典案例。它充分证明，患者运用三个自我理论和自我心理疗法，经过刻苦训练和磨砺，是完全可以在较短的时间内达到康复目标的。刘鹏所创造的奇迹，是智慧和毅力的结晶，是觉知力、感受性和控制力提升的过程，具体原因总结如下：

（1）信念强，认准"自我心理疗法"不动摇，坚信一定能康复。

（2）悟性好，团疗时全情投入，分享时积极发言。

（3）毅力大，关键时能顶住强迫的攻击，为自己创造出新体验。

（4）韧劲足，经历多次反复而不屈服，始终保持旺盛的斗志。

（5）不默守教条，抓住"回到当下"这一本质，自创"憋气法"和"捡豆法"。

（6）乐于助人，真诚无私地与患友分享自救心得，同时又深化了自我认知。

另外需要指出的是，刘鹏虽然在家里坚持采用"分离内观—聚焦当下法"训练，但是他从来没有停止本职工作，仍然坚持为病人做手术，同时积极参加广场舞等文体活动，与社会保持密切联系，这些都是康复过程中不可或缺的。

大家一定要学习刘鹏顽强不屈和乐于助人的优秀品质，以及某些行之有效的操作方法，但不可照搬硬套，不要给自己额外的压力，因为每一个人的心路历程都有其独特性和不可复制性。譬如，对于那些有严重性格缺陷的老强迫症患者，或生存条件艰难困苦，或康复环境恶劣的患友，将面临更严峻的考验。

刘鹏的成功案例再一次说明，真正的康复是自己在痛苦中不断实践、探索、领悟的结果，这不仅是一个康复的过程，更是一个真实我成长强大的过程。我只能把你领进门，扶你一把，送你一程，却不能代替你去修行。康复就是成长，就是修行，而修行，则是毕生的功课。

感受第一，效果第一，努力探索，自强不息！

刘鹏，你是我的骄傲，你高昂的斗志和强大的气场感染了团疗班所有学员，你无私的助人精神令人钦佩，给患友带来了信心和希望，在此由衷祝贺你的成功，感恩你的付出，祝福你！

刘鹏老师现为自我心理疗法核心组成员，自我心理疗法团队教师，自我心理疗法训练班带班老师。

二 走了弯路后终于重获新生的辛鹏

作者：辛鹏

（辛鹏，男，1988年生人，高中教师，病程十余年，2016年康复[①]。）

1. 我的治疗与康复经历

大家好！我叫辛鹏，来自江西，是一名高中教师。症状爆发时我正上高

---

① 本文写于2018年。

二，是 2004 年的时候。那时的症状是担心自己变笨。因为对于一些数学题目，我有时想得出几种解题方法，就会想脑袋是怎么想出来的，担心自己下次会不会想不出来了；有时候看语文看久了，还会怕不认识字。虽然当时在市一中的重点班，高考就因为"强迫"才考了"二本"，也没再复读，就去济南读书了。2005 年上大一时，我去看过家乡医院的医生，说是强迫症，开了名叫氯米帕明的药，吃了两个月，感觉有效果，不太焦虑了，后来又感觉有些副作用，就停了，这一停症状就反弹了，之后再吃药也没效果，就靠熬着。到了大二，我又去江西南昌一家医院就医，开了瑞必乐，吃了两个月，感觉没效果，医生说这药副作用要小点，结果还是会嗜睡、出虚汗，感觉胃不舒服，索性也把这药给停了，便不再寄希望于药了。中途也看了一些心理学方面的书，对强迫症有了一定认识，但是感觉这些书还没有完全说到心里去。总之，2009 年我大学毕业了，大学四年就是这么浑浑噩噩地混过去了，没有留下什么回忆。

之后，我回了老家，因为深受强迫症困扰，大学也没认真学，就不敢找工作、逃避工作，所以打算去考研再多读几年书后工作。备考期间，2009 年，我看到孟老师的《谁在强迫我的人生》一书，感触很深，但其时我对于书里介绍的方法还不是很清楚。我本科是学工科，后来考了文科，希望能少用点脑子吧，多准备一些记忆的内容，后来能考上也是低效率长时间积累起来的，考了三次考上了一个杭州二本学校的研究生。其间，也多亏了孟老师的这本书，让我比较浅显地理解了接纳和切断逻辑链，保持了一定的状态。2011 年，我去读研了，后来还是不太懂自我心理疗法，就在 2012 年过年时去参加了第 10 期地面团训，那时候去也是因为觉得孟老师患过强迫症然后成功走出来，他提出和创造的方法应该很有用和走心吧。我参加了五天训练，感觉很有效，也见到了孟老师和任老师本人，感觉很亲切，也更相信自我心理疗法了。团疗结束后两个月我仍觉得状态不错，但慢慢又感觉没作用了，陷入"瓶颈"，当时因为没赚钱也没继续找孟老师咨询。2013 年，我研究生毕业了，成为一名高中教师，状态依然不好，虽然没有读大学时严重，但是依然没有处理杂念的办法，只懂表面地接纳等。所以在2016年参加第22期地面团训前，我的状态依然很糟糕，中途也曾放弃过自我心理疗法，去上海看医生吃药，也咨询过，都没用，那时候的状态还是注意力不集中，虽然能应付上课，但是不能完全集中注意力来提高教学能力，更别说好好上公开课去比赛了。这种混日子的、一点没有成长的状态，真让我觉得生不如死甚至感觉被逼到了绝境。2016年回顾强迫的这十多年，确实只有孟老师的自我心理疗法对我产生过一些帮助，所以我就打算无论强迫能不能好，我一定还要去一次淄博，不管有没有用，只要去了我就不后悔了。

  2016年再次见到孟老师和任老师，感觉两位老师还是很亲切，虽然自己仍提不起精神，但仍然认真听课，感觉这次团疗讲课比四年前那次更系统、更完善，我的感受也更好。那个时候，我还遇见了刘鹏老师，和他在团训的五天中交流了五个晚上。刘鹏老师告知我要多行动、多拦截。这次团疗完后，我突然感觉找到了方向，找到了自己想了解的方法，就等回去实践了，虽然当时也不知道自己要花多长时间才能走出来。所以在自救第一个月，我用的是憋气拦截，其实每天也就成功拦截几个杂念，或者有些是展开后才拦截的，这个方法就是憋住气然后过十几秒呼出来，能较快让我从杂念和焦虑中抽身，大脑有种清爽放空的感觉，也让我时不时获得了当下的新体验。第一个月用憋气拦截法去拦截杂念和焦虑，我会时不时感到力不从心，但也是从这时开始我感觉才算真正自救入门。回到当下的一些感受让我积累了一些心理能量来继续领悟。第二个月我开始调整方法，为什么同时拦截杂念和焦虑会很累，此时自己隐约感觉在短时间是拦截不了焦虑的，而且很多时候做不到第一时间拦截。所以，我做的是一觉知到杂念，就立即打断，不去展开逻辑链，这样就不会继发更多的焦虑。而焦虑不能完全消除怎么办？那就承认这个焦虑并接受它，但是我不会关注这个焦虑，尽量不把注意力放在焦虑上，而通过默念当下来感受当下，渐渐与焦虑拉远距离，让焦虑正弦波慢慢消失，后来才知道这叫分离内观。通过这样做，我第二个月又多拦截了一些杂念。第三个月我继续调整方法，领悟什么是接纳，把接纳当作方法用，认为接纳就是接受，后来慢慢领悟到其实拦截就是接纳，接受也是接纳，接纳是一种自然而然的状态。不是为了接纳而接纳，不是一直把接纳挂在嘴边，我处理各种症状的方式就是接纳。第四个月我感到觉知力提高了很多，也接纳了很多，但是我在想一定要通过一些具体方法来拦截吗？我自己不能慢慢认知到症状的虚假空吗？那时，我就想我们之所以"强迫"都是因为想和有意识思维出了问题，那到底什么能帮我们做出正确的判断呢？

有一天，我看到孟老师文章里列举的一个例子，那就是我们开始学车时需要时不时用思维去想如何去挂挡踩刹车，随着慢慢熟练，我们潜意识就会自动开车了，就成了我们的一个技能。所以，我就慢慢领悟到头脑所想的很可能都是天马行空，会带来焦虑，不是我们稳定的能力，而只有融入潜意识的能力才是真实我稳定的能力，而且我在处理一个症状时体会到了这种能力。比如，我们最常见的症状锁门难。那天我一进家门，就坐在沙发上，突然就想门有没有锁好，结果就是想：去锁又怕展开逻辑链，不去锁又万分担心，此时我想要是我不想就好了，突然感觉到真实我发出的一个声音："不用锁！"也感觉到其实真实我也不是很想去锁，因为我一直坐在沙发上没行动，我突然就找到了真实我的力量和直觉判断。就这样，我打消了锁门的焦虑。还有很多症状也可以这么处理。在继续通往自救的路上，我继续提高觉知，领悟什么是当下，最后经过九个月时间终于自救成功了，包括在自救成功之后，我也是在做这些。而我现在不只是处理强迫症状，更多的是处理生活中的杂念。以前判断杂念的标准是有没有焦虑，现在判断的标准为是不是陷入了我们能感受到的"想"里面，是不是加入了有意识思维，是不是注意力脱离了当下，而没有在忘我地、专注地做事情。在这一过程中，孟老师、任老师、刘鹏大哥和张继峰大哥等人也帮了我很多，我既是受益者和自救者，现在也是帮助者，我希望把这份力量和爱一直传递下去。

2. 自救成功后的状态

我自救成功后是什么状态呢？第一，我感觉回到了发病之前那种良好的状态，有些自信了，虽然真实我在某些方面还是弱小。第二，杂念并没有减少，而是由于对自我心理疗法的方法有比较精准的把握，我知道自己能处理症状，但是要花多久时间得看具体情况，或长或短。第三，我对自己的症状和状态是打心底里接纳了，不担心自己会反复，因为心中有方法，状态差了再调整就好。说句直接的、也不太好听但很真实的话，如果害怕反复，那其实还是没有自救成功。第四，杂念再来的时候，我不会像以前那样感觉过于焦虑了，感觉每每来一个杂念都会自动隔离掉，即保持距离不会陷进去，这是因为真实我有一定的自动分离内观的能力了。迫友们，自救成功后，就能让我们较好地应付工作和生活了，感觉全身充满了希望和阳光。

而彻底痊愈，那又是一个更高的状态，我在不断靠近这个状态了。此时我们的认知应该发生彻底的蜕变，就连最深层的那个认识里面的"怕"也改变了，所以杂念再来的话也不会给我们带来焦虑感，随时来随时走，处理它们就和玩儿一样。我现在的状态是很多时候一觉知就能回到当下了，不一定要靠憋气拦截、默念"当下"等。心理能量积累多了，自然就能做得到，但在此之前我们还是需要不断反复来实践方法。其实觉知也是拦截的一种形式。

自救还是要靠方法，有方法就有坚持下去的毅力，这才是长久之计。别人的安慰也没用，因为自身的认知没有提高，只能做到暂时不担心。成长也是自己成长起来的，所以需要花时间，但是只要方法到位，时间不会太久。

自救成功后，我会时常想起孟老师的助人精神。第一，孟老师也是从强迫症中走出来的，并发明了这个方法，所以他的方法有针对性。第二，团体治疗很重要，我们很多时候不是靠自己单打独斗或仅仅靠单独咨询就能走出来，孟老师为我们搭建了一个大家相互扶持、理解和进步的平台，让我们心中既充满爱又充满力量。孟老师也不吝啬其方法和知识，毫不保留地全部分享出来，帮我们自救。比如，像我自己走出来了，没想到自己也成了老师，成了孟老师团队的一员，来继续帮助大家。助人助己吧，随着大家不断进步，应该也会慢慢体会到这一点。第三，孟老师希望我们在正确方法和方向的指点下自救，我们依靠方法又不完全拘泥于方法，自己的成长才是真正的成长，所以自救才是科学的、靠谱的。

3. 对自我心理疗法和疗效的评价

自我心理疗法为什么对强迫症很有用？因为它不只有理论，更有具体的操作方法。比如我是教英语的，讲课文的目的除了让学生了解文章大意，还要培养学生抽象的阅读能力，如逻辑能力或批判性思维或反思能力，所以光给他们讲理论是提高不了的，更要设置一些题目和活动，这些具体操作步骤才能提高这些抽象思维能力。而觉知能力就是我们在自救过程中需要不断提高的抽象能力，它看不见摸不着，所以还要有具体操作方法才能真正有效地自救。简单来讲，自己做出来的才是真的，才会亲身体验到并得到成长。而这些具体操作方法教会我们如何从那么多年的"强迫"经历中分离出来，并继续自我成长，这是谁都替代不了的，所以自救才是靠谱的、科学的方法，毕竟是人的成长而不是机器的成长。现在我依然处理一些症状，更多的是生活中的一些负面情绪和烦恼，也可用自我心理疗法来解决回当下的问题，这就是自我心理疗法强大的生命力之所在，不仅只是治疗强迫症，更能让我们认识到日常工作和生活中的很多想法和状态其实也是杂念，能指导我们自救成功后去生活中修行和提升境界。我们对自我的认可接纳和充实感不一定是外在的物质能带来的，而如果我们能更多安于当下，我们才能真正获得充实感。当然这是方向，不要求自己能做到什么程度，但是至少要这么去做。

4. 再谈谈对强迫的几点理解

强迫产生的根源是什么？有些迫友认为是缺乏安全感，这是从情感角度谈，其实背后还有更理性的原因，那就是我们认知方面的某些偏差。比如，小时候因为做错某件事而被当众批评，如果自己过于当真而不懂排解，父母既没有帮我们排解也没认可我们，那么最终自己也无法认可自己了。这样自己可能会认为，因为自己的错误会导致别人一直看不起自己，这样自身就形成了这种错误的认知，埋下了强迫的祸根。其实别人只是一笑而过，不会一直关注的。如果我们在很小的时候懂一些做人的道理和做事的标准与原则，懂得自己认可自己，不一定靠父母对自己的认可，那么就不会出现强迫症了，但是大多数人小时候也不太可能懂这些，所以强迫就这么来了。

强迫症状的形式不同，为何本质一样？认知的某些偏差导致看待事情不客观、不准确，从而导致了自我焦虑的产生，而后又通过有意识思维来展开逻辑链，这是被动地、消极地释放情绪的方式，最终也没有用任何行动去解决。所以只要你通过有意识思维，刻意把注意力附着在什么事情上面，你就会产生什么强迫症，比如余光强迫、呼吸强迫、口水强迫、各种洁癖强迫等症状。我们当下做事和思考时都是感觉不到的，若感觉到自己在做什么或想什么，就已脱离当下了。这就叫"人类一思考，上帝就发笑"。因为这是有意识的思考，就是杂念来了。

什么是接纳？本质上是跟随潜意识真实我的直觉判断做事，臣服于真实我的感觉，不带任何有意识思维的干预。觉知拦截是较快地、主动地接纳，因为是认识到对的，拦截错误的。拦不住而分离内观是较慢地、主动地接纳。而实在觉知到了却又拦截不住时，那就被动地接纳，接受这个现实，不发生内战。总之，我们都是在接纳，但又不是什么都接纳。

什么是带着症状去生活？宏观上讲，是我们在短时间内暂时没走出强迫时采用的一种接纳的状态。但是落实到微观层面，我们必须认真直面任何一个杂念，花时间认真处理杂念，而不完全都是边做事边处理，要尽量专心处理杂念，分心了是处理不好的，反而容易再陷进去。当然有的时候忙起来，如果我们状态好，并保持着一定的觉知，我们也许能把注意力放在所做的事情上，一直顶住杂念和焦虑，让它们自然消失。但是如果做不到，那还是停下来处理完杂念再做事。忙时的当下就是我们在忘我专注地做事，而闲时的当下就是我们自己在默念当下，体会一种平静放空的状态。为什么有些人走出来快，因为他处理杂念的频率高、投入多，能更多地体会到当下的感觉，所以走出来快。

分离内观，我觉得开始觉知时，就在慢慢分离内观了，那我们要内观症状吗？我内观的是当下的感受（不与症状发生关系，只与当下发生关系），注意力在当下而不是症状，默念"当下"来顶住症状展开，与症状保持距离，让焦虑慢慢消失。当然在状态较差和心理能量不足时，我们也可以带着觉知旁观症状。

对于杂念判断的标准，其实我没有完全感觉到杂念有多么虚假空，而是感到杂念是不合理的，是靠是否处于思维干预的"想"来判断。在自救初期处理症状可以获得新体验。但是随着进步，我们要能更多地体验到当下和正念的感觉，才会走得更快。杂念掉入了"想"，而觉知处理杂念就已经在回当下的路上了，这属于半杂念半当下的拉锯状态吧，其实觉知状态下如果能感受到当下的状态和自己的正念，一种"不想"的状态，能较快打断杂念，减轻较多焦虑，回当下。觉知和当下始终是我们的出发点和落脚点，这就是生活中的修行。

我刚开始自救时喜欢专研拦截，随着不断领悟接纳，我现在更多的是关注觉知和当下，觉知是拦截的一种形式，什么是接纳，慢慢接纳就是觉知后回当下的过程。

5. 如何处理杂念

杂念和焦虑的关系。杂念是杂念，焦虑也是杂念。为什么有些迫友处理不好症状？是因为没有将杂念和焦虑分开处理，这两者互为帮凶。越展开杂念焦虑就越多，焦虑越多就越想杂念，这是除了逻辑链外的另一个死循环。

所以针对这两者要逐个击破，分离内观，先打断杂念，并从杂念中分离，然后通过默念当下守玄门或守黄庭的方式顶住焦虑。过程中杂念来了则继续打断，没了杂念的源头，焦虑就不会继续增加。不然，不觉知杂念，放任杂念生长，焦虑会越来越严重。

如果杂念较轻，就第一时间拦截，杂念拦截了就没有了焦虑。如果不小心展开了杂念（逻辑链），拦截完了还有焦虑，那就接纳焦虑的状态，不排斥不关注，转移注意力，让它的正弦波消失，此期间来的杂念要不断打断，势必顶住焦虑。如果拦截了杂念，可焦虑就是不消失，还来几个正弦波的焦虑，此时可以停下来找到焦虑背后那个担心的杂念进行打断，再继续顶住焦虑。当然也可以感受真实我自觉的判断，看真实我有没有真实行动。没有（行动）就说明杂念是假的，焦虑自然会减轻。在内观杂念虚假的同时，内观正念是什么，通过真实我的判断，有个对比就能解决。有意识地感受一下，体会真与假。记住，相信自己的真实我拥有的判断能力和保护能力，这是我们的信仰。

自救伴随着真实我的成长。其实真实我已具备保护自己的很多能力，而这些能力被杂念蒙蔽了，如果能重新挖掘这些能力，那么日常生活中很多担心生存、怕死的杂念都能拦截掉，这样离自救就不远了，所以自救第一步要做的是提高认识真实我的潜能和直觉判断的能力。第二步就是真实我的二次成长，在当下不被杂念干扰，提升真实我的各种能力。当然，两步也经常同时进行，这都是在提高我们的觉知能力。

就写到这里吧，也只能尽量多一些地提醒大家，若能引发更多的共鸣就更好了，根本还是要靠自己跟着正确的方向和方法去行动和实践，只有行动实践后体会到、领悟到的理论才是自己的。至少在强迫自救的路上，我们不需要做理论的高手，而是要做行动的能手，这也是自我心理疗法的一个精髓——行动。

孟刚点评：

辛鹏老师属于比较严重的被害妄想型强迫症患者。他在自救的过程中走了一段弯路，耗费了不少金钱和时间，但最后又重新回到自我心理疗法的道路上。他回来参加了第二次团疗之后，又经过9个月时间，终于自救成功，非常不容易。

辛鹏老师对自我心理疗法进行了深度解读，有其深刻的见解和领悟，尤其在对强迫杂念的处理上具有独到之处。他痊愈后热心助人，无私分享必得感悟，后来作为团队成员辅导患者，认真负责，颇有成效。辛鹏老师在"孟刚强迫症微信公众号"和"中国心理咨询网孟刚论坛"上发表有关强迫症自救文章若干篇，如《九个月自救成功》等。

辛鹏老师现为自我心理疗法核心组成员，自我心理疗法团队教师。

三 善解人意、古灵精怪的主播安舒

作者：安舒

（安舒，真名郭雯，女，1982年生人，小学教师，病程十余年，2013年康复。）

1. 自我介绍

大家好，我是安舒。

2008年7月13日，为了摆脱纠缠多年、久治不愈的强迫症，我第一次登录"心网孟刚工作室"。

当天晚上，孟老师就回复了我。想象中的名人，原来并不遥远，愿意帮助陌生的我。

2009年7月，我约孟老师总共进行了三个疗程的心理咨询，之后参加了一次团疗。其间，我带着症状去生活和工作，苦虽多，但不断有进展。

2011年，无意闯入一位催眠师和孟老师推荐的一位灵修师的世界。从无神论者，成了一个有信仰的人——"相信一切都是上天最好的安排"（张芝华），学会了内观自己——"外面没有别人，只有你自己"（张德芬）。

2013年，我彻底康复，回归现实的课堂，并于2015年8月成为第20期团疗义工，2017年8月成为第24期团疗义工。

大家可以看到，从跟孟老师建立咨询开始，我用了五年半的时间才彻底康复。而最早的强迫苗头，则要追溯到1999年我高考的时候。回头再望，在强迫苦海里浮浮沉沉了近十余载。所以，这对我而言，真的是一个漫长的成长过程。

现在我已经康复好几年了，大家可能会想，到达这个境界，可以呼风唤雨无所不能，再也不会因症状的阻碍影响自己的发挥。其实，我走出来并没高兴太久，又一头扎进现实这个功课。就好像我仍在舞台上，只是换了另一出戏，我知道之前的剧本已经演完了，而接下来的新剧本会更具挑战性。就像游戏闯关只会越来越难一样，人生的功课亦是如此。所以，我觉得大家不要把强迫症的痊愈作为目标，成长是永无止境的，我们不是等到痊愈了才能去生活和成长，而是在生活和成长的过程中，我们痊愈了。

因为有写日记的习惯，我回顾了自己之前的强迫经历。重新回顾那些经历，好像再一次认识了自己，而回顾到孟老师一路的关注、支持和指引，我不禁感动落泪。孟老师为我们、为求助者群体付出了很多心血，希望大家都可以把握和珍惜。

2. 爱自己，做真实的自己

自我心理疗法体系有标志性的四个词：认知、接纳、行动、改变，这里面浓缩了自我心理疗法的精髓。改变，其实是认知、接纳和行动之后的结果。

最早的时候，我觉得任何事物都必须完美，所以只要没有达到标准，我就会因为在意感到不舒服、不安全，焦虑达到某个程度，强迫就产生了。

当以前的我有"必须完美"的信念时，其实就是给自己找苦受。后来在自己的努力和生活的经历中，我不知不觉改变了认知。我发现正是因为这个世界不是完美的，我们才有了去期待和争取完美的美好过程。美国的苹果是被咬了一口的，希腊的维纳斯是断了手臂的，很多人和事物正因为有那么一点儿不完美才更加真实生动，才更有魅力。完美在这个世界上其实并不存在。这正是我现在新的认知。更新了对于完美的认知后，以前的种种难以接受的苦自然也就没有了。

接纳看上去简单，其实很不容易，需要很长时间的练习。你可能会说，不就是接受吗？但实际做起来又心不甘、情不愿，一副难忍难熬的样子。当时我在强迫的泥沼中觉得最困难的，就是接纳自己不好的情绪和状态，并带着它去行动。

那时候，强迫一来我就郁郁寡欢，不想说话，却又得克制自己不去做强迫动作来缓解和逃离。看着别人兴奋的样子，真心觉得落差好大（我现在觉得一直保持兴奋是件很累、很耗能量的事）。我觉得自己那个迟钝的样子，没人喜欢，没人搭理，可我还得带着这样的情绪和状态去行动，去做该做的事，去说该说的话，去见该见的人。

如果你也曾经卡在这个点上，那么从认知上就有很多种转念的方式来调整。你觉得自己状态不好，那是你觉得，是你内心的投射，不代表别人的看法，也不代表客观存在的事实。或许有的人比较强势、话多，但他（她）就是喜欢迟钝、话少的你呢？退一步讲，就算真的状态不好，情绪不好，不想说话或者怕自己说不好，那也可以在人际关系中以观察和倾听为主啊，这也是很好的、很受欢迎的沟通方式之一。

那时候，我总是担心自己状态不佳，没有表现好，发挥失常，大脑"短路"，以至于别人对我的印象不好，甚至藐视我。这就是当时我内心的自卑在外在环境上的投射。所以越是身处那种人际关系紧张的环境，我就越容易出现这种强迫思维，然后恶性循环。

接触张德芬后，我的认知又得到调整。我的状态不佳，我承认也接受。张德芬说："亲爱的，外面没有别人，只有你自己。"当你自卑时，就很容易把别人投射给你的目光和表情定位为藐视。更重要的是，其实你真的没有自己想象的那么重要。在你状态不好、羞于表露自己的时候，可以去观察下周遭，你就会发现，每个人最关心、最在意的只是他自己，所以你是什么状态和情绪，对于别人来说，真的不是什么重要的事情。

回到接纳上，我痊愈的过程，也是真实我成长的过程。我曾经活得很不真实。因为以前我并不认可真实我，大脑里的审判官总是说她这不好、那不行，没有人会喜欢她，所以我一想到她就觉得羞愧，不敢做真实的自己，每天费劲儿扮成一个别人可能会喜欢的理想我的样子，却又总是不开心的样子。

后来在孟老师的鼓励下，我慢慢开始做真实的自己，也小心观察旁人的反应。结果，一下就尝到了甜头。因为做真实的自己非常轻松，自在坦然，不费力气，不耗能量。当然，结果也出现有的人看到我真实的样子，并不喜欢，对此我竟也慢慢能接受了。我发现做自己，真实比完美更重要！因为只要我自己喜欢和开心就好。现在已经没有任何人可以阻止我去做真实的自己。我曾经非常害怕没有朋友，失去人脉，害怕陷入孤立无援的境地；但现在退一万步，即使只剩我一个人，我也还是可以好好地关爱自己，去享受一个人的天地。

很多心灵导师都曾提到真实的重要性，有过濒死体验的安妮塔·穆贾尼更加强化这点，她说：

"亲历死亡之后，我知道自己之所以起死回生并非因为有未竟之事业或更大之作为有待完成，我继续活下去的目标只有一个：是我所是。正因如此，我所做的一切都是出于爱。我再也不事事力求完美无误，也不再时时提醒自己要循规蹈矩。我只会因一己之心而动，而且深信随心而动就不会走错路。有趣的是，随心而动的我反倒比过去畏手畏脚的我更受人欢迎，因为我比过去要快乐得多、自由得多。"（选自安妮塔·穆贾尼《再活一次，和人生温柔相拥》）

我也曾看过对《生命的重建》的作者露易丝·海的一段采访，其中她说：

"大多数人都不爱自己，很多人觉得自己不够好，总是把事情搞砸，总是达不到要求，根本不值得喜爱，当我们处于这种境地时，是很难为自己创造一些美好的。所以，当我刚开始给别人做心理辅导的时候，我常常想解决这个问题，解决那个问题。这个比较健康，你值得拥有，我们必须做这做那。有一天我发现，令我惊讶的是，如果我能教会人们自爱，并真正接受自我，我们根本就不需要解决那么多问题，这就像一个奇迹，一切都仿佛迎刃而解了。"

当我听到露易丝·海说："你要意识到，你是上帝的孩子，因此你很完美。"我差点要哭出来，过去很长的时间里，我都活在自我否定中，现在终于找回自己存在的美好价值。

英国的喜剧演员查理·卓别林在他 70 岁生日时曾经写了一首诗《当我真正开始爱自己》，摘录其中几段：

当我开始真正爱自己，

我才认识到，所有的痛苦和情感的折磨，

都只是提醒我：活着，不要违背自己的本心。

今天我明白了，这叫作"真实"。

……

当我开始真正爱自己，

我开始远离一切不健康的东西。

不论是饮食和人物，还是事情和环境，

我远离一切让我远离本真的东西。

从前我把这叫作"追求健康的自私自利",
但今天我明白了,这是"自爱"。

当我开始真正爱自己,
我不再总想着要永远正确,不犯错误。
我今天明白了,这叫作"谦逊"。

当我开始真正爱自己,
我不再沉溺于过去,
也不再为明天而忧虑,
现在我只活在一切正在发生的当下,
今天,我活在此时此地,
如此日复一日。这就叫"完美"。

70岁的卓别林,经历了风风雨雨,看尽了云卷云舒,最后回归自己的本心,沉淀出无比的智慧,告诉我们,如何爱自己。

3. 与内在小孩对话

爱自己,有很多方式,其中包括经常以一个对话的状态注意到我们的内在。比如,我在自救群和大家分享的时候,脑袋里那个声音会说——好像你还不是很放松,刚刚那个声母的音又没发准……那个声音始终都会对我进行一些评判。当然,现在她的声音变得越来越小、越来越温柔,而且我们已经成为很好的朋友了。

大家回想一下,那个经常说你不够好的声音,想象一下他长什么样子,大概是一个什么样的人,他有可能是你的父母、上司、长者,或者是另外的一个什么人,现在把他邀请出来,跟他面对面坐着……看看这个经常评判你、指责你的"审判官",我们可以问问他:你总爱这样打压我,你说的那些百分之百是正确的吗？你能保证是客观的吗？你就是权威吗？还是你也曾经被你的"审判官"如此审判呢？你的目的是好的，你希望我被批评和责骂了以后，会变得更好更强大，可事实是如此吗？对不起，不是的！因为当你这个声音出来以后，我的内心不但得不到爱，反而开始感到委屈、内疚、自责和愤怒……我的心理能量被大大削弱，也就没有多少力气和能量再去做什么，所以我们要好好聊下，你的意愿是好的，但这个方式我并不能接受。

以后每当这个声音出来，我们就可以反过来质问他。比如当他说"你怎么这么差劲啊，你刚刚那句话怎么是那么说呀……"时，我们可以反问他："那又怎么样呢？谁规定了生而为人，就不可以犯错，每个人都需要犯错啊，是失败的经验帮我们奠定了通往成功的路。"

渐渐地，我们可以把"审判官"的声音调小，内在升起一个有智慧的"内在父母"，通过与内在小孩对话来感受自己和实现爱自己。比如，当你发出微信给你认为重要的人，而他没有回复你的时候；当你没有处理好事情，旁边的人责怪你的时候……你听见你的内在正发生着什么样的对话呢？内在小孩是我们在孩童时代没有被疗愈的那个自己，这个内在小孩的特征是惶恐不安，而他的这些情绪又往往被忽略，一直积压在潜意识深处，负能量积累到一定程度，必然会爆发，甚至通过各种心理障碍包括强迫症释放出来。这个内在小孩停留在当时的伤痛中没有长大，他脆弱而恐惧。我们停止对他的评判和责骂，去陪伴、倾听，与内在小孩对话就是疗愈的开始。

在强迫症自我心理疗法网络团训营帮助学员答疑的时候，我很自然地引入了与内在小孩的对话，作为疗法接纳的那个部分。惊喜的是，大家的接受程度和反响都不错。没有安全感是学员普遍存在的问题，成长过程中各种伤痛和解不开的心结，使得他们非常需要爱的温暖。有时候他们拼命地向外寻求，想证明自己是值得被爱的，甚至苦苦付出，最终却发现没有人能满足他们小时候对那种无条件爱的需求。这种安全感的缺失泛化成生活中方方面面的担忧和害怕，以致出现各种各样的症状。所以我经常想，一定要帮他们探寻这背后到底曾经发生过什么，隐藏在黑暗中的真正的恐惧是什么，是什么样的信念影响了他们看到的这个世界。

我们的情绪都有获益机制，比如有些情绪是为了想保护自己的某个需求。这些需求与自己从小到大的经历有关，有些是孩童时代未曾得到的满足，也有些是被父母灌输的信念，比如，被爱、被尊重，或者是健康、完美、控制等，我会循着案例一路的踪迹，找到与执着和痛苦相关的欲望源头，然后引导案主跟他的内在小孩对话，比如我看清楚了，而且非常清楚，这份执着的根本来自内心，与外界无关，我愿意放下对它的需求……再比如，亲爱的孩子，我知道你受伤了，我愿意回到你那个时刻，帮助你重新去看待那个人、那件事……

从认知上调整后，就可以按孟老师教的把注意点指向和聚焦当下。因为惯性，情绪上要实现转换需要相对漫长的过程，很多学员也是因为内心能量不够，抵抗不住巨大的焦虑感而没能坚持下来，结果又被强迫思维的骗局带进去玩心酸的游戏。所以，在拦截之前，我会先动之以情，后晓之以理。

4. 让情感流动起来

情绪得到释放必然比压制要好，情绪就是内在小孩的一部分。我们承认他也是属于我们的能量，我们要完全放松、敞开，理解内在小孩所有的情绪，尽情地让他释放，我们欢迎他的到来，给他空间，让他随意地待着、玩着。然后我们可以通过对话去问他怎么了，想通过这个情绪来告诉我们什么，想要我们做出什么样的改变，还是仅仅让我们陪伴着他。我们可以告诉他，现在的我已经长大了，不再需要依靠父母和外在条件来生存，现在的我很有力量，让我们用爱来承接当时那个小孩的悲痛，让内在小孩不再害怕，让他知道我们是真心爱他，他可能没有得到父母无条件的爱，但现在我们可以进入这个内在父母的角色，无条件去爱他，让他感动和温暖起来。之后我们就可以晓之以理，跟他说为什么现在要拦截，要回到当下，因为我们真的要给他新的体验，要让他重建安全感，我们支持着、鼓励着、拥抱着他。

爱和真理，有时候就在我们心灵的深处。

有人可能会说，我想去爱，想去承受，可我内在没有力量去做。所以我们必须锻炼我们的内在肌肉，让内在有力量、有弹性、有空间，学会与自己不舒服的情绪共处，涵容情绪。我上瑜伽课做高难度动作的时候，非常痛苦，每一秒都在心里倒数。而上完了课以后，整个身体都很舒服，晚上也能睡得好。所以当强迫的念头来了，你拦截它时可以带着情绪去行动，肯定会像锻炼一样需要承受一定的痛苦，可能会撕心裂肺地痛，但是完了之后，你的内在空间就变大了，到下一次再发生时，就不至于那么难以承受了。

孟老师说内观，就是你可以在情绪来的时候分离出另一个自己退后一定距离来观察自己，看看自己大脑里那个屏幕上放映的画面，你到底在担心什么，你的情绪是怎样的。一旦内观，我们就从局中人变换成旁观者的角色。除了必要时内观，平时也可以通过静坐、写日记来加强练习。

其实不管我们每天经历了什么，决定情绪的基本都是脑袋里那些画面和内在那些声音，我们可以想办法把恶性的思维变成良性的思维，把消极的对话变成积极的对话。拦截之后，就可以想一些让自己开心的事情，也可以有一些必备的信念。比如，每天起床，对着镜子说：我爱你，我真的爱你。记得加上自己的名字，看着自己的眼睛，说到自己感动为止。也可以进行正能量或自我联结的冥想。每天睡前都可以进行这样的活动，还可以加上静坐。

另外，孟老师曾经还说过一句话：想要让心静下来，就得让身体动起来。对此我深有体会。当我心情不好的时候，我就会想去运动，出一身汗，或者去大自然中走走。也可以找一部喜欢的电影看，当剧中的某些情节触到自己内心的某个柔软的部分时，可以大哭一场。

可以理智地找老师和朋友倾诉，但不要陷入抱怨。

还可以去旅行，给生活开一扇窗，看看别样的风景。

行动就不用说了，任何事情都是可以干出来的。不管是弹钢琴还是游泳，都少不了反复的练习。对于强迫症，生活是最好的训练场，专注当下，一切都会流动起来。没有过去和未来，你要做的就是此刻。问问自己，现在在干什么，你有多专注、多投入、多喜悦！每天，你有多长时间是带着觉知，知道自己在做什么，还是身心分离的状态？行动，是一个只能由自己独立去完成的挑战。

最后想起一次答疑中，一位很多年都走不出强迫症的学员，经常处在焦虑的情绪中。我问他多久没哭了，他说，我不会哭，很多年都没哭过……

不要忘记眼泪是宇宙给我们的礼物，它是自我愈合的生理本能。孩子哭的时候很伤心，但是哭完，他就笑了。

孟刚点评：

安舒真名郭雯，是荔枝FM1450586的女主播，兼任孟刚强迫症QQ自救群康复者分享嘉宾的采访和录音。现为自我心理疗法核心组成员，自我心理疗法团队教师。安舒是一个心地善良、情感丰富的女子，经历过人际关系的压力，也经历了婚姻的合分，所有这一切，都成为她宝贵的人生阅历和经验。安舒尽自己所能帮助患者，无私分享自己的康复心得与感悟，在强迫症患者群里享有较高的知名度和良好的声誉。

安舒毕业于美术类院校，生活中爱好广泛，乐于享受生活，同时长期、持续为孟刚微信公众号写稿和录制音频节目。在团队中，安舒的感性显得独特，她善于倾听、善解人意，展现了她的个人魅力。相对来说，她擅长与情绪（内在小孩）对话，潜入学员的内心世界，抚慰其受伤的情绪，清理过往的负能量，改变学员的认知，输入积极的信念。

自我心理疗法之所以能得到推广，造福更多的强迫症患者，与包括安舒在内得益于自我心理疗法并立志助人的康复者是分不开的，在此，我作为自我心理疗法团队的带领者深感欣慰，并向我的同人致敬！谢谢你们！

四 事业有成、家庭幸福的佼佼者翱翔

作者：翱翔

（翱翔，男，1987年生，银行职员，病程7年，2009年康复。）

1. 我的治疗与康复经历

各位朋友好！

首先简要介绍一下我自己。我15岁患强迫症，22岁在孟老师的帮助下走出了强迫，今年31岁，强迫症康复已经九年了①。目前在一家银行做审计工作，同时兼任该银行的团委副书记。

我15岁那年正好读高三，起因是我被同桌欺负了，不敢做声，告诉家长，家长反而说我不够大度。我心里还是觉得受欺负了，但又不敢面对，于是逃避，开始出现强迫思维。最开始脑子里一直出现欺负我的同学的名字，非常痛苦，特别是在学习和考试的时候。当时也想过找那个欺负我的同学报复，但就是不敢，就是怕，一想到这个人的名字就怕，更别说正眼看这个人，找他报复了。就这样度过了高三，当时我并不知道自己得了强迫症，高考成绩也不太理想，于是选择了复读一年。复读那年强迫思维开始泛化，不仅不断出现欺负我的同学的名字，还怕每一位跟我接触的同学，生怕惹他们不高兴。临近高考，我的父母请学校的校长帮助我，校长很热心，对我进行了开导，让我勇于表达自己的情绪，我也顿时开朗了。最后得益于校长的帮助，我的高考成绩还不错，我顺利进入了大学。

大学生活对我来说是噩梦的开始。刚进大学我就遇到一个同宿舍的同乡

---

① 本文写于2018年。

欺负我，我的老毛病又来了，不敢做声，憋着，然后又出现了以前的症状：脑子里一直出现欺负我的同学的名字，这个名字在大学四年不断出现。紧接着就是症状泛化，开始出现怕自己的钱包被偷、怕被同学打、怕死等一系列症状。就这样，大学期间我与强迫症奋战了四年，也去过学校的咨询中心、上海市心理咨询中心等一些心理咨询机构，但都没获得较好的效果。

大学毕业后，我回到了家里，复习考研，但症状还是反复出现，当时真的很难受，也以为强迫症是没法治的，因为我去了那么多心理咨询机构都治不好。直到有一天偶然在网上看到了孟老师的心理咨询室，看了他写的《强迫症改变人生》，心里豁然开朗，我立刻联系了孟老师，希望能做咨询。孟老师了解了我的基本情况后，同意给我做咨询。现在想起来，我当时真是太幸运了。《强迫症改变人生》后来更名为《谁在强迫我的人生》，我还会时不时翻这本书来看看。

在咨询过程中，孟老师了解到我虽然在家复习考研，但学习效率并不高，所以建议我先找份工作试一下。一开始工作找得并不顺利，但还是勉强找了份工作，我一边工作一边实践孟老师的教诲。有了工作，我的注意力就不完全在症状上了，咨询的时候跟孟老师讨论的更多的是事情。每周一次的咨询，我都能得到孟老师的鼓励，即使事情做错了，孟老师还是会鼓励我、开导我，教我不要追求完美。这样我的思想负担慢慢就减少了，做事情慢慢就有自信了，对症状的关注也慢慢在减少，我开始觉得症状真的只是真实我在宣泄情绪，没有什么大不了，对它既不排斥也不恐惧，反而发自内心地理解它、接纳它。我理解了是理想我对真实我的打压造成了我的一系列症状，面对症状我首先要做的是理解、接纳真实我，然后通过行动让真实我慢慢成长，让理想我慢慢接近真实。半年多后，我的症状逐渐消失了，我也经历了蜕变。

我认识孟老师已经九年了，九年来，我们一直保持着联系，孟老师待我就像亲人一样。

以上就是我的经历。接下来，我想就强迫症谈谈自己的看法。

首先，要弄清楚什么是强迫症。你反复想一件事或者反复做一件事，然后感到很难受，这就是强迫症。你反复想一件事或者反复做一件事，然后感到不难受，就说明你的强迫症好了。所以强迫症其实很简单，并没有像朋友们想的那么复杂，不是什么癌症、神经病之类的绝症。没遇见孟老师之前，我也很喜欢去网上搜索一些关于强迫症的资料，当我看到网上说强迫症的自杀率很高、强迫症基本好不了时，也吓了一跳。但看了孟老师的书之后，我明白了强迫症是什么，也就知道强迫症没那么可怕。所以建议大家想真正了解强迫症的话，没必要去上网搜索，买本孟老师的书才是正道。

其次，强迫症到底能不能康复，要多久才能康复。前面有安舒老师、刘鹏老师、辛鹏老师的分享，我相信朋友们肯定相信强迫症是能康复的。那么要多久才能康复呢？这个真的要因人而异，有些人悟性高，能够很快理解孟老师的理论，并付诸行动，那么很快就能康复。有些人本身就对孟老师的理论和方法半信半疑，然后又不积极行动，那肯定康复得慢。所以能不能康复，多久能康复，关键还是看自己。

2. 如何治愈强迫症

对于怎样才能治好强迫症，我的经验是学习孟老师的理论，然后付诸行动。认识孟老师之前，我也找过很多心理咨询师，坦率讲都没有什么太好的效果，有的连什么是强迫症都弄不明白，不仅误人子弟，浪费了我的金钱，还浪费了我宝贵的时间。我的强迫症已经好了九年了，说实话，对孟老师的理论我已经生疏了，但其中的精髓"正念常相继，无心云雾收"我永远也不会忘记，意思是说，你脑子里积极的想法源源不断，那些消极的想法自然而然也就消失了。所以对于强迫症，我们根本不需要去想方设法消除，只需要用心做事、用心行动，让自己脑子里积极的念头源源不断，那么强迫症自然而然就会离你而去了。生活中的烦恼，那些消极的想法，就算强迫症康复了，也还是会有的，难道我们要打压这些想法吗？肯定不能的，我们要做的是通过行动解决它，或者不理它，把它放在一边，等时间久了，它自然而然就不见了。

患友们肯定很想知道强迫症康复后是一种什么样的状态，没错，确实挺好的。我在孟老师的帮助下走了出来，没有吃过药，没有住过院，正常地学习、工作，虽然也会有反复，但最终还是走出来了。

能成为我们单位的团委副书记，刚开始的时候我也感到很意外。因为我和大部分强迫人一样，是比较内向的，我的性格可以说与团委是格格不入的，但由于单位领导的栽培，我还是顺利担任了这个引导青年、服务青年的团委副书记。转眼间，我在这个岗位上已经工作两年了，我最大的收获是它提供了一个平台，让我认识了很多人，学到了很多为人处世的技巧，也增强了自己的组织协调能力。我说了这么多，无非是想告诉大家不要气馁，不要因为患有强迫症而自怨自艾。强迫症其实并没有那么可怕，只要通过合理的心理疏导，是可以过上自己想要的生活的，是可以高高兴兴、开开心心、无忧无虑地学习和工作的！

康复后，我经常出去旅游，平常我也很喜欢运动和看书，比如下了班后我都会陪老婆打羽毛球或者逛超市，我觉得运动确实能缓解生活和工作的压力，还能增强自身的抵抗力，但我不太做剧烈的运动。我比较喜欢看一些儒家经典书籍，可能是由于患过强迫症，我对人生的思考似乎会比别人多一些，所以对那些"之乎者也"的东西反而更感兴趣。

以上就是我对强迫症的看法。我的分享结束了，谢谢大家！

孟刚点评：

翱翔小伙不仅有能力，而且还是一个懂得感恩的人。他走出强迫之后，刚开始工作的时候也很不顺利，但他凭着自己的努力一步步走到了今天。他始终不忘我对他的帮助，念念在心，与我一直保持联系，并邀请我全家赴海南游玩，提供诸多方便。他在"孟刚强迫症自救群"两次分享自救心得，毫无保留，不但分文不取，而且向"孟刚强迫症公益基金"慷慨捐助 2000 元，实在令人感动。他是发自真心想帮助那些正在强迫泥沼中挣扎的求助者，有这样的善心和善举，我想，这也是促成他成功走出强迫，以及事业和家庭蒸蒸日上的原因之一。在此祝福翱翔！

五 感恩强迫症馈赠的名校博士

作者：小朱

（小朱，男，1986 年生，大学教师，病程 7 年，2008 年康复。）

亲爱的读者朋友，你们好！孟老师是研究强迫症自我治疗的先驱，在他的指引下，很多患者都走上了康复之路，我也是其中的一员。借此机会，我愿将我在孟老师的引导下，认真研究与实践以三个自我理论为基础的自我心理疗法后，症状大有好转的亲身经历和思想体会与大家一同分享，希望能够为那些在强迫泥淖中苦苦挣扎的患者朋友们带来希望之光，并以此与患友们在自我救赎之路上共勉。

1. 我的症状表现与直接诱因

我的强迫症状表现为在做自己认为非常重要且一定要做好的事情时，对于余光里所看见的人或物挥之不去，不能释怀。我在高中三年学习期间最为突出的表现便是每天听课与自习时余光总能看到其他同学，由于心理防御机制的抵抗，很大一部分精力被症状所分散，学习效率受到严重影响，心理情绪和精神面貌遭受很大挫折。

我的强迫症状直接诱因是：在初三最后一个学期，也就是中考冲刺阶段，我在一场很看中的数学竞赛考试中发挥失常，意外失手，在之后的几场考试中也考得很糟糕。当时的我情绪低落到了极点，感情脆弱的本性也希望周围的人能体会我的痛苦，因此我总是不住地向别人诉说我的烦恼与忧伤。由于自我心理防御机制的作用，在学习上屡屡受挫的我将注意力转移到了一个女生身上，我固执地认为自己喜欢上了她。而她就坐在我的斜前方，我在任何时候总能注意到她。我想这也是我把学习看得过重，认知领域出现严重偏执的缘故。我认为在中考结束之前，我不能有半点私心杂念而影响学习。结果我发现自己根本就无法做到不注意她，我一遍又一遍地对自己说："不要看她，不要被她所影响，一定要毫无杂念、全身心地投入学习中去。"可谁知我每次在进行完自我暗示之后都铩羽而归，只要一看到她我就紧张，只要一紧张就更强硬地暗示自己要摆脱她，而我越暗示自己就越注意她，我陷入了思维的误区，出现了恶性循环，在巨大的潜意识作用面前我束手无策，苦不堪言。此后我经历了最痛苦的高中三年，带着症状苦苦支撑，艰难参加了高考，后来进入一所重点大学学习。

记得在大二学年时，班里同学和老师一致推举我去参加校级力学竞赛，因为对于力学，无论是我平时在课上的表现还是在课下的掌握都非常出色。然而在考场上，我对于余光强迫的预期恐怖又出现了：我旁边的同学一动笔就会使我分心，让我的神经猛然一抖，所以我就无法充分发挥自己的水平，最终导致考试失败……之后我的老毛病又犯了，我会与让我感到紧张的那个人找个借口搭句话，从而缓解一下紧张情绪，使症状的影响略微减轻。这时理想我站出来对我说：尖子生可不应该像你这样，他们对待考试应该是满怀自信的，他们绝不会像你现在这样感到恐慌……复杂的内心感受，痉挛的神经反应，考试结果可想而知。

强迫症就是导致我失败的罪魁祸首，我咒骂着、失望着、无奈着，任由一切消极悲哀的情绪笼罩在我的心间。然而我突然产生了一个深刻的想法：对于强迫症的诅咒真是毫无意义，症状是如此顽固，我应该鼓起我的勇气直面它，运用我的智慧探究它，主动地对待它、迎战它，而不是像过去那样任由它搅扰我的情绪与心情。也正是在这种想法与决心确立后，我上网积极寻求解决强迫的办法，后来有幸进入了"中国心理人社区"，读到了《强迫症改变人生》这本书，并结识了孟刚老师。

2. 迈出强迫康复的第一步

我认为要想使症状康复或得到缓解，对于患者来说，需迈出的重要一步或必然要经历的一个思想过程，便是真正认识到强迫症确实对自己的生活质量与办事效率产生了影响，并坦然承认和接受这种影响，然后树立起一定要战胜强迫、走出困境的决心。然而我在此强调的这种决心的树立，并不是像以往那样强行下决心，当症状来临时，急切而紧张地想赶走它，同时侥幸乞求症状隐退时所能获得的那种内心的安逸能够长久保留。我在此强调的树立决心是一种思想的积累，我们应认识到是症状影响了自己，这是一个顽固而强大的症结，单纯地利用意志排除是不可能达到目的的，我们需要运用我们的智慧去了解它、探寻它、迎面感知它，从而最终做到真正化解它。这是一种真正成熟的领悟，这种信念的确立一定对症状康复有着里程碑式的意义，对此我深信不疑。

3. 我对自我心理疗法的理解

自我心理疗法的三个步骤是：认知领悟、充分接纳、勇于行动。

良好的认知领悟是实践自我心理疗法的前提。从我的治疗经历来看，认知领悟得越快越深刻，症状就会康复得越快越好。

充分接纳是实现康复的最重要的因素，其重要性与唯一性我自不必说，相信处于症状影响中的患者们也一定听过很多遍"对症状要接纳"之类的话，但是对于"接纳"二字实践的好坏却因人而异。前不久，我对"接纳"二字有了更为深刻的理解，即对于症状的一切表现都要无条件地接受。我认为"接受"在症状康复过程中是这样发挥作用的：首先，如果你明确了要接受，那么就意味着你要接受改造自我、战胜自我的过程中一切的症状表现，包括症状的缓解，也包括症状的加剧。患者应该关注自身思维模式与思维观念的改变，而对这个过程中关于症状的一切表现全然不闻不问，只关注自身行动。

接受的理由：人是真实我与理想我的双体合一。我非常赞成孟老师的这句话：人的一切行为，不是出于理想我，就是出于真实我。强迫症患者无一例外地都是过多关注理想我而忽视真实我，久之，真实我以强迫症的形式对外表达出来，惩罚你对真实我错误而粗暴的态度，同时提醒你再也不能冷漠对待真实我了。如果患者能深刻体会到这一点，同时明白任何偶像或榜样人物在工作与学习时，都会有这样或那样的对维持工作或学习效率不利的思想或是行为出现，那么我们就应该接受真实我的表达。因为这是再正常不过的心理反应了，而试图通过意志控制情绪的表达，甚至扭转情绪的表现，这正是与客观事实过不去，你也必将会被客观力量折磨得苦不堪言。

"行动是我们不死的信念！"这句话说得实在太好了。接纳之后是要行动的，或者说接纳是为了更好地行动。这里所说的勇于行动也正是"森田疗法"中所提到的"为所当为"，更明确地说，就是要积极投入有价值的、有建设性的工作或学习中去。当你投入行动中，你对症状的关注会渐渐转移到对工作或学习的关注，紧张的情绪也会得到改善。当然我深知，做到勇于行动谈何容易。行动的进行需要顽强的毅力做支持，行动的效率需要不断的领悟做指导。很多人因为受强迫症的影响而放弃了工作或学习，一方面，由于症状严重影响了工作效率，感到跟上其他人很吃力，但更为主要的是在接纳和行动这两个环节上的失败。因为症状的严重干扰，以及对症状的强烈抵制，甚至造成恶性循环，使自己痛苦不堪，就一心认为只要症状一日不除，就无法进行正常的工作或学习，所做的一切努力也只是徒劳。

我认为对症状的领悟不会朝夕而至，我们患者唯一能把握的就是行动。能否勇于行动考验的恰恰是人的意志品质，"我非要驱逐症状，而后我才能投入"的心态恰恰反映出患者内心的脆弱和强烈的完美欲与虚荣心。如果你抱定这种心态，那么你就只能经历恶性循环，你会在强迫的泥淖里越陷越深，你的自信会一点点被消磨殆尽，直至对人生充满绝望、对前途失去信心。"我非要驱逐症状，而后我才能投入"的心态是行动的大忌，真正的行动是纯粹的、去除功利心的。"不刻意要求结果，只要全身心投入。"这才是行动中最应该树立的正确心态，也只有抱定这种心态，我们才能在不断的行动中，一步一步地接纳症状，又一步一步地提高认知，最终走出强迫的泥淖。

4. 症状好转是一种诱惑，也是一种考验

我确实能体会到患者那种对症状的绝望：你最想做好什么，症状就一定会在这件事上对你施以最为沉重的影响。你眉头紧皱、埋头苦干，却苦于工作效率无法提高，有些人会对你努力后的毫无结果投来怀疑甚至不屑的目光，这对于自命不凡、渴望出众却又罹患强迫症的你来说，焦虑异常，却无计可施。你会从心里不断地发出自我暗示：别人在质疑我的能力，我必须去证明自己，给予他们有力的回击，强迫症要赶紧消失！于是，你对任何事都没有像对强迫症那样渴望它远离你，可强迫症也表现出了比以往任何困难还要难缠的顽固。当你被症状折磨得精疲力竭时，你减轻了对理想我的执着，削弱了对症状的抵制，结果却惊讶地发现，症状缓解了，而且换来了一夕安寝。而后你仿佛看到了战胜症状的希望，于是你来了劲头，重新抖擞精神，可你却失望地发现症状再次向你发起了更加猛烈的攻势。你挣扎着、坚持着，希望重新找回那片刻的内心平静，可你发现你越努力争取，症状这个"紧箍咒"就越紧，于是一丝微弱的希望之光闪烁之后又是漫长而绝望的黑夜。你获得了希望，随之又立刻遭遇了更大的失望，如此反复十遍、百遍、千遍，没有比这样的感受还要折磨人的了，也没有比这样的感受更摧毁人的自信心的了，你甚至在想：症状的力量太强大了，我可能永远无法摆脱它的困扰。

孟老师总是强调对于症状的任何表现我们都应抱有一个接纳的态度。他曾举例说明：在社会上贫寒出身、最终成才的成功人士有很多，他们都是从来不计较出身的劣势，不抱怨家境的颓败，他们不卑不亢、柔韧睿智，最终成才。显然，他们做到这一切的前提是他们接受了自己的家境与出身的劣势，对这些毫不在意，而是把自己全部的心理能量都用到了有意义、有建设性的事情中，从而最终开垦出幸福的田地。那么对待强迫症状的种种表现，我们能不能也抱有这种心态：我们认定它就是自己的一部分，就是一个自己不如别人的缺点，带着它去从事有意义的学习与工作呢？

其实，这种心态正是孟老师所反复强调的患者应该自始至终所抱有的心态。不过要做到始终保持这种心态确实不容易，因为症状好转是一种诱惑，也是一种考验。

在读罢孟老师的书后，你也许下定了决心：我要接纳症状的一切表现。你付出了毅力，勇敢地行动，终于取得了一定的进步，症状出现了好转，然而此时你也遇到了症状能完全消失的诱惑。强迫症康复的进程一定是如此：进步，退步，再进步……你绝不能期望症状会保持一个让你感到一劳永逸的趋势而缓解和消失，如果你这样想，那么你好不容易找到的接纳的感觉就又会离你远去，你会再度迷失努力的方向，同时症状的反复也会给你带来极大的挫败感。我认为，症状一有所好转，就希望这种好转能够一直维持下去，这种侥幸其实还是说明接纳的程度不够。做到充分接纳是需要去除侥幸之心的。症状的表达与隐退、好转与加剧都不重要，我们应对症状本身全然不顾，而一心去行动。

我也深深体会到这种侥幸心理是难免的，受了那么久的折磨，它一好转，患者会立刻认为这就是企盼已久的结果，终于要脱离苦海了！结果一这样想，就很容易导致接纳的程度大幅度下降，使希望的曙光又被无边的黑暗所湮没，改善的心情又重返低谷。其实这种诱惑正是强迫症最难以战胜的地方，也正是这种反复的纠缠最折磨人。

如果患者有了这种认识，那么诱惑就变成了考验，当然这种认识上的转变需要患者随着行动的投入程度而不断加强。这种转变是在考验你是否对生命足够热爱，考验你是否真正体会到了勇于行动的价值。如果你真的对于你所从事的有意义、有建设性的行动感受到了投入的价值，那么你对症状的关注就会进一步减轻，症状的好转会给你动力，会让你更为充满热情地勇于行动，而不是期望症状的完全消失。

5. 理论我都明白了，但我该怎么做？

很多患者经过心理医生的几次开导后，明白了自己的错误认知，可是他们随之会问：我现在知道哪里错了，可是你告诉我该怎么改？我深知患者渴望战胜强迫、走出困境的迫切心情，他们渴求找到一种行之有效的方法，能够达到立竿见影的效果。通过自身的经历，我认为根本不可能找到一种极为形象、可供患者们明确操作的方法，而且无论怎么做也不可能瞬间了却我们的苦痛。因为多年来错误的认知存在于患者的意识层面，它也早已通过意识层面影响到潜意识层面，决定着患者对所出现问题的初始情绪的表现，决定着他们当时最倾向于采取的行为方式。

孟老师说："要实现强迫症的痊愈一定要使思维模式发生根本的改变。"

既然这种认知对患者潜意识层面的影响早已根深蒂固，那么他们要想做到思维模式的根本改变就与改变性格的难度一样大。因为一个人的性格正是内在认知最真实、最自然的外在表现，而内在认知就是一个人的思维模式。所以患者不能妄想立刻扭转情绪，也没有确切的方法可循。其实，只要意识到这一点，你就已经迈出了自我蜕变的非常重要的一步，接下来你只需要坚定不移地行动，在行动中不断觉悟，觉悟到正视过去错误的认知，就可以本能性地影响情绪和行为，随之立刻用正确的认知自我暗示，同时代之以正确的行为。当然，情绪的转变不可能立刻实现，它会在你不断投入的过程中悄然变化。我认为，如果患者认识到自我改变是这样一个过程，那么一定会对他们做到进一步接纳与坚持行动非常有利。

6. 症状好转后与先前的区别

弄明白这一点对症状的康复尤为重要。很多患者以为摆脱了强迫症这一羁绊后就无往不胜、无所不能了，尤其是以为症状康复后会掌握某种方法或是在精神内部产生某种抗体，再遇到曾经引起强迫的恐惧对象时就丝毫不会再产生畏惧了。其实并非如此，这样想也对症状的康复极为不利。事实上，一个症状好转或康复的人还是有可能恐惧原来的事物，只是他内部的认知发生了变化，不会再把这种恐惧的出现看作危险的信号，他知道这是正常的情绪反应，因此注意力不会总集中于此，他会通过一些手段转移注意力，从而避免回到强迫循环之中。

患者应该树立这样的观念：症状的加剧和好转都不是你应该关注的，真正应该用心体会的是你的认知结构怎样改善，错误的认知是否得以纠正，并不断以正念自我暗示，真正做到孟老师所言的"正念常相继，无心云雾收"。

7. 要把智慧与毅力作为追求幸福的利器

正如孟老师所说："强迫症的真正痊愈必然伴随着性格的改变、世界观与价值观的重新确立。"我们需要知道，这个痊愈的目标是不容易实现的。性格和世界观与价值观的改变需要相当的人生阅历的积累，需要患者随着年龄的增长对万事万物更加释怀。"路漫漫其修远兮，吾将上下而求索。"在今后与"强迫"相伴相随的日子里，智慧与毅力是我们解脱心灵羁绊、寻找"幸福港湾"最值得依仗的利器。我们知道，强迫症患者都有很高的智商，我们应该好好利用上帝赠予的这份"礼物"。当然我知道，用智慧追求幸福的过程实为不易，因为它是一个"先接受而后改变的过程"，"如何接受弱点，如何改变现状"，在行动中你一定会遇到重重阻挠，一定会经历种种失败，此时你需要付出勇气与毅力，坚信你对生活的热爱一定会得到上帝的眷顾，坚信你的行动一定是最富有智慧的选择。我坚信智慧与毅力运用的终极结果，正是老子所言的境界，即"以道莅天下，其鬼不神"。

智慧与毅力在克服症状、追求幸福的过程中，二者所起到的作用是相辅相成、缺一不可的。理智客观地思考，明心见性地领悟，从而明确努力行动的方向；睿智的思考渗透于努力行动之中，却也难免遭遇失败的打击，毅力让你坚定自我、锲而不舍，将智慧的信念贯穿于实际行动中；同时，坚强的毅力有利于你时刻保持清醒的头脑、理智的认识，从而会增进你的智慧，确保你的思维含量；再则，智慧的思考让你了解现状的深刻本质，会让你更加清晰、更加愿意用足够的毅力去坚持行动。智慧与毅力若能如此发挥作用，相信患者不仅能在症状的减缓和消退上，更能在自身的其他各个方面取得飞速的进步，成为一个真正了悟生命意义与幸福内涵的智者。

8. 不刻意要求结果，只要全身心投入

孟老师在谈到"勇于行动"时，反复强调我们应该"不刻意要求结果，只要全身心投入"。在行动中，我发现这句话凝炼了太多的智慧精华。如果我们真以这句话不断自勉，会对我们的成功与自我价值的实现大有裨益。"不刻意要求结果"才能节省下大量的心理能量，全身心地投入真正有价值的学习与工作中。这样做是最为高效的行为方式，是最容易将你引上成功之路的选择。

其实，患者最主要的困扰是头脑中形形色色的杂念：如果症状始终好不了，我还能工作吗？我还会被人看得起吗？症状对我的生活质量影响太大了，它什么时候才能消失啊？这些杂念看似都是一些非常合理的思考结果，但其实它们终归只是杂念。因为这些担忧都是无法把握、无法预知的，同时这些杂念也在一定程度上反映出我们做事过于期望得到回报的功利心。事实

上，如果把结果看得如此重要，反倒会使我们束缚住手脚，大大影响工作效率。因此，我们最应该用以自勉的话就是"不刻意要求结果，只要全身心投入"。如果你真能做到"不刻意要求结果"，那么会对你做到充分接纳大有帮助。削弱了对结果的过分关注与期待，你就会更坦然、更洒脱地投入奋斗的过程中，辛勤的汗水与执着的耕耘定会结出累累硕果。

"不刻意要求结果，只要全身心投入"，这句话正是帮助我们实践自我心理疗法的良好措施。假如时刻用它来指导自己的行为，你就会发现你的心胸越发辽阔，接纳的程度也会越来越深，渐渐地你会向"对症状的影响与表现全然不顾，只关注当前实际行动"这种境界越发靠近，随之强迫症也会在不知不觉中离你远去。

9. 接纳是智慧的人生态度，而不受限于方法

我在和孟老师交流的过程中，孟老师总说接纳是一种智慧的人生态度，而不受限于方法。的确，如果把接纳认为是方法，那么当遭遇症状表现加剧或反复时，患者们就会认为这种方法不再适用。然而如果把接纳当成一种态度，那么无论症状是否发作，无论境遇如何，接纳就是唯一的选择。说它是唯一，是因为我们每个人都有过这种体会：当不情愿的事情发生时，我们开始不接受，于是发脾气、摔东西、抹眼泪，可是当一段时间后，我们疲倦了，就不知不觉地不反抗了、不折腾了，不满与愤懑渐渐平息了，然后该干什么就去干什么了，其实这就是接受了。因为我们知道明天该发生的事一定会发生，现在不属于自己的想也没有用，所以对于一切事情的态度最终都归于接纳，也就是说接纳是唯一的选择。

只有努力把接纳当作一种态度，患者们才能坚持挺过症状的加剧与反复，才能真正迎来强迫的康复，才能真正领悟到接纳是一种智慧的人生态度。这个过程是漫长的、艰辛的，它的实现需要我们积累丰富的人生阅历，充分地运用智慧和毅力，对生活注入源源不断的热爱。孟老师对我说过：要

把对症状的接纳扩展到生活中其他事物上去，对生命中的任何事物、任何情形都应抱有一种接纳的态度。当然，这种广泛的接纳并不是指范仲淹的"不以物喜，不以己悲"，我们都是凡夫俗子，我们对得失都会有所在意，能达到范仲淹所言境界的少之又少。接纳，主动争取后，对结果的好坏淡然处之；接纳，磨砺出柔韧的内心品质。把接纳当作智慧的人生态度，经历风雨后的你终会获得大智慧与大彻悟，呈现在你面前的一定是一道幸福的人生彩虹。

亲爱的患者朋友们，强迫症带给人的折磨我有切身体会。孟老师曾跟我说，他当年身处强迫痛苦时，如果有人稍微给他加以指点，他就不会经历长达20年的时间才走出强迫的泥沼，单凭这一点，我们这些得病的后辈就应真诚地感谢上苍对我们的眷顾。真心地希望大家能够从孟老师的书里得到重要的收获，早日踏上摆脱强迫的康复之路。让我们用心体会孟老师在《强迫症改变人生》一书里谈完对"森田疗法"的体会后所发出的令人震撼的感叹：感谢强迫！

孟刚点评：

小朱是最令我欣赏和钦佩的患友之一。他走出来后，写了这篇精彩的文章，为增加真实性，他坚持署真名（出版社为谨慎起见还是用了化名），其勇气和智慧值得大家学习。唯有这样坦诚开放的人，才能领悟出常人难以领悟的东西，写出如此具有真知灼见的好文。他对接纳的理解非常到位，他结合亲身体验，对症状的复发与好转时的心态刻画，真实而有力度。他尤其谈到，症状的好转是一种诱惑和考验，这非常切合患者的实际，非常具有说服力。他虽然强迫缠身，但勇于自我探索的智慧和毅力使他克服了困难，并坚持学习，取得了优异成绩，直到保送国内某顶尖大学硕博连读，现为某高校教师。总之，对正在康复中的患友，无论已经康复还是基本康复的患友，这篇文章都非常值得一读，它可以帮助你在康复的几个关键点上，澄清认识，坚定方向，树立信心。

六 看书自救成功的深圳书生

作者：深圳书生

（深圳书生，男，1979年生，IT高管，病程13年，2007年康复。）

1. 强迫与康复经历

我是深圳书生。2007—2008年，我活跃在孟老师的论坛里面，发了不少帖子，后来慢慢好转，因工作较忙，就很少和朋友们交流强迫症了。其实我愿意和大家交流，强迫是心灵的症状，交流过程就是心灵的交流，敞开心扉的感觉，就像是在团疗中讲出自己的故事，是很美妙的释放。

当初看孟老师的《强迫症改变人生》，看到孟老师对三个自我的分析，一下子被深深吸引，过去对自我的很多认识和想法由朦胧转为清晰。

当我读到孟老师写的："为什么自我总是违背我的意志？百思不得其解，困惑不已。夜深了，我开始回顾自己的童年，在似睡非睡的恍惚状态中，出现了——"我如受雷击，震惊得泪水涟涟，这说的就是我呀！此前我坚持"森田疗法"，已大有感悟，我愿意接受症状，但仍不明白"自己为什么会这样，我明明不想这样"，因此无法痊愈。至此我才明白，那是我的真实我，我真实的自己呀！多少年来，我都顺从着父母的意见、其他人的意见，顺从着理想我的权威，一直在迫害、打击、压抑、拒绝着真实我呀！如此能不逼着真实我从潜意识中跳出来，和理想我对抗，致内心冲突，得强迫症吗？我真想大哭一场。

今日，我得幸痊愈，千言万语涌在心头，不吐不快。感谢上苍，天可怜见，症状最坏时我的梦想是"朝闻道，夕死可矣"，现在痊愈，尚有几十年的光阴让我享受自由的人生，幸何如之！可是想到，还有千千万万的病友尚在自我桎梏的苦海中挣扎，我的经历、心得对他们或许有所帮助，如果能帮助他们痊愈，何异救人一命啊！因此，我把13年痛苦经历所得到的感悟、思考写出来与大家分享，和病友们共勉。

前尘远去，再痛苦的经历也如梦不复返了；未来的人生，必然是自由、精彩的人生，是值得期盼的。希望所有的强迫症、神经质症患友和我一样充满信心，心灵自由的人生妙境在等着我们！（详见《谁在强迫我的人生》"前尘若梦，未来可期——一个13年强迫症痊愈患者的心声"。）

2. 强迫症痊愈后期应该注意的问题

我几年前症状已减轻，将主要精力投入工作和生活，很多领悟和感觉都淡化了。最近偶然在电脑上翻看到孟老师书中所附小朱的分享文章，惊出一身冷汗。最近半年来，我的情绪和整个人的状态都时好时坏，我的判断是自己有点不思上进了。看完小朱兄弟的文章，我反思了很久，我发现实际上是强迫症状悄悄来袭，而我并没有发觉，自然而然就排斥了。这几天我开始自我调节了，每天进行自我对话，重新观照内在，就好了很多。强迫是一辈子的事情，对待强迫症状的接纳，不是一种治病的方法，而是一种人生的态度，必须贯穿始终。我这次加深了对这个道理的领悟，希望以后也不会再忘掉，与诸位共勉。

（1）如何对待症状？忘掉症状，全身心投入工作和生活，症状就永不再来吗？

——不是。即使已经康复得很好，生活和工作也处理得很好，但由于强迫症患者对待情绪、对待现实的方式有天然不足，症状或轻或重总会再来。识别和接纳是唯一合适的应对方式，接纳是人生态度，不是治病方法，需要一生始终坚持。

要经常自我提醒：症状好转是一种诱惑，诱惑我们犯错，不接纳症状，不接纳情绪，不接纳自己，会再次陷入自我冲突。症状好转也是一个考验，通过了考验，我们才能学会真正接纳，得到进步。（来自小朱的总结）

我不强求症状好转。在目前的状态下，我就过得很好，做得很好。

我不再耗费心力对付症状，而是专心做事。

（2）如何识别和接纳？一些具体的方法如下：

——做对待症状的日课：与自我对话，吾日三省吾身，每天清除负面思维，不积累。

——放松，自我催眠：操作方法，参考《带你探索你的前世今生——廖阅鹏》（两张CD，网上有资源）。

——自我暗示。看着自己小时候的照片，对他说：我知道你自卑、羞愧、害怕，但我完全爱你，完全接纳你，完全信任你，永远不会离开你。

（3）如何对待自己？要善待自己，宠爱自己。

——善待自己的身体，锻炼，早睡，吃健康食品。

——善待自己的爱好，做自己喜欢的事情。

——善待自己的心情，给自己买礼物，买好衣服，买好手机。

手机上放一张自己小时候的照片，经常和他/她说说话。

自我暗示：拒绝完美，我不需要完美。

我知道你自卑、羞愧、害怕，但我完全爱你，完全接纳你，完全信任你，永远不会离开你。

我完全理解你所受的伤害和委屈，但是这些伤害和委屈都过去了，咱们现在过健康、快乐、成功的生活，好吗？

你所做的一切都由你自己决定，你可以为你所做的一切负责。你不需要讨好和取悦任何人。

你的价值不等同于你的工作，也不等同于你的表现，更不等同于别人对你的评价。你不需要讨好和取悦任何人。你的价值在于你的独特性，你是与众不同、独一无二的。

（4）如何培养自己的自信心？成功列表，及时记下自己做成功的事情。（我自己的例子：丰盛日记×××）

随时拿出来看看，增强正面的自我暗示。

当症状伴随彻底否定自己的消极情绪而来，看看成功列表，可以帮助你识别症状的虚假。

养成计划—执行的好习惯：大的事情，做大的计划；小的事情，想一想我准备在几点钟之前完成它，然后按计划执行。长期坚持，做事成功率提高后，自信心自然提高。（我自己的例子：目标—计划—执行×××）

（5）如何对待自己的原生家庭？原谅和接纳父母。理解父母的局限和不足，接纳他们曾经对自己的伤害，放下怨恨。症状的很多表现可以从对家庭伤害的愤怒和反抗中找到根源，所以接纳父母，对接纳症状很有帮助。

找到症状根源，重新审视自己曾经受到的伤害。

我自己的例子：进入催眠状态后，我感受到自己受到的两个最大的伤害都来自父母。中学时，妈妈曾经对我说：早知道你这么不听话，你小时候我就一脚踩死你了；爸爸说：给你读书的钱，如果买肉吃，拉屎能拉满一个粪坑了。我想抱住小小的自己，真心告诉他：孩子，你受委屈了，我爱你。

我们要尽力改善与父母的关系，给父母买礼物，定期打电话给他们。那么，如何应对父母现在对自己的继续伤害？我们要用成人的态度，让父母知道，他们已经伤害不了我，我是一个成熟、理智、有思想的成年人，不是他们可以随意控制的小孩了。

孟刚点评：

在仅仅通过看我的书就达到或基本达到自愈的强迫症康复者里，深圳书生是其中的杰出代表，当然他之前也曾看过"森田疗法"的书。深圳书生自救成功，原因如下：坚持自我探索，坚持学习和工作，他在学习了"森田疗法"之后，就走上了康复的道路，等了解了三个自我理论对真实我的描述，领悟到真实我就是被自己长期忽视或打压的孩子，症状就是他的抗议和表达之后，他心中的结才彻底打开，豁然开朗。他提醒广大的强迫症患者：我们要做真实我的好家长！

深圳书生康复之后事业发展得很好、很成功，但在真实我的成长方面仍然有许多功课要做，强迫症偶尔还会趁他不备时发起攻击，但都能被他及时觉知，然后重新回到接纳的轨道。他后来在"孟刚强迫症自救 QQ 群"坦诚地敞开了自己，与患友们分享其痊愈之后的状况及经验教训，这对痊愈或基本痊愈的患友具有重要的参考和借鉴价值。

七 感谢孟老师和他的书

作者：水一粒

（作者为"孟刚强迫症论坛"的会员，其他信息不详。此文根据作者公开发表的论坛帖子整理而成。）

1. 森田的书与孟刚老师的书

我今年（2011 年）37 岁，非常感谢孟老师，还有他的书，他的书填补了森田疗法著作与中国人之间的距离和空白，我觉得真的非常了不起。

是孟老师的书帮助了我（我曾经在 2005 年和 2006 年读过森田疗法的书，有些感觉，然后症状又把自己莫名其妙地给忽悠过去了）。我有幸从 Google 网站上看到"鲁豫有约"节目中孟刚老师那段视频，并乘胜追击到孟老师的佳作，然后以极慢的速度反复仔细研读，并重读了森田疗法的书籍，终得恍然。大概三个月之后，我循序渐进地断了药。

那是在 2010 年年初，我看了孟老师的书才知道和确定自己的问题叫强迫症，这一点对身体恢复极其重要。之前只知道森田疗法的书籍中提到的神经质症这一比较笼统的名字，我觉得强迫症患者中还有很多人不知道自己到底患了什么病，甚至很多人都不知道这是一种病，这才是最痛苦的。所以，朋友，如果你能确定自己的问题所在，那么你已经走在正确的道路上了。

森田疗法的书籍是从日本引进并翻译的，在这过程中有些部分应该也失真了。我猜想失真的原因可能有以下三个方面。

（1）日本人不愿意中国人看到一些核心环节。

（2）翻译者对日本、日本文化很难做出透彻的理解。

（3）由于翻译者本人没有体验过相关症状，或者体验不深，因此很难准确地翻译过来。

所以，一段时间下来，我还是比较喜欢向大家推荐孟刚老师的书。当我和身边或者网上的强迫症患者聊天的时候，我一贯推荐大家看孟老师的书。他的书有好多妙处，其中最重要的是它始终是以一个"过来人"的角度来说事儿，很注意用词，避免引发歧义。有些作者，既不是"过来人"，又对强迫症理解不深，因此他们写出来的著作要么用词不准，要么是他们的观点明显有问题。我们站在自己的角度，翻一翻，可以看出一本书的作者到底有没有那样的亲身经历。

对于孟老师的书，也许在大家头脑激荡的时候，我会想起里面的细节，不知道有没有机会跟大家一起分享书中的精彩片段。我的一个感觉是，在强迫症没有发作的时候，我们的错误观念潜伏在我们的头脑中，影响着我们的方方面面，但我们自己没有觉察。由于症状没有发作，所以我们不会痛苦，也就没有动力去挖掘并消除这些错误观念。但是，当强迫症发作的时候，我们就需要孟老师的书作为引导，并在痛苦带来的动力驱动下，吸取和领会书中的精华，这才有可能纠正我们的错误观念。

2. 我痊愈前、后的状态

痊愈前的状态：

我的经历和孟刚老师差不多，大概有 20 年左右的强迫症经历，在此期间念大学，读研，工作，分手，丧母，生子，强迫症症状也是忽隐忽现。2010 年春节后，我尝试了一次自杀，遗书已写好，已赶到地点，结果失败了。（你懂的，不然我怎么在这里唠叨？）导致我自杀的其中一个原因是，当时服用了一些精神药物，并在过年的时候回老家误饮了些酒。在我的家乡，过年喝酒极其彪悍，不喝是不行的。之所以说误饮，是因为精神药物和酒的相互作用，会使人处于极其危险的境地，而当时我不记得医生的严正劝告了。（医生讲的话听清了，也都听明白了，但面临酒的诱惑的时候就忘记了。）而这，也正是引起我那次唯一的也是极其珍贵的勇敢的尝试的一个重要原因。在这里再啰唆一下，个人觉得药物还是有一定的镇静舒缓作用的，不必完全排斥，但切记：如果借助药物，切不可饮酒及饮用其他刺激性饮料。

痊愈后的状态：

（1）越来越理解到自己在这个世界的能力、位置和地位，明白哪些是自己力所能及的事情，碰到自己产生烦恼、恐惧时，比较容易顺其自然，接纳自己的烦恼、恐惧。

（2）有时候第一反应还会不由自主地抗拒，但是比较容易意识到自己在强迫抵抗，想想前面提到的情况，也就接受了自己的情绪，不再抵抗。

（3）越来越习惯硬着头皮做事。其实，这就是为所当为吧。

我觉得强迫症患者不论具体症状如何，最后的觉醒不外乎是认识到人在这个环境中（包括社会环境和人所处的自然环境）的渺小和有限，然后心甘情愿地与痛苦、害怕和担心融为一体，过着正常人的生活。当然，在这个恢复过程中，以森田、老子、孟老师这些可借鉴人士的书籍作为框架和指导，也是必不可少的。

所以，亲爱的朋友们，当你身处强迫症状中的时候，请记住：最痛苦的时候也是最有可能重生的时候。没有痛苦，你心中的错误观念，可能会跟随

并伤害你一生。希望，是世界上最美好的东西。（来自电影《肖申克的救赎》）

再次郑重感谢孟老师，怀念伟大的森田，并衷心感谢他们给予我的帮助。是他们，让我在抱着年仅两岁的小孩时，心中满怀的是无障碍的快乐，而不是酸甜苦辣俱陈的纠结。他们是人类幸福和快乐的缔造者，我觉得完全可以这么说。

孟刚点评：

我的书能帮助众多的强迫症患者、强迫人格者和心理障碍者认识自我，摆脱痛苦的深渊，我感到由衷的欣慰。因为那种叫天天不应、叫地地不灵、欲哭无泪的锥心之痛，我感受得太深太深了。很高兴水一粒朋友成为走出强迫泥潭、拥抱生活、享受快乐的觉悟者之一。很多成功自救的强迫患友，比如深圳书生和水一粒，都是先接触了森田疗法，随后又读了我的书，两相结合后才彻底觉悟和康复的。这说明了大道相通的道理。

水一粒朋友的感悟也很具有启发性：

（1）强迫症确实是一种心理疾病，你承认或不承认，它就在那里。假如不知道这是一种病，就会认为自己是一个怪物和另类，茫然无措，找不到出路。我当年的情况就是这样，当我终于知道发生在自己身上的荒唐的、奇怪的现象，原来是一种叫作"强迫症"的症状的时候，我才松了一口气，并从此踏上了自我救赎之路。

（2）一个人一定要认识自己，知道自己的斤两。你对自己认识得越清楚，对自己的定位就越准确，就更容易做到理解和接纳真实的自己。尤其当我们内在力量缺乏的时候，自我的压制无异于骆驼背上的最后一根稻草。如果你具有伟人那样超人的自信和强大的人格力量，强迫的特点不仅不会导致强迫症，而且将有助于事业的成功。最典型的代表就是乔布斯。不过世界上这样的人实在是太少了，乔布斯的成功不可以复制。我们最需要的就是使真实我成长强大，即认识、理解、宽容、接纳、开放自我和表达自我，进而实现自我。

八 我的孩子彻底好了

作者：当当网无昵称用户

（本文的作者是一位强迫症患者的家长，其他信息不详。此文是作者在当当网上的一篇书评。）

《谁在强迫我的人生》是一本非常好、非常实用的书。作者的亲身经历、体验、感悟、引导，实实在在地握住强迫症患者的手，让他们从不可自拔的痛苦泥潭中走出来，这是那些夸夸其谈的心理咨询师根本做不到的。2009年，我有幸在书店买到它，那时，我正处于绝望中。我的孩子已病了三年，其间，我们找了许多著名的心理咨询师，往返于上海、北京最顶尖的医疗机构，都是让孩子吃精神类西药，换了许多品种，加量再加量，但孩子的病却越治越重，药物副作用使孩子几次自杀，最后医院让我们把孩子送进精神病院。不知有多少青春期的孩子就这样被他们毁在了精神病院。后来，我先在书店买到了杨仲明教授的《精神病可以治愈》，吃杨教授给配的中药置换出西药，并按杨教授的一套方法治疗，再后来又遵循孟刚老师的"接纳认知心理疗法"，帮助孩子一步一步对生理和心理同时调理和治疗。现在孩子彻底好了，考上了大学，健康快乐，朝气蓬勃。我多么希望那些青春期患病的孩子能得到正确的治疗，不要走我的孩子走过的弯路。现在想想太后怕了。一定要善待我们的孩子啊！我们做父母的也要不断学习，命运要掌握在自己手里。新浪网有"杨仲明博客"，"孟刚强迫症咨询治疗网"是孟老师的官网，希望可以帮到患病的孩子。

孟刚点评：

最近，我接诊了一位年轻的男性患者，他有一个特殊的家庭，几年来由耄耋之年的姥姥陪伴辗转于各大城市的各大医院，大把大把地吃药，最长的一次住院达一年多，花光了家中的积蓄，但仍然不见有根本性的好转，而且药物的副作用真的太大了，对患者的摧残不亚于症状本身。正是血气方刚、年轻力壮的年华，年轻人不但不能尽孝，反而需要老态龙钟的姥姥照顾。看着祖孙俩相互搀扶着离开的背影，我心里那个难受啊！因为利益驱动，确实有一些不负责任的医院和医生，对强迫症患者进行过度治疗，除了吃药就是吃药，更有甚者，以"精神病"盖棺定论，从而对患者造成了毁灭性的伤害。我有过成功地把处于毁灭边缘的患者拉回来的案例，也有非常无奈的失败案例。我常想，要是患者在发病前或发病初期就能得到及时的辅导，就能避免强迫症的发生或加重，从而减少心理的痛苦，经历不一样的人生。最后，真诚祝福本文作者和他（她）的孩子！

九 其他成功案例

十几年来，我的个别咨询和团体治疗帮助的患者数以千计，我的书帮助的患者更是数以万计，在这里我不可能列举太多案例。不过，我还想再援引以下 7 位患者有代表性的发言，以证明我创建的三个自我理论和自我心理疗法对强迫症患者确实有很好的疗效，而且不限于强迫症，不限于治愈，因为很多患者和读者的人生从此改变，由此获得了新生。

（1）ACKXU

孟刚老师您好！我是一个音乐人，在不知道您之前，我经常被一些琐碎的烦恼所纠缠，总是反复地去做一些小事，之后又怀疑自己是否已经做好了，反反复复地去做，致使我在做音乐的时候都无法用心集中注意力。开始我以为世界上只有我自己有这个现象，后来我在网上了解到，这叫焦虑引发的强迫现象,也发现并不是我一个人有这个现象,而是有一个庞大的群体都在深深地为此而烦恼……后来我基本掌握了您的方法,终于有了好转,我今天来这里是向您说谢谢的。您在我心里永远是伟大的老师!为了向您表达我的敬意,在我最近的一部视频音乐作品中,有我拿着您的书的镜头!很多朋友都问我拿的是什么书,我说是一位很了不起的人写的书,书名就是《谁在强迫我的人生》。大家在百度上搜索"许明音乐之旅 No. 2"就可以找到了。再次感谢孟刚老师!

(2)长桦

通过六个多月对孟老师的理论的亲身实践,我现在不仅能轻松自如地对待症状,工作上也信心倍增,对自己以后的生活充满了信心,自己在很多方面也改变了许多。再次感谢孟老师和任老师真心的付出,两位老师辛苦了。在自己人生迷失方向的时候,是您们让我以后的人生有了新的方向,有了新的规划,得到了重生。以后我会在工作中更加努力,让自己的生活充满活力,充满激情,来弥补失去的青春年华而不枉此生。长桦在"孟刚强迫症自救群"的分享录音《朴实无华而实用的康复感言》见微信公众号"孟刚强迫症"。

(3) mrsp

十年前,我患上了强迫症,时间过得好快,转眼十年过去了,当时我以为自己得了精神病,那真的是一种濒死的感觉,但是我没有放弃,到处寻找治疗的办法。我在网上查资料,查着查着,就来到了孟刚老师的工作室,当时一下子就被孟老师的治疗理论吸引了!通过学习孟老师的理论,加上自己的理解,再加上自己坚持不懈的生活实践,自己终于走了出来,具体过程希望以后有机会可以和大家分享一下。

(4)未来之路

孟刚前辈,我是在 2008 年的时候偶然之间看到您写的《强迫症改变人生》,这本书对我的人生产生了很大的积极影响,我多年摸索寻求而始终悬而未决的对个人强迫人格问题的解决办法在您的书中得到了更正确的答案。在此非常感谢您！到目前为止，对我来说除了我的父母，您就是对我影响最大的人。您是我的心灵导师！您 20 多年的艰难探索过程所得到的真知和无私分享的精神会随着时间的推移继续流传，只要强迫症还存在，那些强迫症患者将会继续得到您的指引，去更好地面对未来！

（5）翼下之风

孟刚老师的《强迫症改变人生》一书，我已经看了很多次了，用"强迫史上的旷世奇书"都不足以形容它的伟大，优美的文笔，深刻的思想，使我每一次看都有新的收获。我觉得书中曾经的孟老师和自己有 90% 的吻合度，他写的就是我自己啊！正是因为那一次我在图书馆偶然翻到这本书，然后细细研读，才茅塞顿开，自己第一次有了解脱多年枷锁的感觉，自己的大学生活才过得比较快乐！我感受最深的一点就是：强迫症患者一生中最对不起的人就是他们自己！

（6）暖静静

高三那年，我意识到自己思想上出问题了，但很迷茫，根本不知道有"强迫症"这个词。

历经三年，在自我的意志克制下，强迫症仍不时地出现，把我的生活搞得一团乱，让我几乎对未来绝望了……后来在学校图书馆看到了您撰写的《强迫症改变人生》一书，我从来没有觉得一本书对我的影响如此之大！自此后的半个月时间里，我经常翻阅这本书，在这本书的指导下，强迫症可以说几乎不会再影响我，它成了我一笔可贵的财富！

庆幸看到了您的著作，它改变了我的一生！

（7） Pjrnhm

孟老师，能看到您的书，以及能与您结缘真的是太荣幸了！我的情况和您大致相似，我挣扎了十几年，寻求过很多很多的办法，可是越来越糟，直到前两天有位心理医生听了我的倾诉后向我极力推荐您的书。那时候，我还不以为然，可当我打开《强迫症改变人生》看了一段后，开始慢慢兴奋，然后越来越激动，仿佛一下子找到了从死神手中挣脱开来的法宝。感谢您和您的书，今天我已经基本看完您的书，人也彻底大变样……您的书我一点点地看，就好像从来没有吃过母乳的孩子，突然尝到母乳那种感觉，是多么贪婪、幸福和不舍。您的书写得太好了，可以说在这样的社会里一定会造福很多很多的患者。您能写出来，将之公布于世说明您已经完全康复了。也许您现在感觉不到这本书的价值，但我真的能体会到，也许有一天，或者是在 N 年以后，它的价值和森田疗法的书或其他著名心理学家写出来的书在价值上是等同的。

第五篇

开悟与痊愈的秘密

CHAPTER FIVE

一　把恐惧的牢底坐穿

（一）恐惧是虚拟的牢狱

从很小的时候起，父母给我留下的印象就是软弱无助，他们好像总是受害者，总是被人欺负，父亲对所有人都毕恭毕敬，母亲在我面前总是唉声叹气，我几乎从来没见过他们自信的言谈、昂首的脚步和开心的笑容。他们的言谈举止无形中给我灌输了一个信念：别人是强大的，得罪不起，我们没有本事，一切得依靠别人。父亲经常带着我去看望那些"有用的"人，说好话，不仅如此，甚至对那些欺负他们的大人和欺负我的孩子，也逼迫我按辈分去称呼叔叔、大爷、爷爷、奶奶。在村里我的辈分小，碰到的都是长辈，潜移默化中自我感觉低人一等。与此同时，父母对我管教过严，寄予厚望，指望我将来有出息，给家里争气，这又给我施加了无形的压力。至此，他们为我打造的恐惧的虚拟牢狱基本完工，我在这个牢狱里挣扎了20年，耗尽青春岁月。我上大学前的表现无非是内向、腼腆和寡言，当"击鼓传花"的那一槌敲醒我的自我后，我就开始了无休止的精神折磨。我说任何话之前都得反复思考、斟酌用词，紧张得要命，脸红得要命，浑身出汗，以至于当众说不出一句完整的话。然后，对说过的话、做过的事不停地回忆检索，总能找到不合适或不完美之处，继而悔恨、自责。然后又开始忧虑，担心头脑中推理和预测出的"可怕后果"。悔恨着你的悔恨，忧虑着你的忧虑，循环，循环，没有尽头。

强迫思维从此形成。别人一句不经意的话语，一个不经意的动作、表情或眼神，都会挑起我那根敏感的神经，我反复检讨自己，寻找"得罪人"的蛛丝马迹，并由此展开分析比较判断，推测别人的感受以及对我的印象，接着又为以后该怎样与人相处、怎么说、怎么做、做什么表情、怎么应答，设计预案，费尽心思。我不是"一日三省吾身"，而是"一日百省吾身"，大脑中虚假的警报时刻在响，出了故障的思维机器一天到晚"吱吱嘎嘎"地转个不停。

小时候被父母打压，长大后又被自己打压，不恐惧和强迫才怪！真情实感得不到表达，安全感缺失，只能靠思维补偿，于是恶性膨胀，欲罢不能。

对真实我的残酷打压和苛刻要求，使我原来只对人际关系的敏感多疑，渐渐泛化到生活的方方面面。首先是对自己身体的过分关注，本来好好的，突然就感觉这里也不舒服，那里也不得劲儿。然后是衣服，领子不对称，袖子挽得也不板正；字写得越来越难看；走路的姿势，纠结是先迈左腿还是先迈右腿；洗澡时用肥皂还是香皂；眼镜像条毒蛇，老在眼前晃来晃去。做任何事都像是生死抉择，比如今天是星期天，要不要出门，到哪里去，去了做什么，怎么做，做了之后呢……我那点聪明才智全用在这上面了。

为了挣脱那个恐惧的虚拟牢狱，为了获得缺失的安全感，我把自己封闭起来，跟自己玩强迫的游戏。心酸哪！为什么我眼里常含泪水，因为我不知道我是谁，在魔窟里转昏了头。看那些恐惧的小鬼，吐着吓人的红舌，在我身边跳着、号叫着——我以必死的信念迎上去，大不了一死，死了重生做好汉——我睁开眼四处寻找，连个鬼影都不见了。

强迫症患者所担心和恐惧的，都是自己头脑中想象出来的、发生概率很小的事情，他要确保自己绝对安全，但对外部已经丧失了控制力，就反观自身，在完美欲的驱使下，密切关注自己的生理、心理和行为，试图通过对自身的严格控制和苛刻要求来影响外部、改变外部，以获得想象中的安全感。过分的关注和控制导致感觉和思维的扭曲，陷入恶性循环的"怪圈"。有一种强迫是通过对外部的控制来实现自我，比如政治家、企业家、科学家等，都属于强势人物；另一种强迫是通过对自身的控制来完善自我，比如强迫症患者，枪口对内，十分惨烈。不管是对外部的控制，还是对自我的控制，都属于人的正常现象，问题出在过于执着，失去了弹性。一旦失去弹性，就易损、易折、易毁。其实，真正的智者是外柔内刚，外圆内方，有坚强的意志，又不失水的灵性，他从不求对内对外的绝对控制，因为他看穿了世间万象，领悟了生命的本质；他努力拓展自己的生存空间，又高度聚焦于当下的生命体验，万事随缘自在。

"舍得一身剐，敢把皇帝拉下马。"皇帝在"马"上，你可以把他拉下来，可是恐惧在哪里？你怎能把恐惧赶走？把皇帝拉下马是目标和理想，把恐惧赶走的我是理想我。追求理想，但不要追求理想我。追求理想的激情淹没了恐惧，战胜了恐惧。把皇帝拉下马肯定有恐惧，追求理想、追求卓越肯定有恐惧，这都是自然的和必然的。千万不要回头来对付恐惧，因为恐惧是不可能直接消除掉的，但是，你可以用生命的激情，用自我潜能的发挥，用自我价值的实现，去战胜它。强迫症在哪里，恐惧在哪里，不要管，不要问，接纳它，承受它，向前、向前、向前——当曙光出现的时候，黑暗自然消失；当行为改变的时候，性格自然改变。只有行动带来的新感觉、新经验，才能使症状蜕变，才能使真实我成长，才能获得真正的领悟，看穿放下，活在当下，活得有尊严、有意义，这就是生命的全部。

恐惧，是专横的大人制造的虚拟牢狱；强迫，是可怜的孩子所玩的心酸游戏。

为了新生命的诞生，敢把恐惧的牢底坐穿！

（二）当下有恐惧，但没有大灰狼

左一个怕，右一个怕，前一个怕，后一个怕，其实都是糊弄小孩子的把戏，类似于"不听话就会被大灰狼叼去"的恐吓，你相信了，就被投入了虚拟的牢狱，以后就不得不乖乖听话，听强迫的话，跟它玩儿强迫的游戏。

内心那个充满了不安全感和恐惧体验的小孩是真实我，他的恐惧感很真实，他是真的恐惧了，他只有乖乖听话才能免除恐惧，而"大灰狼"以及"不听话就会被大灰狼叼去"是虚幻的逻辑链：假如你不×××，就会发生×××，所以你必须×××，就是这条逻辑链牢牢地把你捆绑住了。

当下虽有恐惧，但没有大灰狼，没有大灰狼的恐惧就像狗狗对不再喂食的铃声渐渐地不再分泌唾液一样，渐渐衰减和消失了。当真的大灰狼突然出现的时候，你不恐惧才怪呢。所以只要在当下，该恐惧就恐惧，不该恐惧的时候渐渐就不恐惧，但如果你总是屈从强迫乖乖听话，就反证了大灰狼的存在，以及"不听话就会被大灰狼叼去"的恐吓，那你的恐惧就永远存在，你将不得不永远听话，强迫一生，抑郁一生，悲哀一生。

当下是生门，是防守的阵地，是战胜"大灰狼"的阵地，如果你离开当下，攻出去压制或跟随念头展开思维，犹如你与头脑中的大灰狼搏斗，好比欧阳锋与自己的影子大战，又恰似唐·吉诃德骑着瘦马冲向风车，注定是一出闹剧和悲剧。

当下是正念，回当下是唯一的正念，正所谓"正念常相继，无心云雾收"。

所以，自我心理疗法是默念当下、当下、当下……觉知拦截回当下，觉知切断回当下，觉知内观回当下，"不择手段"回当下，砸锅卖铁回当下，破釜沉舟回当下，连滚带爬回当下，油煎火烤回当下，抽筋剥皮回当下。

世间的方法千万种，哪种方法能让你回到当下，你就信它，回到当下的路有千万条，但最好别走那些貌似深奥高级的弯弯绕，能直接回来就一秒钟都不要犹豫。

认真学习三个自我理论，深刻领悟强迫症的发生、发展机制，然后把理论忘记，只剩下："接纳真实我，切断逻辑链，鼓起勇气，创造新体验。"透彻理解这几句话，它会帮你回到当下！

刻苦训练自我心理疗法，努力实践自我心理疗法，坚定不移，打破已有的强迫反应模式，建立健康的当下反应模式，你不仅能康复，而且我保证你将收获更多，甚至获得新生。

你虽在关系中，你却是你的唯一，与你如影相随的，只有你自己。

世界早把你遗忘，你却感到危机四伏。

你自作多情，以为你的影响力无处不在，以为在别人眼里你很重要，你得为别人的感受负责。

你自我欺骗，一直把想象当作真实，因为脱离了关系，你将失去存在的价值。

你受了伤，没有人为你舔舐伤口，你不自强，所有人都会从你身边匆匆走过，留下你黯然神伤。

你自编自导一出戏，并自担主角，你有时完全入戏，不愿意出来；有时想出出不来，呼天抢地。

你虽在关系中，你却是你的唯一，也是世界的唯一，你感到安全，因为你相信使命未完成死神不会来找你，你相信不管哪一天是生命的尽头，都是最好的归宿，因为你已经掌握了自我心理疗法之真谛：

真实我，接纳真实我，无条件接纳真实我。

逻辑链，切断逻辑链，坚决果断切断逻辑链。

当下，回当下，"不择手段"回当下。

（三）在你变成一只狼之前

强迫症患者心中总有一种未完成感、不完美感和不安全感，一遇到事儿，自我检索机制就迅速启动，反复回忆和检索，总能找到让自己后悔、自责、恐惧和忧虑的蛛丝马迹，由此展开的逻辑链让其深陷其中，痛苦不堪。

幼年遭受的创伤体验和压抑的内心冲突，使强迫症患者形成了防御性的对外反应模式，试图通过打压自己、修补和完善自己来获取安全感，这种打压和修补有时达到非常残忍的程度，以至于使强迫症患者完全失去了真实的自己。

可怜天下父母心！你们亲手砍掉了孩子的翅膀，却逼着他飞翔，你们告诉他这个世界很危险，使他缩手缩脚、战战兢兢，却期望他出人头地为你们争光。

怕，永远的怕，不论有多少种具体的怕，本质上都是一个怕，内心的怕，怕死。

呈现怕，进入怕，超越怕，才能战胜怕，俯视怕。

在你变成一只狼、一只虎或一个猎手之前，你害怕狼，这很正常，千万别否认。不是说狼有多厉害，而是你太弱小。但是，假如你不仅害怕狼，还害怕与狼有关的事物，譬如狼雕塑、狼皮衣、狼故事等，那就意味着强迫了。

由具体的应激事件引发的焦虑是短暂的，譬如在重要考试的分数下来之前的焦虑，而平时不明原因的弥散性焦虑，或许是由某种难以察觉的隐性压力所导致。如果遇到反应强度与应激事件明显不匹配的情况，那一定是沉淀在内心深处的恐惧和焦虑被唤醒，这种体验是非常真实的。

但是，就算此时有大难临头或吊在悬崖上的感觉，也与强迫对象无关，如果执着于解决这个具体问题，大脑就会以某种假设为前提展开逻辑链，即自编、自导、自演一出恐怖剧，而且入戏之深，难以自拔。

拦截一切念，拦截第一念，咬紧牙关，死守当下，就让自己吊在悬崖上，豁出去了，大不了一死！——万一死不了呢？

在拦截和切断之后，最初的焦虑不安确实非常强烈，念头似乎就在大脑旁边盘旋鬼叫，伺机反扑，这时只要你的意志稍有懈怠，念头立马把你带走。正所谓"万般烦恼皆因念，一念下去是深渊"。

好了，现在请你咬牙、闭眼，松开双手，扑通，必死无疑了！才发现离地只有三尺而已。

朋友，黑云压城的世界末日，那种比死还难受的感觉，头痛欲裂、胸闷心慌、浑身发抖、手脚冰凉或大汗淋漓，是真的！

拦截一切念，拦截第一念，接纳真实我，切断逻辑链，从那出自欺欺人的戏里分离出来，鼓起勇气，直面现实，让真实我成长强大，变成一只"狼"，这才是康复的必由之路。那些所谓没救了、绝望了之后的好转是一种假象。因为强迫走了，抑郁来了，焦虑自然就淡了，强迫就没了。吃药也一样。总之，靠放弃欲望，进一步弱化自己和矮化自己来稀释强迫的痛苦，不可能带来真正的痊愈，这与在追求理想的过程中放下理想我，让真实我经受锻炼而成长强大的取向是完全不同的。

（四）强迫恐惧的心理学解释

美国心理学家斯金纳发展了巴甫洛夫的经典条件反射学说，提出了操作条件反射的理论。白鼠在"斯金纳箱"中受到电击，惊恐万状，四处乱窜，偶尔踏到一块踏板，电击停止。这样的实验反复多次后，白鼠习得了一有恐惧或一预感到有恐惧就去踏踏板的行为，即使后来恐惧与电击无关，即使踏踏板并不能在客观上消除恐惧源，白鼠也不例外地去踏踏板。

强迫症患者内心的安全感没有建立起来，就像斯金纳的白鼠一样，小时候遭受过"电击"，内心积聚了许多恐惧和焦虑的能量，心理上对外部刺激极为敏感而处处设防，当遭遇挫折时，焦虑能量被激活，应激失败，心理产生退行性反应，从而出现一些幼稚的想法和行为。这些想法和行为就像白鼠踏踏板那样，曾经起到过避免惩罚和减轻恐惧的作用。比如，当受到父母的恐吓和惩罚时，号啕大哭，肌体紧张，自言自语，手脚乱动，生病，于是父母的恐吓惩罚停止，改之以抚慰。幼儿毕竟不是白鼠，他只需一次就在潜意识"记住"了这种避免惩罚的反应模式，而且随着年龄的增长和社会化过程，他逐渐学会了与年龄相匹配的应对挫折的反应模式。但对强迫症患者而言，这种有效的反应模式并没有建立和巩固起来，当遇到一次偶然事件而产生恐惧，或仅仅是预感到恐惧的时候，儿时的反应模式就浮现出来了——号啕大哭，肌体紧张，自言自语，手脚乱动，生病。他无意中发现了这种反应的"好处",但他已经成人,在理性上是不能接受这样的反应的,因为他知道这样的反应并不能获得别人的抚慰,更不能博得别人的欣赏,也不能解决实际问题。如此,潜意识与意识、理想我与真实我产生冲突,现实我本想压制和排斥真实我的反应,结果反而使这种反应加剧并固着下来,导致强迫。

所以,强迫症患者一定要看清楚,你所实施的强迫行为与避免灾难性后果之间已经没有关联,那只是曾经有效的幼稚的反应模式,所以不仅在别人看来,甚至连自己都认为是荒唐可笑的。譬如,有人吓唬一个小孩子说,你再不听话我就让老鼠咬掉你的鼻子,小孩子信以为真,吓哭了,而大人们都在开心地笑。再譬如,小孩子被桌子碰疼了脑袋,妈妈一边说:"看你以后还敢碰我的宝贝不!"一边拍桌三下。小孩子很快破涕为笑了。拍桌三下与脑袋被碰有联系吗?当然没有,但幼儿信以为真,我们强迫症患者也"信以为真"。在客观上,无论你如何思考,如何预防,都没有办法百分之百地避免不碰脑袋。看清楚这一层后,恐惧仍然有,我们需要接纳它,但这个时候我们的控制能力是可以切断灾难性联想和分析的,即切断强迫思维逻辑链,而只保留单纯的恐惧,随着注意力的转移,恐惧一定会消减。不得不承认,强迫症患者的真实我是缺乏安全感的,胆小怕事的;又是叛逆的,有点孩子气的;还是非常虚荣爱面子的。

(五)关于死亡恐惧

1. 死亡是一种感受

以前看过某些"死里逃生"的人关于"濒死体验"的描述,譬如有漂浮感、进入隧道、遇见光等。有过这种体验的人,其世界观和人生观都会发生大的改变。

死亡很可怕,那是你的思维和想象,不是你的感受,因为没死过,就没有感受过。一切可怕的东西都是如此。当感受发生的时候,也许就不可怕了。谁知道呢!所以,还是让头脑歇一歇,届时让感受说话吧!

活着的每一天都与死亡无关，死亡的那一刻与死者无关。我知道早晚要死，但我的思维触摸不到死亡的边缘，我对死亡的感觉也只有一次机会，我不想过早地使用这次机会，因为在此之前还有很多活着的感受需要经历。这唯一的机会也许会提前到来，好比评书说到关键处戛然而止，欲知后事如何，且听下回分解，有遗憾，也有向往。生生世世，直到彻底看穿了生死，超脱了轮回，生命才叫圆满。我不想过早圆满，我想多活一些时间，多经历一些事情，享受人生的乐趣。其实，圆满的人已经不是一般人，他不会有我这样的想法。

人固有一死，或早或晚而已。每个人都有其归宿，没有轻于鸿毛的死，就没有重于泰山的死，轻与重的划分是人为的。在这个星球上，意外每时每刻都在发生，只是还没有落到我头上。落到我头上，叫不幸；没有落到我头上，叫幸运。当我为万千生命的不幸而悼念的时候，其实我是在庆幸自己，同时也做好了迎接万一的准备。如果有一天，不幸降临我头上，对我来说已经毫无意义，其唯一的价值是让活着的人感到幸运，从而活得更洒脱一些。

孤独是哲学的产婆，爱情是文学的土壤，死亡是宗教的洞房，感觉是生活的伴娘，思维是存在的幻象，灵魂是生命的故乡。

死亡学，是个很大的课题，各家学说都有不同的解释。在现实生活中，忙忙碌碌的人很少花时间考虑这个问题，有一种惯性带着他们向前走，他们把生老病死当作常识，当作一种自然现象，但当疾病真的到来、死亡真的临近时，他们的痛苦、绝望和茫然，以及对生命的眷恋才表现出来。

有些神经症患者对死亡的关注，只有神经质的恐惧而缺乏信仰，缺乏客观的探究。这个课题太大了，暂且打住。

死亡是一回事，怕死是另一回事；害羞是一回事，怕害羞是另一回事；失败是一回事，怕失败是另一回事；强迫是一回事，怕强迫是另一回事。

认识事实，接纳事实，切断强迫思维逻辑链，让感受出来说话，许多难题就都容易解了。

2. 如何面对死亡恐惧

我当初从观念到行为的放开，不是由于认识到死亡的不可怕，而是觉悟到怕根本毫无用处！既然死亡不可避免，既然怕与不怕都免不了一死，就不如不怕的好。而且，你越怕的东西，它就越来找你的麻烦。

我对宗教的研究是近几年才开始的。宗教是一个新的视角、新的高度。真正的信徒，对死亡是无所畏惧的，他们并不认为肉体的消失就是生命的终结，因为他们相信灵魂有他的去处。

不管有没有信仰，或者持有何种信仰，只要能让我们的人生更美好，就值得肯定。

对死亡恐惧的化解（不是根除）有各种各样的思路和方法，但绝不是一句"我不怕死"就能化解得了的。在我的经历中，死亡恐惧有时在意识层，有时在潜意识层。我首先化解了意识层的怕，这取决于认知领悟和人生阅历。在我内心最痛苦的时候，我告诉自己，我虽然痛苦，但起码我还活着，想想那些早逝的人，活着就算幸运了。我还告诉自己：怕什么怕，到顶是个死！后来，我渐渐领悟到，怕真是毫无用处，不仅如此，而且你越怕什么，什么就越来找你的麻烦。譬如，你怕一个人，那个人就可能常来欺负你；你怕考试考不好，就可能真的考不好；你整天怕生病，疾病就会光顾；你过分怕死，死神就会找上门来。这些领悟，与我的所见所闻有关，不由得我不信。而且，如果过分怕，在生活中就放不开，活得就很不自在。一个人什么时候死，怎么个死法，我们根本不能掌控。

我说不怕死，只是相对而言，我是指过分的神经质的怕。过分怕死，将泛化为生活中形形色色的怕，不仅怕，而且不敢承认、极力掩盖自己的怕，这就是许多心理问题产生的根源。我认为，要做到百分之百的不怕死是很难的，真正的视死如归，唯虔诚的信仰者！

意识的不怕，将逐渐影响到潜意识，我在不知不觉中就变得越来越不怕死。而如果连死都不怕了，生活中的是非恩怨，包括性格缺陷，包括这症那症，也就感觉更没有什么可怕的了。因为与死亡相比，这些东西都很不真实。说真的，我的自救之路是：发现并逐渐接纳了真实我，逐渐认清了怕的真相，勇气、信心、胆量不断增加，越来越放得开，脸皮也越来越厚，对许多事也越来越不在乎。我没有接受任何人的帮助，更没有看过心理医生，而能从严重的心理障碍中走出来，奥妙就在这里了。

归根结底，生活本身就是最好的治疗，任何技术、技巧都是权宜之计，而成为治病良药的，是心怀善良、无所畏惧地生活！

千万不可急于求成，不要幻想一劳永逸。浊之以徐清，一切有规律。不要怕失败，因为人生是一个过程，一种经历和体验，一种对美好的向往和创造，在这个意义上没有失败，但可能有遗憾——假如你活得不真实的话！不要患得患失，因为有得就有失，有失必有得，当生命即将结束的时候，你得到了什么，失去了什么？也不要太怕死，适度的怕或许可以使生命保持清醒，而过度的怕将使我们的生命质量大打折扣。

信仰神灵的人，找到了生命的归宿，就没有怕死的理；唯物者不信神灵，也可以不怕死。因为怕也没用，早晚得死。只要化解了死亡恐惧，其他的恐惧也将淡化下去，这意味着敏感脆弱的性格根基动摇了，强迫症的症状也将无所依附。

二 强迫思维的圈套

（一）思维的诱惑

1. 诱惑在哪里

内心缺乏安全感的人习惯用头脑思维获取安全感，在日常生活中遇到任何问题，他都开启思维逻辑链，试图找到一个完美的解决方案。他对自己没有信心，不敢相信自己的直觉判断和选择，认为如果不提前想清楚，就会对自己非常不利。他认为通过反复思考推敲，就能找到最佳的解决方案，而且一劳永逸，再不受这个问题的困扰。思维逻辑链的反复运转，使他对自己的头脑思维形成依赖。举例来讲，出现一个担忧的念头，便立即推导出一个灾难性的后果，接着进行分析比较，筛选方案，准备实施，以避免灾难性后果的发生。但很快就发现疏漏之处，马上推倒重来。这一切都在头脑中发生，其过程伴随着后悔、忧虑、自责的情绪，心理能量被大量消耗。虽然如此，他却"乐此不疲"，因为如果不找到那个完美的解决方案，感觉天就会塌下来。

内心缺乏安全感的强迫症患者，其思维方式是消极防御的。内心强大的人也喜欢动用大脑思维去解决问题，但他们的思维方式是积极进取的，他们属于现实生活中的精明人，能获取更多的实惠。还有一类人，多用直觉处理日常事务，缺乏谋划，没有心机，他们把脑力节省下来，用在了有意义的建设性的事业上。

强迫症患者切记，你现在没有能力也没有必要去做那种精于算计的人，就本性来说，你也不是这样的人。你必须放弃对大脑思维的依赖，以彻底的置之死地而后生的大无畏精神，坚决顶住思维的诱惑，让心活起来，让感受出来，立足当下，坚守当下，当下判断和选择，当下担当，当下解脱。

2. 思维是个骗子

思维是个骗子，为你设下强迫的圈套，不停地诱惑你；思维还是位作家，擅长炮制故事、虚构情节，让你置身其中，不识庐山真面目。不管多么恐怖、多么逼真，那都只是一出戏！

一定要学会分离出来，看戏——

感受最真实，感受是老大，你得认这个老大，千万别被思维蒙蔽。

感受不会骗人，感受本身很真实，感受后面的判断（思维）才会骗人。

在常温下，把手放到10℃的水里，感觉很凉；如果先把手放在0℃的水里浸泡，然后再放到10℃的水里，就会感觉很热。这个冷与热的感觉是真的，没有骗你，而据此所作出的水温不一样的判断才是骗人的。

在这里，水温多少摄氏度不重要，冷热适宜、感觉舒服才重要。

迫友们，我们不搞科研，我们是在生活，是非对错真的不重要，感觉好才是真的好。

你痛苦，对了又怎样？我快乐，错了又怎样？

那头走在悬崖边不听劝的叫驴，赢了又怎样？

我错了，我输了，我真的不行，我承认！

当我承认的时候，我是多么轻松和自信啊！

3. 思维与感受

你痛苦，因为你恐惧和忧虑，你的恐惧和忧虑不是由现在的事实引起的，而是对未来的预期。你担心未来可能发生某些事情，而这些事情对你非常不利，会给你带来痛苦，你担忧是为了逃避这个痛苦，但这个痛苦还没有到来，你就已经处于痛苦之中了。

你不能透支明天的快乐，也不能透支明天的痛苦，其实，没有发生的事情本质上都是虚幻的。明天的感觉，快乐也罢，痛苦也罢，都是虚幻；试图预测和控制明天的感觉，那是痴心妄想。当明天到来的时候，自己所担心的事情可能发生，也可能不发生，不管发生与否，当它变成一个事实的时候，积极面对它，该快乐时快乐，该痛苦时痛苦，那是一种真实的感受，与思维无关。感受是当下的，思维则指向过去和未来。一个觉悟者的心态是：生命转瞬即逝，死亡就在眼前，顶住思维的诱惑，感受当下，当下，当下——当下就是永恒。

4. 直觉思维信得过吗

我们最担心的一个问题是，如果不通过缜密的逻辑分析，只靠感受和直觉做判断和选择，会不会有危险，或对自己不利？换句话说，感受和直觉靠不靠得住？重要的话说三遍：靠得住，靠得住，靠得住！理由如下：

（1）感受和直觉不是单纯的生物本能，其中蕴含着过往的知识和经验，即理性已经沉淀在其中，靠感受和直觉所做的判断和选择，绝对不是毫无理性的。

（2）人人都有保护自己和发展自己的需要，趋利避害，这是一种自然的倾向，是一种内在的冲动和本能，所以，无须经过大脑思维的强化，就能在必要时迅即唤醒，从而做出有利于自己的判断和选择。

（3）最关键的一点，强迫症患者的性格都属于敏感谨慎型，我们的自我保护意识之强，无须通过大脑思维来提醒和强化，你在每一个当下凭感受和直觉所做出的判断和选择，绝对靠谱。而不像有些大大咧咧、无所顾忌之人，他们要靠思维过程才能弥补这个不足，而不至于越轨闯祸。我们的性格特点使我们可以放下思维的包袱，率性而为，因为我们可以随心所欲而不逾矩，太幸运了！

当下，当下……

5. 由消极思维向积极思维的转换

人的大脑思维具有相对性和时间性，没有相对性和时间性就没有思维。相对性是一根从负极到正极的纵轴，称为方向线。时间性是一根过去—现在—未来的横轴，称为时间线。相对性和时间性是回忆、想象、判断、对比、分析、推理的基础。

积极思维指向方向线的正极，更多地思考如何进取和成功；消极思维则指向负极，更多地思考如何防御和避免失败。在时间线上，积极思维着眼于解决现在的问题，伴随更多的行动；消极思维则更多指向过去和未来，易耽于回忆和幻想。坐标的原点是纯然的静心状态，或感受状态。思维是消耗能量的，无论积极还是消极，尤其消极思维所伴随的负性情绪，使心理能量产生过度消耗，而积极思维伴随的正性情绪则可以减少能量的消耗。静心状态或感受状态是心理能量的"加油站"。大哲学家康德思考累了，于是仰望浩瀚的星空，油然升起一种纯净如水的敬畏，接下来的思考更深刻了。开悟的六祖慧能面对追兵，也能进入不思善恶、不问是非、如如不动的境界。圣雄甘地被激进分子勒住脖子，却毫无惧色地面带慈祥的微笑。他们的内心该是多么强大，心理能量充盈全身，巍巍然从容淡定。

从消极思维转向积极思维，无疑是正确的，可是在实际操作的时候，很多患者遇到了困难。他们都懂其中的道理，也知道怎么去做，但就是做不到。为什么呢？因为消极思维和负性情绪使他的心理能量消耗殆尽，没有余力进行这种思维方向的转换了。换句话说，由于内心的不安全感形成了消极思维的习惯，只要思维机器一启动，他的思维就会滑向消极这一端，而内心的完美欲形成一股强迫性的力量，盲目努力挣脱的结果则导致强迫性对立思维。

因此，积极思维和积极行动，需要一定的心理能量启动和维持。在宏观上，接纳真实我，停止自我内部的搏斗；在微观上，内观和感受当下，就是节省能量、补充能量的途径和方法。

通过认知建立起接纳的态度，再经过内观训练，经常保持一种感受状态或静心状态，就会使心理能量得到及时补充，同时为思维机器提供必要的润滑，而不像过去那样严重磨损，"吱吱嘎嘎"地乱叫，意志越努力，磨损就越严重，噪声就越大。不过现在，在有燃料、有润滑的情况下，意志这个发动机就能有效地发挥作用了。

我们一定要把感受性开发出来，并通过行动创造出新感觉，只有新感觉和新经验的不断累积，最后才能发生症状的蜕变和自我的真正改变。

（二）我们都是专门欺骗自己的高手

这个世界是多样化的，世界上的人也是多样化的。一个被动和保守的人，倾向于规避任何矛盾、冲突和风险，一旦规避成功，如果他认可自己的活法，他会是一个心态平和的人，是一个平庸的人，是一个规规矩矩的老实人，甚至是一个快乐的人；如果他不认可这种活法，不甘心平庸，还想出人头地，那就麻烦了，因为他只能靠妄想和幻觉来满足自己。如果他靠妄想和幻觉成功地隔断了与现实的联系，那么他就是一个不幸的精神病患者；如果难以割断，潜意识就会运作出一些所谓的强迫症状，使他产生焦虑。

强迫症患者靠重复的思维和行为来缓解这种焦虑，与精神病患者靠妄想和幻觉，其功能都是一样的，都是一种替代或象征，以解决现实中解决不了的问题，实现现实中实现不了的愿望。区别在于自知力及与现实的距离。强迫症患者有自知力，而且与现实始终保持距离，但有一种力量驱使他，使他受了蒙骗，总以为靠自己的思维能解决问题，并达到自己的目的。

患友独行浪子有句话说得很妙："其实我们强迫人是天才的骗子，骗别人那不算什么天才，骗自己那才是本事。"其实，所有的心理症患者都是专门骗自己的高手。比如，疯子把自己骗了，而且骗得很彻底，完全相信了自己虚幻出来的镜像，在虚幻的世界里自得其乐：我很伟大，我无所不能！疯子走了一条通往"成功"的捷径。

强迫症患者是如何骗自己的呢？强迫症患者的意识感很强，清规戒律多；换句话说，潜意识通往意识的那个检查站的稽查员恪尽职守，所以要想通过，就需要更高明的骗术。于是，自卑以自负的面目出现，怯懦以善良的面目出现，强烈的性欲望以卫道士和洁癖的面目出现，崇高、伟大和完美欲以反反复复的症状出现。强迫症患者都很聪明，他们盲目地相信自己的大脑思维和意志力，认为靠思维和意志能解决一切问题，并认为自己不应该是现在这个样子，应该是自己头脑中理想的那个样子，于是爆发了打压真实我并追逐理想我的惨烈战争。他们没有像疯子那样走捷径，因为现实中的挫败感（或对挫败的惧怕）没有把他们的意识摧毁，事实上正是症状的纠缠保护了他们残存的自尊：如果不是性格的缺陷和强迫症的干扰，我一定了不起！

抑郁症患者也把自己骗了：我什么都不行，我没有价值，一切都很乏味，活着没意思。

骗术成功了，真实被掩盖，定将受到惩罚！

强迫症患者通过制造冲突焦虑把自己骗了，但我们最好不要这种焦虑，不要这种焦虑就意味着必须迎接另一种焦虑，那就是迎怕而上，为理想而努力，投入生活所带来的恐惧和焦虑，后一种焦虑才是值得去承受的。

很多患友都知道我讲的那个"过独木桥"的例子：你可以退，但一定要认可这种退；你不想退，那就前进，但一定要接纳前进时自己那"难看的样子"，比如恐惧发抖的样子，"丢人现眼"的样子等，只有这样的坚持，你才能获救，并有望成为一个潇洒"过独木桥"的人。

自救药方：认识自己，理解自己，接纳自己，开放自己，表达自己，做真实的自己！我是一个普通人，我是什么样，就是什么样，我不是我应该的样子。我一定会成长，但无论我怎么改变，我永远是我自己！

当把强迫的执着和强迫的力量用到积极的建设性的事业中时，你就是天才！天才从来没想过把自己塑造成什么样，也很少考虑自己在别人心目中是什么样，他们把宝贵的精力投入自己所热爱的事业之中了，他们在这样的投入中实现了自己。无论是谁，街头小贩或家庭主妇，都有可能在这样的投入中实现自己。你是什么人，就是什么人，你不能决定生命的长度，但可以拓展生命的宽度。人生的剧本已经写好，每个人都有一个独特的角色，你的角色已经确定，但演得好不好取决于你自己。演好自己，就是做真实的自己！

（三）对强迫意念的再认识

强迫意念是指突入意识的某些念头，使患者产生强迫意向和强迫恐惧，患者害怕自己会丧失自控能力，而做出违背习俗或伤天害理的事情，具有明显的强迫和反强迫的特征。

人的心理防御机制由道德观、价值观、性格，以及相应的认知模式、意志和情感特征等组成，可分为三级防御。第一级防御机制已经被自我内化，是无意识的，防范着潜意识的内容进入意识；第二级防御机制是前意识的，对进入意识以意念出现的内容进行扫描和甄别。某些意念引起个体的紧张和关注，"有意义的"意念将转化为行为动机，"荒谬的或危险的"意念若被压制，压制无效后就将产生更大的紧张和焦虑，如此形成牢固的记忆链接，即强迫意念。大多数意念因记忆的选择性而被遗忘，重新返回潜意识。已经转化为动机的意念，遇到意识的第三级防御，即个体根据环境情况，本着有利原则和可行性原则，决定是否把动机转化为行为。

人的潜意识内容包罗万象，沉淀着人类发展史和个体成长史的一切痕迹，蕴含宇宙和生命的所有信息，所以突入意识的任何意念，不论我们觉得如何荒唐离奇，其实一点都不奇怪。譬如，那些意念强迫症患者，脑海中出现杀人或自残的冲动，也许是远古野蛮人意象的再现，或者幼时惊恐和攻击性本能的复活，它们以不能令成年人认可的意念形式出现了。如果人的三级防御机制正常运转，那些"伤天害理、见不得人的意念"很快就会淡化和消失，一般不会转化为动机，更不会转化为行为。有可能转化为动机和行为的人，是少数极端自私的邪恶者，或与现代文明不相容的人格障碍者，而不是强迫症患者。

精神分裂者的三级心理防御机制完全被摧毁，经常阶段性地全部丧失防御功能，使潜意识的内容像决堤的洪水，冲入意识，直接引发"异常"的行为。正常人的潜意识里都有"异常"的因子，只是因健全的三级防御，使异常不能表现出来。一个被社会和自我压抑得透不过气的文明人，潜意识都恨不得疯一回。当生活中遭遇到难过的坎儿时，也许一个心理承受力超过极限的不幸儿也就真的疯了。

强迫症患者是另一类人，他们的三级心理防御机制太强了。因为人的第一级防御是无意识的，类似于本能，也体现了性格自动自发的选择功能，所以任何人对此毫无办法，强迫症患者当然也不例外，但强迫症患者时常感到一种压抑感，这说明他的第一级防御机制比其他人要强一些。强迫症患者的第二级防御机制之强大就更明显了，他们会极力对侵入意识的"危险念头"进行驱赶，并试图剿灭。强迫症患者的第三级防御机制也很强，即使某些意念已经形成动机，他们也会因种种顾虑而迟迟不能付诸行动。所以说，强迫症患者是不可能把"危险的念头"转化为行为动机的，也就更谈不上付诸行动，因为强大的第二级、第三级防御机制耸然而立，他们绝不可能如此选择，他们只是恐惧"万一"。

　　强迫意念治疗的关键，就是在充分认知领悟的基础上，无条件接纳真实我——由宏观接纳到微观接纳。自己训练的要领是：在合适的时间和场合，主动解除心理防御，诱发潜意识内容进入意识，让强迫意念充分出现，并全然地无条件接纳下来，然后通过内观法，体验恐惧感，任其自生自灭。这样，一是潜在的能量得到释放，二是由于全然的无条件接纳的心态，使强迫意念失去了被关注的中心地位，两相结合，强迫意念将逐渐淡化下去，直至被遗忘，而重回它的潜意识老巢。当然，坚持正常的生活是至关重要的！

　　不过，当强迫意念发生时，具体的应对措施却不是单一的。强迫症患者应该根据自己的经验和实际情况，能克制就克制一下，能转移就尽快转移，能自我疏导就尽力疏导，但有一条很重要，就是不论哪种情况，都不要后悔自责。强迫症患者都是教条思维或直线思维，缺乏像水那样随方就圆的灵活性。以上措施只是权宜之计，根本的解决办法仍然是无条件地接纳，既接纳症状的出现，也接纳应对症状的失败。我们要有坚定的信念，坚信我们的善良、智慧和意志，坚信灾难性的后果是被我们的想象和联想放大了的，坚信我们并非死神的宠儿，坚信生命有它自然的运行轨迹。我们接纳，我们不怕，我们要去积极地生活，让症状和痛苦伴随我们吧！如果我们不自我毁灭，那就是笔财富，新生的一天一定会到来！

有的强迫症患者会问，解除心理防御可能吗？那与精神病有什么区别？其实，主动解除防御，让潜意识内容更多地进入意识，并不会冲毁强迫症患者的人格结构，这与分裂者的溃堤是不同的。对强迫意念患者而言，主要是解除第二级防御，即允许各类意念在脑海中出现，不做是非好坏、应该不应该的判断，不做任何抵制和排斥，要相信自己的有机体，相信自己的真实我一定会做出"可以不可以"的选择。将"可以的"自然筛选出来，成为动机，"不可以的"任其自生自灭。第一级防御因为是无意识的，我们所能做的只是随着认识的提高和生活阅历的增长，逐渐使自我变得越来越善于接纳和开放，这就是性格潜移默化的改变过程。第三级防御只要不过分，肯定是必要的。事实上，我们不可能完全解除心理防御，因为这正是文明人所必须付出的代价，强调强迫症患者主动解除防御，有点矫枉过正的意思。

有强迫症患者追问，强迫意念者有没有可能把那个"万一"变成事实？譬如，害怕疯掉的会真的疯掉，害怕杀人的会真的杀人，害怕跳楼的会真的跳楼？答案是：不可能！假如真的疯掉、杀人或跳楼，那也不是强迫本身造成的。其原因正是强迫意念者猜不透强迫的脾气，对强迫意念进行激烈的抵制和排斥，使焦虑达到极限，因长期得不到缓解而绝望，又转入抑郁或分裂状态，当受到某种现实的或幻想的刺激时，就有可能"崩盘"，但那时已经没有强迫意念。所以，可以断言，只要强迫意念存在一天，患者所恐惧的东西就绝不会变成事实，如果真有灾难性后果发生，那绝不是强迫导致的！

（四）对念头要狠，对自己要好

1. 对念头要狠

人的念头如野马，桀骜不驯。所以，修行者绝不放纵念头，而是通过内观、冥想等修炼手段驯服它。强迫念头出现的时候具有极大的诱惑性和欺骗性，它不断地向患者发出信号：这个问题很重要，一定要想清楚，否则后果很严重、很可怕，等等，并产生一股强大的强迫的力量，吸引着患者进入强迫思维逻辑链的圈套之中。所谓对念头要狠，不是遏制念头的出现，而是在它出现的时候，及时觉察，顶住诱惑，坚决不认同、不跟随，即拦截它，避免强迫思维逻辑链的运转。

方法就是分离内观—聚焦当下法：默念当下，从头脑的念头中分离出来，持续不断地把注意力拉回来，指向鼻根，或正在做的事情上。当下！

有些患者问，怎么分辨是不是强迫念头，如果是正常的念头怎么处理？

其一，被强迫折磨了这么多年，痛苦了这么多年，哪些念头容易引发强迫思维，患者自己应该大体清楚。其二，以强迫症患者的思维方式，任何念头都有可能变成强迫念头，而引发强迫思维。其三，不管什么念头，当对其产生执着，展开思维的时候，都有可能败坏自己的情绪，这是由思维的特点决定的。所以，从心理健康的角度，从离苦得乐的角度看，不管什么念头，不管是好念头还是坏念头，都无须分辨，一律同等对待，绝不执着任何念头。安在当下！

安在当下，是一切修行的奥秘。要做到这一点，首先要认识到万物无常，放下执着心；其次，还要认识到无常中的有常，即永恒的灵魂，从而没有挂碍和恐惧。安在当下，才有心理健康，才能觉悟超脱。安在当下，绝非消极厌世，而是安在热爱生活、积极进取过程中的每一个当下。

思维要用在该用的地方。什么是该用的地方呢？一是思考的问题具有现实性，具有意义和价值；二是这样的思考本身没有矛盾、冲突和纠结。我觉得最好的思考是当下发出的、积极而有效的。生活中绝大多数情况下，我们不需要理性的逻辑思维，而是靠经验和感受发出的直觉思维，即当下的判断和选择。

2. 对自己要好

驯服念头，安在当下，这是一种境界、一个目标、一个方向。我们需要朝这个方向努力，但在努力的过程中，免不了起起伏伏、反反复复，甚至磕磕碰碰、凄凄惨惨。你的任何反应、任何表现和任何状态都是你的真实我，都反映了你相应的心理发展阶段，在这个阶段只能如此，不可能有别的反应、别的表现和别的状态。

对自己要好，就是无论怎样，无论发生什么，都无条件地理解和接纳真实我。只有这样，你才能节省下宝贵的心理能量，用在行动上，并在行动中创造出新体验，使真实我成长强大。真实我成长强大起来，你才有力量去掌控自己的言行和思维，才有能力去运筹帷幄、绞尽脑汁、用尽心机。

记住：对念头要狠，对自己要好。当下！

（五）潜意识会保护和成就你——致理论强迫症患者

患有理论强迫的迫友对强迫理论过于教条和执着，他们非常害怕一旦对某个观点或某句话理解错了，或遗忘了什么，就会对自己的康复非常不利，于是纠结不休，反复询问、确认和澄清。

俗话说，拿得起放得下，只有先拿起来才有放下一说，从无到有再到无，无招胜有招。没有以前的"有"，就没有后来的"无"。凡纠缠理论的迫友请注意，你们学习了很多治疗强迫症的理论知识，已经"有"过了，现在需要的是果断放下，变成"无"。只有这样，你学到的东西才能渗透进你的血液里和骨髓里，沉淀在你的潜意识里，成为促进你康复和成长的养料。

我们从小学了那么多功课，看了那么多书，现在能用上多少，它们都到哪儿去了？都到潜意识里去了，变成了心理的营养，影响或决定着一个人的气质、气场、素养和魅力。学了就能用上的是技术，如开车，而纯熟的技术也会进入潜意识，变成自动化的技能，譬如老司机不会"有意识地"挂挡、踩离合、刹车和踩油门。

进入潜意识的门户是当下的情感和感受。一篇文章或一段话打动了你，与你产生了共鸣，就进入了潜意识，并在背后影响着你。而刻意地、教条刻板地、照本宣科地读书，其作用甚微，甚至会产生副作用。

潜意识通神灵。人体有自我保护和防御本能，人脑也有一种不需要逻辑展开的思维，即直觉思维。直觉思维是过往经验的沉淀和潜意识的表达，其中蕴含理性元素。所以，在日常生活中，人们凭经验和直觉对遇到的事情随机做出判断和选择，是靠谱的，而大脑的逻辑思维则用来解决更复杂的工作或学习上的问题。

安全的信念，既可以建立在虔诚的信仰之上，也可以建立在深刻的认知之上。以拿杯子喝水为例，当我们潜意识里相信杯子里的水百分之百安全的时候，实际上是忽略了万分之一的不安全因素，而这种忽略既是艺术的（追求自由自在的感受），也是科学的（数理统计学舍去小概率事件），因而是智慧的。

强迫思维的悲剧在于：努力防御万一，或证明其不存在。

当我们去防御万一或证明万一不存在时，恰恰反证了万一的存在和可怕，好比你不惜自己的精力和财力去对付某个人，恰说明这个人既可怕又强大。相反，假如你完全无视某人的存在，说明这个人对你没有任何威胁。

总结一句话：活在当下，潜意识就会保护你，剩下的全部交给上天吧！

强迫症就是上天的惩罚，也是提醒。

等我们内心强大之后，在某种程度上可以驾驭思维，那是不是就可以完全相信和依赖思维了？非也！苍天之下，再强大的人也只是蝼蚁。故曰："人类一思考，上帝就发笑。"

刘鹏老师是活学活用三个自我理论和自我心理疗法的典范，他勇于探索和创新，有自己独到的见解与领悟，并在自救过程中发明了自我心理疗法的具体操练方法，如"憋气法"和"捡豆法"，使众多患友受益。

他这样说："孟老师的每一句话，我都用心去读，而不是用头脑去读，我读出了孟老师话中的真理，我没有读成道理，因为道理只是一些杀人的字句，真理让我活，而道理却会让我死。思考理论的最终结果就是没有理论，只有行动！师傅领进门，修行在个人。我把孟老师的理论活用，这些真理才不会变成道理。我在173天的实践操练中，把'接纳真实我，切断逻辑链，鼓起勇气，创造新体验'及拦截、切断、内观等真理灵活运用，随意组合，一气呵成，绝不拖泥带水。"

三 真实是走出强迫的"通行证"

（一）真实的内涵是什么

1. 真实是什么

直面现实，把心打开，从现在起做一个真实的人。

我在强迫中哀叹失去了幸福，梦醒后才发现，我失去的却是真实。

真实就是力量，这个秘密只有真实的人才会相信。

强迫的人都是不真实的人，因为他们认为真实会给他们带来危险，为了他们想要的幸福，于是他们毕生都在防御。对真实的恐惧使他们把自己包裹起来，在头脑中围剿症状，追求期望值很高的幸福，却因此失去了使自我强大的机会。

真实是一种心态，幸福是一种感觉，幸福是真实的随从，拥有真实，幸福就会跟上来；即便幸福没有跟上来，痛苦也不会取而代之，因为有一样东西永远对你不离不弃，那就是平静。对，假如失去真实，你随之失去的就是平静，就算你拥有再多荣华富贵也一样。

什么叫彻悟，彻悟就是对自己、对人生真正看明白、看透彻了，不再有妄想和执着。而只有真实，才有可能使你看明白、看透彻这一切。先知道，后做到，再悟到，走出强迫困扰的门由此打开。

真实而有力量，有力量就会行动起来，通过积极的努力进取从而使自身强大起来。你强大了，症状就会知趣地自动撤退。你可以努力打拼，去实现人生价值的最大化，但切记一条：万事随缘。随缘就是不执着结果，重在经历和体验过程，把握每一个当下；随缘就是不依赖任何有形或无形之物，缘来了不拒，缘未来不求，缘走了不追。"聚散皆是缘，离合总关情，担当生前事，何计身后评。"

无条件地接纳，全然地活在当下，这是一个很美的境界，也是一个很高的境界，唯有真实起来才能看清这个方向，并逐步趋向它。

2. 两种真实

真实，首先是对自己的真实。把自己内心深处被压抑的"自私的、龌龊的、邪恶的"欲望、需要、情绪和情感呈现出来，并给予理解和尊重，这是第一种真实。然而，人是社会性动物，这种真实的自我在社会生活中不能赤裸裸地表现出来，这就有第二种真实，第二种真实是对这些欲望、需要、情绪和情感的原发性表达方式的理解、宽容和接纳。比如，你讨厌身边的某个人，想让他从你眼前马上消失，你要理解和尊重自己的这个欲望和情绪，并允许它的出现。但你在他面前的反应却是温和的，人前人后对他的评价也是正面的，或者干脆保持缄默。你同时也要理解和接纳自己的这种行为，因为你知道自己在做什么，以及为什么要这么做，你不必寻找他并不令你讨厌的任何理由，以与自己的行为相匹配。再比如，你爱慕一个异性，想亲近他（她），并与他（她）结合，你要理解和尊重自己的这个欲望和情感，允许它的出现，但你在他（她）面前的反应却是紧张的，人前人后对他（她）的评价相当谨慎，不肯流露一点爱的痕迹。你同时也要理解和接纳自己的这种行为，因为你知道自己在做什么，以及为什么要这么做，你不必寻找他（她）不可爱的任何理由，以与自己的行为相匹配。

第一种真实如果得不到呈现和理解，将引发超我与本我之间的原发性冲突和焦虑；第二种真实若得不到理解和接纳，将引发理想我与真实我之间的冲突和焦虑。在以上两个例子中，你也可以直率表达反感或爱慕，两种真实由此趋向一致，这是最理想的状况，但你需要一种担当，对率性而为的担当。而这种担当需要足够的实力做后盾。你看有些人，言不由衷，对别人很不真实，但他对自己真实，他知道自己想要什么，在说什么和做什么，以及为什么要这么说、这么做。他同样也拥有两种真实，尽管这两种真实并不一致。

强迫症患者是对自己不真实的人，或者说是两种真实都失去了的人。他不明白、不理解自己为什么会这么做、这么表现、这么反应，也不明白、不理解自己内心的欲望和情感，自然也就谈不上尊重、宽容和接纳。对自己不真实，对别人也不会真实，因为心理的投射机制，他当然也做不到对别人理解、尊重、宽容和接纳，大脑里充斥的全是猜疑和敌意，歪曲别人的意图是常有的事。所以，我们说，对自己的真实是最重要的，如果对自己充分真实了，对别人是否真实，以及真实到什么程度，都会在自己的掌握和调控之中。而且我相信，随着对自己真实程度的增加，内心的自信心和力量感也会随之增加，对别人的真实程度也会随之增加。常言道，爱别人前先爱自己，尊重别人前先尊重自己，宽容别人前先宽容自己，接纳别人前先接纳自己，奥妙就在其中了。

真实是走出强迫的"通行证"。你不让真实出来说话，症状就会出来说话；你真实起来了，症状就会渐渐消失。真实是太阳，症状是云雾，太阳出来了，云雾自然消失。

3. 怎样真实

倘若因为性格，或在虚荣心的驱使下，你的第一反应是本能性的掩饰，这已经成为事实，那么怎么改变？你可以在觉察到之后，提醒自己不再掩饰，但是你必须理解和接纳刚才的行为，不悔恨和自责，只有这样，你才能积蓄起改变的力量，即暴露真实的力量。如果对虚荣心驱使下的掩饰行为不理解、不宽容、不接纳，就会感觉莫名其妙，产生强烈的抗拒心理，焦躁不安，能量被消耗殆尽，你就没有力量在接下来的行为中做出改变。

虚荣心驱使下的掩饰行为，其实是一种对他人的不真实，是内心缺乏力量的表现。那么，怎样获得力量呢？答案是首先对自己真实，也就是对真实我理解、宽容和无条件接纳。随着真实我的成长，内心有了足够的自信和力量，对他人的真实程度也会增加，也就是虚荣心降低。真到了那个时候，对他人真实到什么程度，完全在自己的掌握之中，这是一种完全自主的理性选择，而不是盲目地受虚荣心的驱使。相反，假如真实我的成长还没有达到那个阶段，而强迫自己对他人真实，其实是一种新的理想我，本质上又会对真实我形成压制。

心理的秘密太深奥，任何理论都没有办法穷尽，唯有靠自己的探索和行动，用心领悟。你自己的感受最真实，高于一切理论和方法。就拿虚荣心来说，假如它没有给你带来任何困扰，你感觉不错，活得很好，那为什么非得把它除掉呢？但事实上，我们强迫症患者都是虚荣心的受害者，于是如何认识它，如何对待它，就显得重要了。强迫症患者都爱认死理，思维极端化，非要作出个好与坏、对与错的判断和选择，并照搬照套在自己的生活中，妄想一劳永逸地受用，能不进入误区吗？

你怨恨父母，我说你不应该怨恨，而且抛出不能怨恨父母的 N 个理由，这管用吗？你愤怒了，我说愤怒不值得，你消消气，又列举愤怒的危害若干，管用吗？你恐惧了，我说这有什么可怕的，理由 1、2、3……根本不可怕嘛，别怕！这基本等于白说。因为不管我抛出多少理由，事实上都是在否定你的情绪和情感，都会遭到你自觉或不自觉的抗拒。也许有一点作用，但暂时的安慰和鼓励并不能解决根本问题，到时候他该怨恨还是怨恨，该愤怒还是愤怒，该恐惧还是恐惧。

其实，我们都失去了表达情绪和情感的能力。情绪和情感被压抑后并没有消失，而是在背后鬼使神差地支配着我们的行为。其实，我们是失去了表达真实的能力，你不让真实出来说话，症状就会出来说话。唯有真实的力量才能救赎。

看穿，放下，不悔，不怕，接纳一切，聚焦当下。在宏观上，我们要看穿放下，建立起不悔不怕的信念和接纳一切的态度；在微观上，我们要分离内观聚焦当下，宏观微观互相促进。没有宏观上的认知、态度和信念，就很难做到聚焦当下；与此同时，只有聚焦在当下的感受上，你才能看穿真相，认识自己。而依赖大脑的思考分析，则会背道而驰，远离真实的自己。另外，聚焦当下了，自然就不会悔和怕，因为严格来讲悔恨和害怕不是一种情绪，而是一种观念，是思维的特性，不是感觉的特性。当你回忆、反思、检点的时候，才会有悔恨的情绪产生，这其实是一种纠结难受的感觉；当你想象、分析、推测，认为某个东西可怕并害怕它的时候，你才会产生恐惧的感觉。当然，有时，你意识到自己一个明显的失误可能会带来不利的后果，后悔的情绪会油然而生，你面对或预感到一个可怕的场景要出现，恐惧的感觉也会突然袭来。这是以往经验的反映，属于每个人都有的正常现象，但请注意，如果没有思维过程（逻辑链）的介入并推波助澜，就不会产生恶性循环，不会发展成那种过度的甚至是病态性的情绪和感觉。

（二）真实与真实我

接纳程度与成就动机之间是什么关系呢？

一般来说，接纳程度高而成就动机强的人，多为成功人士；成就动机强而接纳程度低的人，易患强迫症等心理障碍；成就动机弱而接纳程度高的人，是快乐的普通人；成就动机弱而接纳程度弱的人，是郁郁寡欢的普通人。

性格有好坏之分，在良好性格的构成因素里，我认为对真实我的接纳程度占有非常重要的地位。在公众眼里性格好的人，活得不一定成功和快乐；

而性格不好的人，却可能自得其乐。这里就有一个分水岭，那就是对真实我的接纳程度。应该承认，强迫症患者的性格属于不好的那种，但最要命的不好却是对真实我的不接纳。见得多了，经历得多了，就会发现，不论什么人都有可能活得成功和快乐，也有可能活得失败和痛苦。所谓性格决定命运，如果单从心理健康这个角度而论，毋宁说对真实我的接纳程度决定命运，因为健康的心理是成功的基石。

什么叫真实？不管什么样的人，性格好也罢、孬也罢，他对自己都能理解、尊重、宽容和接纳，这就叫活得真实；反之，就叫不真实。举两个例子：张三圆滑，见人说人话，见鬼说鬼话，各路关系都处理得好极了，从公共道德的角度，你可以说他虚伪，但他知道自己在做什么，以及为什么这么做，他理解和接纳自己，这难道不是一种真实吗？李四实在，不会变通，胡同里赶猪——直来直去，一说谎就脸红，常得罪人，事事不顺，如果他理解和接纳自己，那是真实得不能再真实了；假如他讨厌自己，逼迫自己像张三那样待人接物，结果弄得人不人、鬼不鬼，痛苦不堪，你还能说他活得真实吗？可见，每个人的真实我是不一样的，张三的真实我与李四的真实我就不一样。接纳真实我，就是真实，不接纳真实我，就是不真实。

真实我会不会一成不变？答案是不会，因为真实我会成长，这一点已经论述很多了。真实我的成长或变化，恰恰是在接纳的基础上，也就是在真实的基础上，通过行动不断获得新感觉、新经验而做出的自然调整，这是一个潜移默化、逐渐渗透、从量变到质变的过程，最后，新的真实我形成。

真实是强迫症的"克星"。

（三）强迫症患者之真实我的二次成长

1. 强迫症的症状所展示的意义

真实我是一个安全需要没有得到充分满足的孩子，他基本上处在人的潜意识层，我们平时难以觉察。我们的内心深处沉淀着恐惧、内疚、悔恨、自责和绝望，它们形成了一种控制自我的巨大力量，左右着我们的选择。强迫症的症状在现实我看来毫无意义、毫无必要，甚至荒唐可笑，但在真实我看来是绝对有意义和有必要的，所以强迫性的重复搞得患者莫名其妙、苦恼不堪。

真实我是一个感性生命没有得到充分成长的孩子，这个孩子到了青春期，对你的逆反就开始了。因为你一直都不尊重他、不关心他，处处对他指手画脚，压制并剥夺他自主选择的权利，而且对他提出了过高的要求，给他施加了过大的压力，于是，他专门跟你唱反调，有时他明知你是对的，但就是不按你说的去做，不断地去想和去做一些在你看来毫无意义、没有必要的事情。你给他讲道理根本没用，于是，你对他大发雷霆，骂他没有出息，不给父母争气。可是，你越生气，他就越来劲儿！你有所不知，孩子有孩子的逻辑，在这种情况下，他跟你争的根本不是谁对谁错，而是独立的人格尊严！

一个人在成长过程中，安全感是如何获得的呢？幼年时在父母的关爱、呵护、指导、鼓励和示范下，他（她）通过不断地尝试和经历，体验到自身的能力，逐渐建立了自信。孩子要想真正走向独立，还需要经历一个叛逆期。这种叛逆是对父母和成人权威的挑战，以此检验自己的能力，从而获得一种强大感。缺乏安全感的孩子，感觉自己的周围充满了危险，危机四伏，从而形成了过度的心理防御。当在现实中受挫时，未经充分释放的叛逆能量被激活，但不能对外释放出去，于是重被压抑回自我的内部，此时，自我就会试图通过反复思考来消除危险因素，并通过无意识的重复行为或动作来确认自己是安全的。但是，这种幼稚的思考、行为和动作往往无效，于是引发剧烈的心理冲突，使思维和行为固着下来，形成强迫性的条件反射。

真实我的叛逆在强迫意念和冲动的患者身上表现得尤为明显。一般来说，那些危险的、不道德的、邪恶的念头和冲动，或者很快消失掉，或者演进为动机和行动。而强迫症患者是这样一类人，他们具有扭曲的貌似强大的道德观念，这些念头和冲动的出现会引起他们极度的惊慌和恐惧，于是他们几乎出于本能地对其进行压制和排斥，失败后又产生对自己强烈的憎恨和否定，恐惧感被加强，在焦虑冲突中形成强迫。强迫、恐惧好比一堵"防火墙"，它有效地阻断了念头和冲动向动机和行动的发展，避免了可怕的事情的发生。叛逆能量象征性地释放在自我搏斗中，使症状暂时得以缓解。但这种能量并没有消失，因为叛逆心理并没有得到实质性的满足。

在这个意义上，我们应该感谢强迫。强迫除了从根本上避免了过激和危险性的行为之外，同时也向我们发出了一个信号：再也不能亏待自己的真实我了！同时我们也意识到，真实我这个孩子需要经历第二次成长。

2. 做自己的心理医生

现在，你就是自己的心理咨询师，你首先要做的就是无条件接纳你的真实我。记住：一切令你感到不满意的思维和行为（包括症状），都是真实我的选择！朋友们，这一点的确是我从亲身经历中得到的感悟和发现。

无条件接纳真实我后，对诸多令你不满的真实我身上的缺点和弱点，你就不需要掩饰和伪装了，你要勇敢地解除防御、开放自我，这样你才有可能发现导致症状的症结所在。

在夜深人静时，闭上眼睛，深呼吸，由身体放松到意识放松，此时有可能发现一些你平时难以觉察的东西，也许这些正是阻碍你成长的障碍。譬如，沉淀在心底的恐惧，郁积在心头的怨恨，啃噬心灵的内疚等。症状来了就让它来，恐惧来了就让它来，要觉察它、感觉它、体验它，不要去分析，不要去压制和排斥，就让它自生自灭。然后，运用我们平时建立起来的正确认知和信念，将这些恐惧、怨恨、内疚和症状化解和释怀，获得领悟。

你的父母和家庭，你的性格和现状（包括症状），已经过去和正在过去的一切，包括你的所作所为，都是自我和真实我有意识或无意识的选择，在某种意义上是命中注定的，我们必须无条件接纳。

接纳成功，也接纳失败。比如，自己明知道应该接纳也很想接纳，却做不到接纳，对这种接纳的失败也要接纳！不要为此而自责和否定自己，也不要失去信心。接纳在宏观上不是一种方法，而是一种生活的态度和信念。

接纳不是认命，真正的接纳是改变命运的开始。只有先无条件接纳，才能停止与自我的搏斗，才能减少心理能量的内耗，从而获得一个宁静安详的心态，为下一步的行动积蓄力量。同时，接纳本身就体现了某种巨大的勇气和自信，这种勇气和自信必然将迁移到生活的方方面面。

接纳不是目的，改变自我，超越自我，实现真实我的第二次成长，实现人生的价值和意义，获得人生的幸福，这才是目的。而改变只能在行动中发生。接纳是指接纳已经形成的身体和心理的真实，而人的灵魂有无限的自由和可能性，这是灵魂的真实，这种真实需要，我们应通过无所畏惧的行动去创造和实现。

所有的症状和苦恼都难逃一个"怕"字，尘世间的种种挂碍和恐惧，归根结底是死亡恐惧的泛化和具体化。所以，我们要以必死的信念活着，迎怕而上，明知山有虎，偏向虎山行！

欲望是正常的，理想和信念是值得提倡的，但包括强迫症在内的神经症患者，往往只停留在"想"和"念"上，缺少实际的行动。因为只要行动就可能有失败，而他们过分地怕失败，怕对自己不利，于是就把症状作为逃避的借口，安慰自己说：得先治病，否则什么事也做不成。不幸的是，越把注意力集中在治疗上，症状就表现得越严重，患者便会产生焦虑和对未来的忧虑。陷入痛苦中的患者试着压抑和排斥自己的欲望，否定和放弃自己的理想和信念，又转入抑郁状态。可是，人的欲望是根绝不了的，理想是否定不了的，高智商的强迫症患者怎么会心甘情愿地放弃呢？结果，强迫、焦虑和抑郁交替发作，令患者生不如死。

3. 真实我二次成长

接纳，停止了自我的搏斗和能量的内耗，即引发症状的叛逆能量再不需要通过症状象征性地释放了，它可以为自己找到健康的释放渠道，那就是通过无所畏惧的行动，促成真实我的二次成长，创造和实现灵魂的真实，新的真实。同时，在这个过程中，自我逐渐获得了安全感，再不需要通过强迫性的重复去获取了。

朋友们，我提醒你们，对于强迫症的治疗，重点要放在对症状的不断认知和领悟上，要放在生活实践上，因为我们的心灵具备足够的悟性和自愈的力量，我们只要摸透强迫的脾气，勇敢面对它，就会化解对它的恐惧，它就不会再对我们形成妨碍了。就好比寓言《黔之驴》中老虎面对的那头黔驴，一开始老虎确实被它吓得够呛，但老虎鼓起勇气，一次次地接近它，让它不断地嘶鸣，不断地尥蹶子，最后发现它不过就那点本事，最后老虎将驴吃掉了。

康复之路就是真实我的二次成长之路，这条路并不平坦，甚至会遇到艰难险阻，我们要有充分的心理准备，千万不要期望一次顿悟就万事大吉。孩子总是在摔跤中学会走路，在不断的尝试和探索中、在挫折中成长和成熟起来的。

走过了强迫的人，心会变得柔韧而坚强，会有无限的包容和自由，从而活得真实自然、无所畏惧、无怨无悔。

医学治疗你的身体，心理学治疗你的心理，灵性学则治疗你的人性。现代治疗模式，从单纯的生物医学模式，到医学、心理和社会模式，越来越人性化了。因为说到底，人类的痛苦本质上是人性中的顽疾，当你从灵性学的高度俯瞰躯体疾病和心理疾病的时候，将打开许多症结，一切都变得可以理解了。当恐惧和痛苦被理解和解释的时候，恐惧和痛苦的浓度就渐渐被稀释掉了。

行为疗法是介于医学治疗和心理治疗之间的，见效快，但不治本，因为它不能触及人的心灵。其他的各种心理疗法，也许可以治愈强迫症，但也仅限于治愈。现代医学和心理学已经非常发达，为什么对强迫症仍然束手无策，原因就在于对方法的执着和急功近利，并没有上升到灵性的层次去观照它。建立在三个自我理论之上的自我心理疗法，不局限于治愈强迫症，而是致力于真实我的成长和强大。

真实我的二次成长，一是要我们在无条件接纳的前提下，摆脱对身体和心理层面的过度关注，通过无所畏惧的行动，向灵性层面探索和迈进；二是要努力打造一种积极健康的当下的反应模式，以取代过去那种消极的强迫的反应模式。

灵魂永恒，每一个灵魂在现实人生中都有其使命，我们向灵性层面探索和迈进，绝不是对现实的脱离，恰恰相反，我们只有把自己的身心融于现实生活之中，经历了自己的人生之后，才能感受和领悟到那个永恒。你可以把那个永恒叫作灵魂、上帝、佛、大我、道，只是称谓不同而已。

（四）你的童心哪里去了

有个作家写了他的一位朋友。这位朋友到别人家里，别人给他苹果，他拿了就吃，也不客气一下。吃完了，玩倦了，他就靠在人家桌子上睡着了。有时，人家给他葡萄吃，他不假思索地推开，说："不好吃！"他也不管人家脸色好不好看。他乐意了就主动给人推车、搬煤、赶猫赶狗；他不高兴时，分明看见鸡蛋滚到桌边上也不动手捡一下，一切率性而为。

作家说自己，见人一口笑，即使心里想哭也要装出一副欢天喜地的样子。见了想吃的东西，嘴里口水淌，却硬撑面子，一迭声说："不吃不吃！"见了老官僚，心里恨他作恶多端，嘴里却满口"您老德高望重，越看越显年轻"，还要装出一副天真、淘气、讨人爱的样子。

作家说："我之所为，自己都恶心，我能像我那位朋友一样吗？不能！他才三岁！"

老子说："专气致柔，能如婴儿乎？"在现实社会，成人世界，即使行为不可能"复归于婴儿"，但心态可以向婴儿靠拢。

这位作家虽然厌恶自己的作为，但他不会得强迫症，因为他知道自己在做什么，以及为什么这么做。为了利益，他必须伪装自己，他也有能力伪装自己。这就是上文所说的第二种真实。随着既得利益的获取，他对自己的厌恶感将逐渐减少，因为面具戴久了就不觉得是面具了，已经成为性格的一部分。

患神经症的是这种人：弱质性格，胆小怕事，谨小慎微，患得患失，认真刻板。他很想取悦老官僚（事实上他怕得罪任何人），但他缺乏伪装自己的能力，觉得自己的言谈举止不恰当，反复检点，于是后悔忧虑起来。他开始分析其中的原因，认为问题出在内心对老官僚的厌恶上，于是他竭力压抑和排斥这种厌恶感，其结果是厌恶感不但没有消失，反而越发强烈，最后演变成恐惧。他失去了第一种真实。他调动全部的心力来对付这种感觉，还是失败，他开始否定自己：我连这点事都做不好，还能做什么？我什么都不行，我的后果一定很惨！不，我就不信克制不住……

大家看过契诃夫的短篇小说《小公务员之死》吗？那个小公务员就是这样的人。

（五）摆脱虚伪、僵化的道德观束缚

六祖慧能曰：不思善恶，莫辨是非，如如不动，随机而动。

不要用头脑的思维逻辑区分善恶和是非，要有一颗善良博爱之心，听凭心的驱使，善心发善行，如其本来，如来之谓也。头脑思维不妄动，像如来那样不妄动，机缘一来，凭心而动。美女过河遇到麻烦，老和尚凭心而动背过去，小和尚头脑妄动，放不下，老和尚如如不动，过了河就放下。

头脑思维具有相对性、功利性和局限性，很容易产生强迫纠结的行为。而心灵的属性就是爱与宽容。不是没有善恶、没有是非之分，而是最好不用头脑思维去评判，要凭心而发，随机而动。我相信人的本性，我相信我们广大的强迫症患者，相信世界上的大多数人，只要停止功利性的思考权衡，仅

凭一颗纯真的心，当下就会作出恰如其分的判断和选择。

停止内战，切断逻辑链，积极行动，才能不断产生良好的新体验，才能不断积蓄内心的力量。当真实我成长强大起来，你就开悟了，那时你才是真正的自己。人这一生，要有理想和奋斗，需要经历和体验，这样才能成长，才能看穿放下。身体的去向已明确，到最后就是一缕青烟，但灵魂要有个安排，有个归宿。纯真的心，明净如水，此时此地，当下永恒，那就是我们的故乡。不管你今生成功还是失败，贫穷还是富贵，历经多少磨难还是顺顺利利，你的心会为你作出最后的选择。哲人说，人的一生其实就是在练习死亡。怀着感恩的心，不悔不怕地经历自己的一生吧！

请你了解一下世界上所有的成功者和杰出的人物，如果他们按照你的标准去要求和约束自己，他们都不可能成功！善良的底线是不害人，把住这个底线，努力发挥自己的能力，实现自己的价值就行了。而当你有了成就，你才能更多地回馈社会，帮助别人，这才是最大的善。但像你这样，被头脑虚幻出来的后果所捆绑，必将一事无成。对社会和他人没有任何贡献，那才是不善。别再跟自己玩强迫的游戏了！

总之，要想摆脱虚伪僵化的道德观束缚，就必须打开心灵，做真实的自己，这是走出强迫的必由之路。原因如下：

（1）道德观是历史形成的，其本义是为人类生活得更美好，但中国历史上有许多假仁假义的道学家和伪君子，他们把自己的欲求不足投射出来，或者为了统治者的利益，规定了许多束缚和压抑人性的道德教条，从根本上违背了道德的本义。许多强迫症患者就是这种缺乏灵性的道德教条的牺牲品，在"忠孝仁义"的重压下，他们不敢承认和表达自己的内心欲望，压抑了真情实感，失去了自我，被异化为一个工具或角色。

（2）道德观与时俱进，不断演变。过去"烈女不嫁二夫"，现在离婚是行使自己的公民权；在过去，同性婚姻不被很多国家和地区接受和认可，而现在的情况已经发生了变化。

（3）道德有一个底线，就是不能损害别人。自己追求幸福天经地义，但你不能妨碍别人追求幸福。这个底线不能人为拔高，譬如不能强求人人都当雷锋。社会只有充分尊重道德的底线，才能激活人的创造力，人生才丰富多彩。

（4）道德就是"我好，你也好！"，只有"我好"了，"我"才能释放出爱心和能量；假如"我"不好，痛苦、绝望、一团糟，我就没有心思和余力去管别人好不好。如果一个人连自己都不喜欢，他能去喜欢别人吗？别人能喜欢他吗？喜欢是由衷而发的，爱更是由衷而发的。

四 接纳真实我，康复自然得

（一）接纳是一种心态，也是一种方法

1. 宏观接纳

宏观接纳是一种认知和心态：无条件接纳真实我。

通过认知领悟，树立无条件接纳真实我，不悔不怕的观念和态度，并渐渐形成一种心态。

接纳是一条线，不是一个点；接纳是一个过程，不是一个结果，所以没有"我现在接纳了"，或者"还没有接纳"之说，也没有"做到、做不到"之说。你只需要保持一种接纳的意识，并指向它就行了。

接纳是一个潜移默化的过程，康复也是一个潜移默化的过程，它们都不是一个点，不是一个结果，所以不要去刻意地追求。坚持下去，坚持行动，坚持正常生活，最后连接纳的意识也渐渐淡化了。

平静而愉悦的人一直在接纳之中，但他们并不自知，因为这是一种无意

识的接纳，是一种稳定的心态。而痛苦焦虑的人一直在抗拒、排斥，所以现在就需要建立一个接纳的意识，并始终保持住。有意识地接纳不是一种稳定的心态，而是一种当下的态度，这个态度的不断累积，最后就能形成一种稳定的心态。

这样看来，我们所说的接纳，其实是一种有意识的接纳，在这个艰难蜕变的过程中，要及时地觉察，及时地停止内斗，及时地指向接纳，及时地行动起来。

2. 微观接纳

微观接纳是一种操作方法："不择手段"回当下。

注意力不是感觉，不是回忆与想象，不是思维，而是心力朝某个方向的指向与集中，是一种意识的行为（这里指有意注意）。要把注意力集中到当下的事情上，不是说除了这件事情之外，你都必须视而不见、听而不闻，不能有任何的杂念——事实上也没有人能做得到；而是指，不管受到什么干扰，你都不要管，即不要压制或跟随。你心中只有一个信念或意念，就是把注意力往当下集中。

转移注意力是一个过程，不是一个结果，是一个从有意注意渐渐过渡到无意注意的过程。你在当下，杂念冒出来，分神了，你念一声"当下"，就把念头拦截，回到当下了，再分神就再念"当下"，拉回来就是。这好比神魔之间的拉锯战，你不需要直接参战去攻击念头，只需要坚定地站在神灵（当下）这一边就行了。你不停地默念"当下、当下、当下"，意识就会不停地往当下指向和集中，然后就如有神助了。

与头脑的念头分离，并保持一段距离，它想它的，而你是观察者，你在看它！看就是一种觉知，既不压制，也不跟随。此时观念头就是当下，你的注意力要有意识地指向当下，当下就是观念头，观念头就是当下。观，不带任何评判地观，它其实就是一种觉知和接纳。

始终保持觉知，始终保持回当下的意识，始终保持无条件接纳的心态。聚焦当下或全神贯注是最终的结果，这个结果不是刻意追求到的，它是在无意识中发生的，是注意力长期有意识地指向和集中当下的结果。

（二）关于接纳与控制

恐惧和不安全感是神经症的根源。恐惧是真实我的一部分，而不是全部，但由于患者"致力于"消除恐惧，获得安全感，反而使恐惧感强化和扩散，于是患者感觉整个被恐惧控制了。恐惧是不可能直接消除的，强迫性的重复行为只能暂时缓解恐惧，但同时会使心瘾加重，使症状反射更加牢固。所以，我们只能把它原封不动地放在那里，通过不断的认知领悟和行动，当真实我的其他部分得到充分发展和成长的时候，恐惧所占的空间就越来越小了。

对真实我这个孩子的幼稚表达，我们要理解、尊重和接纳，但并不意味着纵容其强迫行为。不要把控制与接纳对立起来，控制是指在你控制力范围内的控制，即能控制到什么程度就到什么程度，一时控制不住也不自责焦虑，绝不能超出控制力进行强行控制。这同样是接纳，既接纳它的出现，接纳对它的控制，也接纳对它的无法控制。事实上，随着恐惧的自由表达，我们对强迫行为的控制力将越来越强，所谓为所当为，本质上仍然是控制。

个体的社会化过程，就是个体在"无我"状态时，不断接收、整合和内化外部信息的结果。个体的生长环境和父母的教养方式，经情感内化的原则，都在个体的心灵打下了深刻的烙印，形成了独特的价值观、信念系统、思维和行为模式，即独特的性格和人格，这就是真实我。

真实我是个体在成长过程中，由本我欲望整合超我要求后所形成的一种人格，是一个人历史的缩影，反映了他整个心理的真实面目；现实我不过是一个载体，是目前思考着、行动着的你；理想我是在现实我遇到挫折时，出于对真实我的反思和不满，而重新想象、勾画出的一种新人格，这个新人格以自己的某个偶像为原型，基本独立于真实我之外。由此可见，理想我是以真实我的对立物出现的，他不可能不对真实我造成压制和排斥，但压制和排斥的程度却有很大的个体差异。强迫症是程度最大的一类。

人的记忆分为概念记忆、形象记忆、动作记忆和情绪记忆等，其中情绪记忆埋藏得最深、最隐蔽，对人的影响也最大。当我们在某种情景下，忽然感觉很不对劲，比如恐惧和忧虑，而我们实在找不出足以令我们恐惧和忧虑的现实理由，这时很可能是幼年相应情绪记忆的复活。而情绪是最难控制的，所以有时我们明明在理性上知道不应该这样，但就是被情绪所支配，于是我们本能地就会想努力抗拒和消除这个情绪反应，而所采用的方法与这个情绪第一次产生时的心智年龄相匹配，当然是十分幼稚的。这时，理想我就加入进来，不仅压制和排斥真实我的恐惧反应，而且否定和排斥真实我对恐惧反应的应对方式，认为靠强大的理性和意志力就完全可以战胜恐惧。由此开始激烈冲突，最后理想我失败，使真实我的恐惧反应及应对恐惧反应的方式固着下来，形成强迫症。

真实我通过性格选择器，对现实我施加影响，这种影响可以是意识的，也可以是潜意识的。真实我内部也会有矛盾和冲突，但这种矛盾冲突多是自发的，类似本能的，如果没有理想我的干预，矛盾冲突一般都能得到调和，不至于恶化。譬如，害羞是真实我的反应，是出于本能地掩饰，也是真实我的选择，但是，这时候理想我开始发号施令了：不能害羞，不应该害羞！理想我说这话的时候，同时也意味着不允许掩饰，因为如果不承认和接纳害羞这个事实的话，掩饰从何谈起呢？因此，不但害羞不被允许，连掩饰也不被允许。因为在理想我看来，一开始就应该落落大方、镇定自若，或者靠自己的毅力压制住害羞。这就是理想我对真实我的残酷打压，使现实我陷入两难境地，无所适从。如果没有这一层，害羞的特点或许会持续很久，但不至于发展成社交恐惧症和强迫症，况且随着生活的历练，脸皮将一天比一天厚实。

（三）接纳了才能改变

性格的改变和症状的治疗是一个逐渐丰富和壮大真实我的过程。真实我由自我的情感内化而成，因此要改变他，必须先接纳他、爱他，他才会形成改变的内在动机，然后他将在你不知不觉的情况下，悄悄地发生改变。而简单粗暴地压制，将使他强力反弹，给你制造无穷无尽的痛苦。

处于意识层的自我认可追逐理想我，而压制排斥真实我，致使两者的冲突难以调和。强迫性重复，是真实我借以确定自身安全感的需要而实施的，在他看来，这不是一种病症。谁会把小孩子絮絮叨叨的言语、翻来覆去的模仿当回事呢？把重复行为当作病的是意识的自我。因为在成人意识看来，这些重复的确是毫无意义的、没有必要的、荒唐可笑的，自我不了解真实我的需要和反应，故而拼命压制，压制常无效，就形成所谓症状。可见，强迫症患者的痛苦既来自潜意识的强迫，也来自意识的反强迫。

但是，强迫症状如果不加克制，就会使强迫心瘾加重；如果不加掩饰，就会被别人视为反常，甚至精神病，这使强迫症患者极为矛盾。

最终的解决没有捷径，只有接纳真实我，切断逻辑链，让他成长强大。

对一个正常人而言，自我一般对环境比较适应，没有改变性格的强烈愿望，他的真实我也不会发生多大变化。神经症患者的愿望就非常强烈，希望消除症状、改变性格。性格是自我的选择器，性格的根扎在潜意识中，性格的本质特征在真实我里面。

现在的问题是，强烈寻求改变的自我，能否打动真实我，内化为真实我的愿望和动机呢？只有一个办法，那就是放弃防御、摧毁屏障，袒露和接纳真实我。事实上，真实我已经受到震撼，改变的愿望也已经形成，而且已经开始改变了。相反，如果自我毫不顾及真实我的感受，自以为是地认为凭借自己坚强的意志就能达到改变的目的，那么结果只能是外强中干、虚弱不堪，症状越来越严重，矛盾、冲突和心理痛苦越来越剧烈。

接纳，意味着患者要放弃改变的强烈动机，恰恰在这一点上患者想不通，不能接受。心理学研究证实，多数情况下，中等强度的动机产生的效率和业绩最好，动机过强或过弱都不利于能力的施展。神经症患者寻求改变的动机实在是太强了，已经对潜意识、对真实我产生了影响，但如果意识一直保持这种强烈动机，真实我因极不喜欢这种暴风骤雨式的改变，就会抵制。情感内化的特点是和风细雨，真实我被打动了，才会考虑自我的要求，并同化和内化这种要求。

意识放弃，潜意识却没有放弃，妙就妙在这里。真实我已经有了改变的动机，而且强度适中，只等自我放弃无谓的"努力"，尊重并接纳他的存在，他一定会在自我的行动中，悄悄地发生改变，给自我以善意的回报。

朋友们，看到这里，接纳难的问题解决了吗？

（四）接纳是获得安全感的前提

1. 焦虑的意义

人的心理能量要释放，自我要成长，这是一种自然的倾向，如果受阻，就会引发心理上的不适感甚至形成心理障碍。对真实我的长期压制排斥使心理能量积聚，刺激性事件使心理能量激发。这股被激发出来的心理能量在现实中如果得不到有效释放，就会出现严重的心理失衡，个体的潜意识就会运作出某种方式加以消耗，比如焦虑。

焦虑是心理能量的一种释放形式，是通过心理冲突制造出来的，表现为对立思维，明显违背自我意愿的念头和冲动等。焦虑产生后，患者因不明白焦虑的意义，难以承受，就试图通过思考分析、意志克制等手段，或某种仪式化行为加以消除，这意味着强迫症状的形成。而症状一旦形成，就会影响正常生活、损害社会功能，患者不得不想方设法地去解决症状，则又会产生新的焦虑，焦虑的叠加和强化使症状长期迁延不退。

你看我的书和以前的回帖，如果目的是消除头脑中的那个念头或冲动，当然会被强迫所纠缠，而且越是急切，就越是被纠缠。你恨那个人，与你爱那个人，这两种情感的性质当然不一样，但在注意这个环节上，效果是一样的；换句话说，那个人已经跟你建立起某种密切的关系，你的注意力不得不集中在他身上。当强烈的爱或恨高度集中在某一个人身上，在现实中又不能表达或释放的时候，被激发出的强大的心理能量严重失衡，如果得不到及时缓解，人的精神就会崩溃，成为精神病人（精神病也是一种象征性的释放形式）。这个时候强迫症及时出现了，它保护你免遭灭顶之灾。强迫症的特点是焦虑，而焦虑是消耗心理能量的，你明白了吗？那么，人的潜意识怎样使你产生焦虑呢，是通过制造心理冲突来产生的。因此，强迫意念出现了，强迫意念在意识上是完全违背当事人意愿的想法和冲动，比如出现杀死自己可爱的宝宝的念头和冲动，以及你与那个讨厌的家伙发生性关系的念头和冲动。

　　为什么这些荒唐的非理性的念头和冲动难以消除呢？答案就在这里，你想消除它获得心理平衡，但潜意识不答应，除非你找到某种合理的表达或释放方式。潜意识其实是我们的"保护神"，但我们却不领情。所以，我们不要跟焦虑作对，焦虑自有它存在的意义，我们要把注意力转到现实中来，把积聚的心理能量释放到外部，使焦虑失去存在的意义，这样，强迫意念和冲动也就随之淡化和消失了，强迫症的症状就成了无根之木或无源之水，早晚将枯竭。你现在知道如何去做了吗？

　　强迫症通过焦虑消耗掉积聚的心理能量，从而使患者避免了精神的崩溃，所以，强迫症与精神分裂的距离最远。精神分裂是心理能量的象征性释放，切断了与现实世界的联系，完全沉迷于幻想的世界里了。

　　接纳真实我，坚持行动，勇敢表达，使心理能量不至于积聚，就不需要通过焦虑来消耗；如果遭遇刺激性事件，能量被激发，通过接纳和行动也可以得到有效释放。分离内观，聚焦当下，是这种宏观态度落实到微观上的一种方法，其目的在于降低强迫的驱动力，提升行动力。认知的调整和方法的运用，都是为了建立起一手接纳、一手行动的态度，只有这个无条件接纳和积极行动的态度建立和稳定下来，才能从根本上杜绝强迫症的发生。

2. 安全感不等于安全，不安全感不等于不安全

世界上不存在绝对的安全，当你用头脑刻意去追求安全感的时候，结果发现追到的都是平时人们所忽略的不安全因素，即万一，"万一"就是强迫发生的信号！

头脑思维具有时间性和相对性，时间性让你离开当下，相对性让你总是去评判。强迫症患者由于内心的不安全感，对自己的"心"失去了信任，而不得不依赖头脑思维来寻找安全感，思维膨胀的结果就是强迫思维。

我相信我乘坐的班机不会坠毁，我只是相信而已，没法事先给出证明，只有飞机平安降落的事实才能证明。我说逻辑链指向的灾难性后果是虚幻的，我也没法证明，也只能用事实来说话。

生活本不是数理逻辑，生活需要的是一个信念，而不是证明，事实上证明的过程就是强迫的开始或其本身就是症状。

生老病死，结局早就写好了，然而在生与死之间的活却大有不同。安全的信念给人以安全感和舒适感，带来好的感受和状态，也使潜能能更好地发挥；不安全的信念给人恐惧感和焦虑感，带来糟糕的感受和状态，潜能被压制。所谓一念之转，别有洞天。

生命中许多让自己感到恐惧的事情，在发生之前像天要塌下来似的（逻辑链），发生时就是一种纯然的感受，之后统统不是事儿！而纯然的感受并不可怕，譬如死亡这件事，恐惧永远发生在死亡之前。因为我没有死过，所以也不知道死时的感觉，以及死亡以后的事，不过这并不妨碍我相信我上面所说的话。你看，这就是信念和信仰的力量！

现在，请让自己的头脑静一静，去倾听内心的声音，那个声音会告诉你真相。

当头脑静下来，心会呈现一切，真实就在那里，一切都正常，你是什么样，就是什么样（真实我）。

所谓智慧，所谓心智成熟，就是洞察了其中的奥秘，不再随外缘起伏。

但是，对我们这些凡夫俗子来说，要想使头脑静下来，就得使身体动起来（鼓起勇气），去经历今生该经历的一切（创造新体验），到那时才能看穿和放下，获得真正的安全感，因为我们已经有资格藐视死亡，视死如归了。

积极生活是最好的修行，唯有信仰坚定、内心强大、充满热情和希望的人，才能修成正果。

把握每一个当下，做真实的自己，让心灵成长。

（五）当下心安即平安

强迫症患者的当下没有安全感，因为没有安全感，他认为就一定不安全，并企图用强迫行为来避免灾难的发生，结果造成极大的痛苦。然而，殊不知心安才能智慧生，心安了才能坦然自若，释放阳光祥和的信息，根据同频共振原理，把具有同类品质的人和事物都吸引过来，形成良性的反馈，使安全系数增加。假如有万一，万一真的有可怕的后果发生，那也是非人力可控。

1. 怎样做到当下心安

（1）理解和接受当下的心不安（内心的不安全感），它是由过去的经历造成的，由不得自己。因为恐惧不安已经成为患者自动自发的第一反应，类似条件反射难以自控，所以只能理解和接受。

（2）树立平安的信念。信仰和信念会产生能量，会创造奇迹。

福特说："无论你认为自己行还是不行，未来都会证明你是正确的。"

大老板的孩子与贫民的孩子都在饭店打工，端盘子刷碗。大老板的孩子是为了体验生活，贫民的孩子是为了生存。他们两个人在工作时都遭到了顾客的白眼或呵斥，大老板的孩子淡然一笑，显得很宽容，而贫民的孩子却觉得受到羞辱，自尊心受到伤害。这是内心的能量差别很大的缘故。前者有家庭这个靠山，内心的能量充足，有安全感；而后者要想变得内心强大，有如下两个途径：信仰或信念。其一，找到一个比大老板更厉害的靠山——虔诚的信仰。这样一来，就会发自内心地接纳而且无所畏惧，如被吊在十字架上的耶稣，以及刀架脖子上的甘地等。其二，信念，即坚信自己目前的遭遇只是暂时的，将来一定能成功，出人头地。这样一来，内心就会生发出强大的能量，以承受目前的挫折和打击，如韩信的胯下之辱、越王勾践的卧薪尝胆等。

坐飞机，我相信这次航班绝对不会坠毁，所以心安。但你能事先用逻辑思维来证明飞机不会坠毁吗？绝对不能！假如你心里一直提防和恐惧着飞机坠毁的意外，而且大脑里总是展开空难的情景，那么，你这次旅行就砸了，或者你根本就不敢上飞机。假如飞行员心里一直恐惧和提防飞机坠毁的意外，而且大脑里总是展开空难的情景，那就不堪设想了。事实上，我们所做的一切都是建立在安全的信念之上的，否则我们将什么都不敢做，或者做什么都没有意义。我们不会去刻意防范和回避那个万一或意外，否则我们的生活将痛苦不堪，或者根本就没法生活。

有信仰的人内心强大，因为他们嘴里念着、心里装着神或佛，装着善良、慈悲、爱与宽容，那么神或佛的力量就加持在他们身上。

有信念的人内心强大。因为他们坚信自己的能力，坚信自己的目标一定能实现，从而激发出体内的潜能。

2. 念佛的人是谁？

"念佛的人是谁"这几个大字写在某寺庙的门口。我在念佛。念佛的人是谁呢？是头脑里的那个我，是身体与心理的那个我，是无常的我，是凡夫的我，是痛苦烦恼也开心快乐的那个我，灵性学上叫"小我"。而提出"念佛的人是谁"这个问题的人是谁呢？是意识的我，是觉知的我，是大慈大悲的我，是如如不动的我，是永恒的我，是灵性或佛性的我，称为"大我"。

人本是身、心、灵一体的。所谓修行，就是让灵性或佛性的大我出来，去呵护、关爱、无条件接纳不完美的小我（真实我）。其路径就是进入当下，专注在当下。当下就是此时、此地、此人、此事。别管什么宗教，别管多么庄严烦琐的仪式，都是一些方便法门，其目的就是引导信者进入当下。当下是一个秘密，觉知并进入当下，静心专注在当下，这就是修行。当下有神灵，当下即永恒，当下心安即平安。

任何宗教都设定一个无所不能的超自然的力量，给信徒带来安全感；任何宗教都设定一个美好的彼岸，给信徒以归宿。有了安全感和归宿，人生就会过得健康、平安和喜悦。为什么绝症患者会康复，心理学对奇迹的解释是：强烈的心理暗示激活了人体内的巨大潜能，使免疫功能大大增强，杀毒、灭菌、修复肌体和心理创伤。因为有了安全感，心才能静下来，安于当下；因为有了归宿，舍命全交，人生才有了意义、有了希望，才能满怀感恩又无所畏惧地生活。

信佛者念佛，基督徒念上帝，其实他们念的都是当下，都在当下，此时、此地、此人、此事，如如不动。如果你没有明确的宗教信仰，你就念：当下、当下、当下、当下……

具体操作：默念当下，保持觉知，拦截切断（念头）回当下，或分离内观回当下。

3. 这个世界没有标准

法师说："人是什么，人什么都不是，人就像一个空瓶子，装什么就是什么。"

总而言之，冷暖自知。这个世界没有统一的标准，一切都由你自己的选择来决定，你选择什么，它就是什么。你当下心安喜悦，那就是你的天堂，你当下恐惧痛苦，那就是你的地狱，而对恐惧痛苦的慈悲和接纳，是进入天堂的门径。烦恼即菩提，天堂地狱一体两面，就是一个转念的距离，一个转身的距离。假如你排斥地狱，也就排斥了天堂。所以，如果你能无限地慈悲、无条件地宽恕和接纳，你就是神，就是佛，你就是奇迹。你不再需要到处寻找，因为本质都是自我救赎。

有一位朋友苦思冥想"我与念头和思维的关系"，想得头都大了，可是"怎么想都想不明白"，我说：你为什么不选择不去想呢？实话实说，不去想就渐渐明白了，我向你保证！要想你就想另一个问题，而且只想这个问题——我活着是为什么，是活一个道理呢，还是活一种感觉？

你感觉不安还是自在，取决于一个假设或一个信念。走出强迫，也只需要一个转念和一个转身，并专注在当下。然而，完成这一个华丽的转念或转身的高难度动作，不知道要付出多少艰辛的探索和努力！常言道，不经一番寒彻骨，哪得梅花扑鼻香。

信仰要虔诚，但不可痴迷。不虔诚的信仰是门面的装潢，痴迷的信仰迷失自我本性，丢掉了人味儿。你可以通过任何一种庄严神圣的宗教仪式，进入并达到那种纯然宁静的状态，即当下的感受状态，意识的觉知状态，或神入状态。其实不论怎么描述都不足以传达那种状态，唯有亲身修行体悟自得。所以，那种状态而非仪式，才是本质和精华。所谓"不择手段"回当下，如果你能觉悟并达到这种状态，那你就不必拘泥于任何宗教仪式，因为仪式不过是帮你进入那种状态而人为创造的一个庄严肃穆的气场。所以，你可以烧香磕头，也可以不烧香磕头，你可以祈祷，可以念佛号，也可以不祈祷、不念佛号，一切的秘密都在那个点上：当下！当下即永恒，当下心安即平安，当下喜悦就是福。

有一个方法，叫分离内观—聚焦当下法：从头脑里和身体里分离出来，觉察和感受念头和情绪反应，不认同、不压制、不跟随，然后默念"当下"，想象两眼之间的玄门是一道城门，你的注意力或意念牢牢把住这扇门，此谓"守玄门"。守住玄门，家园方才安全平静，你才能安居乐业，该做什么就做什么。古人用词精妙，守——对头脑中的念头，不是攻而是守。什么意思？念头绝对不能直接驱除，只要保持清醒的觉知，不让它冲下来扰乱心情就可以了。念头还在那里，我不管它，不认同，不压制，不跟随，我只是不让它冲下来而已，这就是守。守住了，念头就不会停留，它自己会飘走，念头飘走了，头脑就渐渐空了。守住不是目的，安心做事才是目的，静心不是目的，专注做事才是目的，因为作为一个凡人，必须通过做事来成就自我，完成今生的使命。

4. 穿越黑暗才能到达黎明

接纳怕（恐惧感），然后迎怕而上，创造出新体验，此谓战胜恐惧。不断创造出新体验，观念和信念也会发生改变，新的思维模式和行为模式才会渐渐形成并稳定。承认自己恐惧的人不是最恐惧的，承认自己紧张的人不是最紧张的，承认自己害羞的人不是最害羞的。因为只要坦然承认下来，那股恐惧、紧张、害羞的能量就得到了一定程度的释放，情绪就开始缓解了。

虽然我们不知道明天会发生什么，但我们相信明天是安全而美好的，就像相信明天的太阳会升起来一样。我们所有的努力都建立在安全与美好的假设或信念之上，如果不是这样，我们就会恐惧不安，就会抓住万一，防范意外（运转强迫思维逻辑链），除此之外我们所做的一切都将失去意义。

真实的生活是流动的、艺术化的、充满变数的，并不遵循严密的科学思维和数理逻辑，开悟的人可以包容诸多不确定性，也能包容不完美的存在，他们有意无意地顺应了人生和宇宙的法则：不确定和不完美。他们也从来不启动逻辑思维专门去防御万一或意外的发生，而是相信自我保护本能，对超出自己能力之外的则听天由命，他们把自己的安全和身家性命交给本能，交给上天，而自己则心安理得地活在当下。如果是一个正常的凡人，那就免不了诸多不顺，不如意事常八九，免不了痛苦烦恼，如果你具有强迫人格或强迫倾向，负面情绪或许更多一些。一时间被负面情绪缠绕，比喻为黎明前的黑暗，若能走出黑暗就能迎来黎明，这不仅能成功预防强迫症，同时也是一次成功的修行。那么，如何走出黑暗呢？答案是接受黑暗，停止挣扎，爬起来上路，向着明天。

安舒老师说："有意思的是，我走出强迫已近六年，每当有人或事触动我负面感受时，我首先做的不是去评判那个人，也不是去分析那件事，而只是去感受那个情绪。更有意思的是，我越是努力去感受这个情绪，它就越快地穿越我，一晃就不见了。"

朋友，有些事你怎么想都想不明白，但不去想就渐渐明白了；有些病你怎么治都治不好，但不去治，它反而慢慢就好了；有些光你怎么看都看不见，但只要闭上眼它慢慢就亮了。

不去想，不去治，不去看，但你在行动，在正常地生活，在努力地学习和工作，那么你就已经行进在穿越黑暗到达黎明的路上了。

五 没有成长，就没有康复

（一）演好自己的角色

网友语录：做你自己吧，其他角色都有人了。

先确立自我，才谈得上放弃或遗忘；实现了自我（人生价值），才有超越的可能，任何消极避世的理论学说，都不是人间正道。先有得才有失，失去了意味着你已经得到，凡是能够失去的东西，都不是自我的真义，都是尘世的附加物。如如不动的自性，圆圆满满的真我，永远不会失去，因为它源自天成，从未得到。说放弃，是指放弃这些尘世的附加物，你若没有，就不要谈放弃。附加物包罗万象，名权利，贪嗔痴，都是。几乎人人都逃脱不了一生孜孜以求"得"，到头来不得不全部放弃的宿命。

有生就有死，什么时候生，生在哪里，什么时候死，怎么死法，冥冥之中都有定数。在生死之间，人生这场戏剧展开，上天写好了剧本，上天是总编剧兼总导演，我们是演员。我们可以做出选择，可以选择努力把自己的角色演好，演出个性，演出特色和精彩，也可以选择抗拒或不作为。每做出一个选择，就呈现一种存在、一种真实。我们的选择基本是随机的，这种随机性当然有其背后的某种力量驱动，我们称之为真实我。比如，你半途上了帅哥的车，你把手机还给前男友，必定有这样做的理由。真实我驱使你做出这种选择，假如不做出这种选择，内心深处就会产生冲突和焦虑，尽管你意识不到。然而这样的选择破坏了你的理想——预先设计的框架，违反了"应该"和"必须"的指令，所以你在意识层面觉得不可理解、不可接受。框架的设计是由头脑完成的，不要以为头脑的程序是头脑自己设定的，其实真正的设计者是背后的潜意识，就好比电脑的程序由后台的设计员而不是前台的操作员设计一样。可是操作员似乎感觉一切都在自己的掌控之中，这样一来，一旦出现一个"意外"，操作员就接受不了，手忙脚乱，殊不知这个"意外"也是设计员预先的设定。

你做出的每一个选择都是自主的和自由的，每一个选择都有这样选择而不是那样选择的理由，不必悔恨过去的选择，需要重视的是当下的选择。因为你当下的每一个选择都在呈现存在，都在创造着属于你的未来。

你也许是一个犬儒主义思想家，却不是犬儒主义者，你内心渴望自由，渴望过无拘无束的放浪形骸的生活，但只是停留在思和想上，想通过这种反复的思想达到这个目的。自我封闭式的孤独如果没有这些哲思带来的痛苦，是难以承受的。心灵的枷锁已经被打造牢固，前世也好，父母也好，社会也好，归根结底是自己意识的或无意识的一种选择。你可以信奉因果论，一切都是命运的安排。我也相信因果论，与你不同的是，我相信一切都是最好的安排，而且我能做的是立足当下，努力为未来"果"打造好现在"因"。而你却在不断纠缠过去"因"所制造的现在"果"，并认为命运不公，扼杀了一个天才。看不穿这一层，就没有办法真正地接纳。没有觉知，就没有打开枷锁的钥匙，只能围着那把沉重的枷锁皱眉头，唉声叹气。

爱、智慧和力量，这些东西都是人生命中固有的，不是外部赐予的，它可以被掩盖、被封杀，但不可以被连根拔除。你的爱、智慧和力量被掩盖了，这是你的过去因，你现在的心理痛苦，就是为了让你觉知到掩盖物，比如内心的恐惧和完美欲，以及对大脑思维机器的盲目迷恋和依赖，并将其揭开。揭开雾障，生命中固有的爱、智慧和力量就会渐渐呈现出来，并修复心理的创伤，创造新的经验和实相，即现在的"因"。

如果你不理解、宽容和接纳真实我的现状，就容易耽于幻想之中。你幻想的，正是你现实中所缺乏的，你没有坦然承认并与自己达成谅解的勇气，妄想不经过努力就能变成理想我的样子。放弃幻想并不难，只要你真正接纳真实的自己：我就是这个样子，能力也好，素质也好，表现也好——我目前就这样，没办法，爱咋咋的！死猪不怕开水烫，怕也没用不是？要是你有这样的气魄，良好的心态就会形成，就能起死回生！然后，一切你所缺乏的东西，将在积极的行动中、在生活的磨砺中获得。

人所具有的，我都具有，理想我的信息和特质，真实我也都具备，只是暂时未经显化而已。试图通过意志的努力，通过意识的模仿，通过外求达到理想我的状态是不可能的。人本主义坚信，人的潜意识心理能量（潜能）是建设性的，起码是中性的，所以只要我们充分尊重、无条件接纳和自由表达真实我，这种潜能就不仅能助人成功，而且能促进人格的成长完善和自我实现，强迫症的治愈自然也不在话下。

现实生活不如意，别人看不起我们，我们就更需要对自己慈悲和宽容。天地之间有一个独特的我，经历着重重困难和磨难。摘掉伪装和面具，真实起来，勇敢起来，自强自立的人格立起来！无须抱怨。上帝赋予我们生命，让我们以身心的运动形式,展开独特的灵魂之旅,强迫之痛是我们认识自己(身心灵)和上帝(全然的和全能的灵),提升生命层次的机缘。我们今生的遭遇一定是我们的前世所没有的经历,也一定是来生不可能再经历的。往事不可追,未来犹可期。活在当下,接纳自己的任何一种选择,对自己负起全部的责任,把握住现在,才有可以期待的未来。真实一点,再真实一点,赤裸裸来,赤裸裸去,心无挂碍,无有恐惧,这是生命的最佳状态。真实就是力量,自我实现就是真实我的实现,你是什么人,就是什么人,你只能成为你自己。

(二)上帝与魔鬼 强迫与强迫症

你会不会因害怕变疯而拒绝灵感,因魔鬼诱惑而放弃上帝,因被强迫症折磨而痛恨强迫?

因为对人生有高远的追求,因为对事业和爱情充满热望,因为想做得最好,所以才有了强迫。强迫是一种能量,既可以导向强迫症,也可以导向事业的成功。导向事业成功的强迫,使我们执着于理想和信念,不屈不挠地奋斗前行。没有强迫,爱迪生就不可能数千次地寻找做灯丝的材料,居里夫人也不可能从如山的矿石中发现镭,还有思考苹果落地的牛顿和创造"苹果"的乔布斯,哪一个不强迫?在这个意义上,强迫是上帝送给人类的礼物,是实现理想和信念的利器!可是,魔鬼嫉妒上帝,为显示自己的能耐,就跟上帝开了个天大的玩笑,把人类的强迫演变成一种心理疾病,名曰"强迫症"。导向强迫症的强迫,是魔鬼的恶作剧,使我们背离上帝的大道,执着于一些琐碎的细节,在原地不停地兜圈子。魔鬼把恐惧、内疚、怨恨和虚荣置于我们的心灵,使我们的理想和信念产生动摇,并诱惑我们误入歧途,陷进了他的圈套,与他搏斗厮杀,直杀得昏天黑地、奄奄一息。

每一个人的心灵里都有上帝和魔鬼,他们一直在进行较量,并想通过具有灵性和魔性的人分出胜负。降妖伏魔是上帝的事,不是我们的事,我们的任务就是相信上帝的力量和指引,向光明进发,把阴影甩在身后。

不要理睬魔鬼的诱惑，也不要害怕魔鬼的恐吓，把他交给上帝吧！

无条件接纳，无条件去爱，积极行动，这就是我们要做的事。

爱，一旦附加某种条件，就不是真爱了，那也许是一种控制，一种通过人的内疚感实施的控制。许多强迫症患者，就是因惧怕自己混不出个人样，无法回报这种爱，而产生深深的内疚和自责。当他们被症状纠缠，感到痛苦和失望的时候，又为自己的幸福快乐被葬送而心生怨恨，强迫性的重复就是一种表达、一种反叛、一种抗议。

无条件接纳。接纳一旦附加条件，就不是真正的接纳，那也许是一种交换，一种通过压抑实施的交换。许多强迫症患者就走进了这个误区，为了消除痛苦而强迫自己接纳，结果接纳变成了一种新的强迫。他们认为只要接纳了，症状就能消失，当接纳没有收获预期效果的时候，他们又开始怀疑和否定，认为接纳是弱者的自欺欺人。

事实上，接纳是人生存的基本前提。我们的性格和现状是既成的事实，是一种存在，你不接纳行吗？你不能掌控存在，但你却能选择当下的认知和行为，从而去创造新的存在。

接纳是贯穿生命始终的智慧。

接纳过去，就能从悔恨中抽身；接纳未来，就能从忧虑中抽身；接纳现在，就能从现实的困扰中抽身；接纳自我，就能从自我的封闭中解放出来。无条件接纳，才能为改变自我、创造未来积蓄起足够的心理能量。

积极行动的重要性不言而喻，因为只有行动的成果才能检验认知，并不断地积累自信和力量。再则，你那从停止内耗中积蓄起来的心理能量，总要有个释放的渠道，如果不把它们用在对理想的追求中，用在实现目标的行动中，它们就只好"返流"了！

归根结底，任何治疗技术和技巧都是权宜之计，真正的灵丹妙药是心怀善良、无所畏惧地生活！

充分地认知领悟—无条件地接纳—积极地行动—渐渐地改变。

（三）三兄弟与心灵　小我与大我

话说有同卵三胞胎，老大叫心智，老二叫心情，老三叫心意，统称心理，亦称真实我。真实我遇到点挫折，老二心情就不好了，兄弟三个开始互相埋怨，结果真实我的表现更差了，心情也更不好了。为了寻找出路，老大心智想象出一个理想我，没想到引火烧身，致使兄弟三个出现严重分裂。最倒霉的还是老二心情。他得不到老大的理解，因为老大心智总是分析和否定他，老三心意迫于老大的权威，也开始对老二进行压制，而老二又特别倔，特别逆反，结果兄弟三个乱成一团，身体似乎也出了毛病。

其实最能帮他们的不是虚幻出来的理想我，而是一直扎根在他们内心深处的、具有高度整合力量的、充满了爱与宽容的大我，大我的名字叫心灵。心灵大我对他们无条件的爱与接纳，使他们重新团结起来，因为他们同出一源，血肉相连。老大首先做出榜样，停止了对老二无休止地分析批判，老三也受到感染，再也不对老二进行打压了，老二心情也渐渐好了起来，为了他们共同的理想和目标，配合老大、老三携手对外。在行动的过程中，老二心情得到了前所未有的理解和尊重，为老大心智和老三心意源源不断地提供行动的动力。老大的思维越来越清晰了，老三的意志越来越坚定了，老二的情绪也越来越好了。真实我在成长壮大，再没有任何因素能搅乱心智、心情和心意，他们在当下的行动中，感受到高度的自我一致性和同一性。

（四）李小龙的启示

李小龙在咏春拳的基础上，吸收并融合各门各路的拳法和脚法，如空手道、跆拳道、泰拳等，最后创造出一种非常实用的搏击技术——截拳道。李小龙的伟大之处，就在于他不拘泥于某种定型的套路，他说他的搏击技术其实不是一种技术，而是一种思想，化有形于无形，化有招为无招，防守中有进攻，进攻中有防守，随心所欲，快如闪电，是搏击者的自由表达。就这样，李小龙成为一代名冠天下的武术大师。

在心理治疗领域，目前世界上公认的治疗强迫症的方法有几十种，应该说每一种疗法都有可取之处，都有自己的适应症，但是如果坚持门户之见，吹捧自己的疗法而贬低别人的疗法，那么其疗法必将走向没落。

对强迫症患者而言，究竟哪种疗法最适合自己，很难讲，除非把所有的疗法都试一遍，而事实上这是不可能的。你在尝试某种疗法的时候，无论主观上还是客观上，都在拒绝其他疗法的介入。

佛有万法，皆为导引，万法归一，归为一种思想，一种觉悟，看穿放下，无限包容，大慈大悲。

没有思想，没有觉悟，而执着于某种方法，这个方法将失去活力。

我提出的自我心理疗法，说起来是一种方法，但更是一种思想，一种对生活的态度。自我心理疗法的主线是：认知—接纳—行动—改变，其核心是接纳，微观操作是觉知拦截回当下。三个自我理论阐述的就是自我改变的原理和机制，提炼出一种思想，那就是无条件接纳真实我。接纳在宏观上不是一种方法，而是一种智慧的思想和处世的心态。当你拥有这种思想和心态的时候，性格就在不知不觉中改善了，症状也就渐渐蜕化掉了。

暂且把症状和性格缺陷当作自我的一部分，当作生活的一部分，对自我敞开，对生活敞开，接纳它，包容它。人的躯体和心理都有自我愈合和自我整合的功能，充分信任自己的有机体，充分信任自己的真实我，一切将自然地流动起来，自然地愈合或整合，最终获得自我的一致性。

患者最关心的是如何处理症状，这是可以理解的，但这不是最重要的。因为最重要的不是方法，而是思想和态度。树立并坚定正确的思想和态度，形成信念，融进血液里，那么，不管你采用什么方法，都会形随神动，运用自如，此时你已经把方法抛弃了。相反，如果缺乏思想的指引和态度的渗透，而刻意地去运用某种方法的话，再好的方法也会僵化，也就无法取得良好的效果。

症状来了，怎么办？方法有很多，有自我心理疗法，有森田疗法，有醒悟疗法，有心理疏导疗法，有认知行为疗法——你都可以用，但"自我心理疗法"告诉你，你需要以接纳的心态去体验、去感悟，把方法转化成属于自己的东西。如果你领悟了接纳的意义，获得了接纳的心态，那么，什么方法都会有效果，因为这时的克制也是接纳，否则，接纳也会演变成抵制和强迫，抵制不接纳，强迫接纳。

所以，接纳是一种智慧和心态、一种思想和觉悟，达到这个境界，一要具有深刻的认知和领悟，二要经受实践的不断检验和磨炼。千万不要急于求成，急于求成其实是没有接纳。

什么是接纳，接纳什么，为什么接纳，接纳后怎么样，不是三言两语能说清楚的，我为此走了20年的路，写了20多万字的书。

（五）开悟与痊愈的秘密

1. 菩提树下七天七夜

乔达摩·悉达多王子在皇宫声色犬马，享尽人间荣华富贵，没有开悟；后来不辞而别，风餐露宿，寻师问道，苦修六年也没有开悟；最后在菩提树下发愿：如果上苍眷顾我，就让我开悟；如果开悟不了，我就坐死在这儿了。结果，七天七夜之后他开悟了。

佛祖之所以开悟，通常的解释是他不再四处寻找了，一切都放下了，彻底死心了，所谓心死而道生，无为无不为。

殊不知，如果没有经历之前的荣华富贵和苦修磨砺，就算坐上七七四十九天也是白搭。因为未曾经历和体验的始终是诱惑，有诱惑就很难看穿和放下，"凡是你所抗拒的都将继续"。

王子在皇宫醉生梦死，醒来发现人是会死的，这一切终将失去，于是离家出走，去寻找一种永恒的东西。

寻找的过程很艰辛，但他心中有一个坚定的信念，坚信这种永恒的东西一定存在，所以才能投入每一个过程或细节中，从早到晚，跋山涉水，风餐露宿，遍访名师，马不停蹄，去追寻。六年过去了，他身心疲惫地坐在菩提树下，闭上眼睛，不再做任何努力。当他的大脑中又冒出开悟、永恒等念头时，他已经无力去思考什么了，只能任这些念头升起落下、落下又升起。这就是觉知和内观，对念头不做任何干预，既不压制也不跟随。在当下他是一个纯粹的觉者和观者，往日的一幕幕也许在大脑的屏幕上不断闪现，但他始终都没有离开当下，不管风吹雨打，还是饥渴难当，都如如不动、死守当下。他允许一切发生，就这样静静地内观和感受着，至于开悟不开悟、永恒不永恒的都不再理会。七天七夜过后，佛陀全部的知识和经验在当下化作一道闪电击中了他，即：观自在菩萨，行深般若波罗蜜多时，照见五蕴皆空，度一切苦厄。老子《道德经》云："至虚极，守静笃，万物并作，吾以观其复。"他们体悟到的都是：当下即永恒。

2. 痊愈与开悟

如果把强迫症患者的痊愈比作佛陀的开悟，那么你首先要发愿治愈强迫症，并坚信一定能治愈，然后，或许也要经历一段时间的寻找和求治过程，有的患者付出的代价相当大，就像重生一样。最后当你身心疲惫，来到了你的菩提树下时，你终于明白了，能治愈你的法宝就是当下，只要坚守当下，一切将"自化"，"夫物芸芸，各复归其根"。

这就是自我心理疗法的基本操作：默念当下，觉知拦截回当下，觉知切断回当下，觉知内观回当下，"不择手段"回当下。

自我心理疗法是一种主动的、有意识的接纳，是接纳的微观化和具体化，有一套系统的训练方法，与忍受痛苦、为所当为的做法有明显的区别。后者的努力方向是正确的，应对轻度强迫的效果虽好，但是当强迫大发作的时候"坚决不理它，继续做该做的事情"，这句话等于没说。其原因是：第一，你根本做不到；第二，并非总有让你转移注意力的事情可做。那么问题来了，空闲时怎么办？

如果把不停地做事叫作忙，无事可做的时候叫作闲，那么我们知道，宝贵的领悟多来自忙之后的闲，天才的灵感多来自高强度思考之后的放松，比如万有引力定律和浮力定律的发现。但是，闲的时候杂念也最不容易处理，逻辑链也很容易运转，所以对患者来说是更大的考验，辛弃疾喟然长叹：闲愁最苦。现在你知道了吧，有些致力于修行得道的人为什么选择出家，那是为了让自己彻底闲下来；达摩始祖在少林寺面壁一坐就是九年，入定到什么程度——小鸟在他肩膀上筑巢都不知晓。

我曾接诊一位患者，他不断找事情做不让自己闲着，以阻止强迫念头和冲动的出现，或者念头和冲动刚一冒出来，就赶紧转移注意力去做事。这样，他感觉在一段时间内效果还不错，但不能持久，因为一遇到压力就顶不住了，一到空闲的时候就六神无主了。

自我疗法通过对三个自我理论的透彻领悟，以及守玄门和捡豆法等方法的强化训练，帮你提升觉知力和行动力，帮你做到为所当为，而且使你建立起来的良好心态及掌握的处理方法在空闲时也能派上用场，长此以往，这种当下反应模式就渐渐取代了强迫的反应模式。

要形成当下的反应模式，需要具备以下三个条件：第一，有无条件接纳真实我的态度；第二，有简便易行的操作方法；第三，有不断增长的内心能量。

修行的本质就是聚焦当下，重点是修念头，自我疗法的目标也指向当下，应对症状的重点也是对念头的处理。不是让念头不来了，而是即使它来了也不怕了。因为你了解它，也知道怎样对付它。你不怕它，它就拿你一点办法都没有，然后，你和它就可以在当下和平共处了。记住，和平共处只能在当下才能实现，如果你被逻辑链绑架，就谈不上和平共处了。

就像当年身心疲惫、饥渴难当的佛陀一样，你可以拦截一切念，切断过去和将来，死守当下，陪伴身体的恐惧和焦虑反应，然后尽力做该做的和能做的事情，坚持下去，你就能痊愈。

第六篇

交流与拓展

CHAPTER SIX

一 路过人间：带着泥土的芬芳

以下是孟刚老师针对来访者提出的问题，从中提炼出 21 个专题，进行了较为充分的阐释和答复。这些专题的讨论不仅对强迫症患者具有指导意义，对大多数正常人群也具有一定的启迪。故收录于此，以供品鉴。

（一）经历了苦难，会觉得自己是幸运的吗？

小艾：孟老师，您曾经说过："苦难是一本书，认真去读，一定有大收获。"经历了这么多的苦难，在您内心深处会觉得自己是幸运的吗？如果有来生，您会盼望拥有什么样的人生呢？

孟刚：一部红楼，有人读出了诲淫，有人读出了兴衰；同样的苦难，有的人被压得心灵扭曲，有的人找到了生命的意义，多诡的命运玄机不可测度，每一个生灵的遭遇都是定数，这是独特的灵魂之旅。

从世俗的角度看，我是不幸的；从心灵的角度看，我又是幸运的。尽管我失去了太多的机会和岁月，但我用青春和苦难换来了心灵的解放，值了！我相信，今后不论遇到多大的挫折，包括死亡的威胁，我都可以自信、真诚、勇敢地去面对了。因为我有深深的感悟、清醒的超脱，再没有任何力量能使我屈服。当然，现实中仍有许多不如意，但这些只能成为我事业的动力，而不会成为我怨天尤人或顾影自怜的借口。真的，恐惧、悔恨、自责、抱怨，以及相伴随的自我压抑和心理冲突，基本离我远去了。我相信有灵魂，上天不会亏待一个善良、真诚和勇敢的人。如果有来生，我希望做这样的人。

小艾：谢谢孟老师，您的回答让我对未来有了信心。有的时候我也想过，世俗的幸运儿们获得了太多的名誉、地位和物质条件，可是他们真的满足吗？如果不满足，获得又有什么用呢？而对于一颗富足的心来讲，外在的一切还有那么必要吗？

现在想想，上天给我们这样的路应该算是恩宠吧，让我们更用心对待自己的内在世界，完善、强化自己的心灵，获得更为富足的人生，因为真正的幸福感是来自心灵的。

这样想我们真的是幸运的，而我更为幸运，因为我遇到了孟老师，还有很多帮助过我的老师和朋友，我终于不再孤单，不再孤苦无助。这里有那么多的灯塔指引着我，我每天都在进步，我相信我的心肯定会越来越坚强，越来越富足！

大山：孟老师说得很好！他确实是这样走过来的，我有同感，只是我还没有孟老师那么洒脱，感悟得那么深，也许是境界未到啊！

灿灿：我一直以为自己得了这种病很不幸，可是看到孟老师这么坚信着自己，我看到了希望。

彤彤：你不是一个人在战斗！大家一起加油！

（二）我不会说话，所以不说，不可以吗？

不敢说与不能说是有区别的，你不敢说，但你能说，因为你并没有失去说话的能力。叫你跳过两米高的墙，你做不到，因为你没有这个能力；可要是让你跳过一米高的墙，你仍然不跳，那非不能也，实不敢也。其实，此时只需要一点勇气而已。跳吧，大不了摔一跤；说吧，大不了把脸红透，身体抖如筛糠，死不了人的！

当你过了敢说这一关，并且具有足够的知识和经验储备——能说的时候，就面临会不会说的问题了。会说是一种说话的技巧，会说的人具有丰富的语言表现力和感染力。会说的能力虽部分来自遗传，但经过后天的学习和训练，也能得到提高。但是，很多患友连敢说这一关都没过，就过分追求会说，这可能是中了成功学的毒，对康复极为不利。

需要警惕的是，出于保护自尊心的需要，很多人会把自己的"不敢"，慢慢演变成"不想"，从而把自己封闭起来。伴随着病理性的自我催眠，抑郁的情绪开始渗透和蔓延。他解释道："我其实就是不想说，不愿意跟别人计较。"他自我安慰道："我就是太善良了。"各位，请记住，内心怯懦的善良和没有实力的宽容一样，都是自欺欺人，徒增笑料而已。因为那不是真正的善良和宽容，那是怕！

（三）我做事总出错，怎么自信起来啊？

在街边看下棋，你会发现棋手的棋风迥异，有的棋手虽然水平不低，但总是举棋不定，赢了棋却像输了棋似的；而有的棋手虽水平一般，却盛气凌人，输了棋却似赢了棋的光景。这很有趣。走了一步臭棋，有的人总是后悔不已，而有的人则痛快地骂一声，接着走棋，还有的人不论局势占优还是处于劣势，不论是一招不慎还是画龙点睛，喜怒都不形于色，总是沉着老练、节奏不乱。

自信的人绝不是死不认错的人，只是他在认错的时候也很自信。自信的人是活在当下的：当下我认错了，说明认错这件事是对的，我是对的，而错误都是过去的，当下则没有任何问题，当下永远是对的。——嗯，这就是自信的奥秘。人其实就是活一种感受，而感受永远是当下的，所以活在当下的人真实而快乐。

我曾经说过，同样是求人，自信而不卑不亢地求人与可怜巴巴地乞求有着天壤之别。自信的求人者给被求者的感觉是：他遇到急事了，我得帮他，我帮他是救急，他将来肯定会报答我！而对可怜巴巴的求人者，由于并不指望得到他的回报，结果或者是干脆拒绝，或者是一种居高临下的施舍。

自信与职业、身份、地位、性别等统统没有关系，这种品质深深扎根在人的心灵深处，它使卑微的人变得有尊严，使羞涩的人变得大胆，使丑陋的人变得美丽。不管你是什么样的人，不管你强迫还是不强迫，只要自信，就会产生不可阻挡的生机和魅力。

（四）追求完美，有错吗？

这是一个悖论：追求完美和确定是人的自然本性，因为不完美和不确定会使人不舒服；但是不完美和不确定才是生活的真相，使人不至于无聊透顶，而追求完美和确定本身又会带来烦恼。尊重这个真相，不再花费心思追求完美和确定，让自己活在当下，当下便心安愉悦。更重要的是，把日常生活中节省下来的心理能量用在事业上，在事业上是可以追求完美和确定的，当然也要理解和接纳事实上的不完美和不确定，这才是积极心理学所提倡的积极完美主义。积极完美主义有两个要点：一是在事业上追求完美，但不怕不完美；二是追求完美不能泛化到生活中。

总之，头脑要用在该用的地方，如牛顿对苹果落地原因的思考，爱迪生对灯丝材料的寻找。而在日常生活中，只有彻底放弃头脑运作可能带来的一切利益，才能顶住思维的诱惑，让真心呈现，让感受做主。因为归根结底，当下的心安愉悦才是最大的利益！这是灵修的全部奥秘，也是强迫症康复的正确方向。但是，有一部分灵修者误入歧途而走火入魔，他们只内守而不外攻，完全放弃了任何追求，犹如行尸走肉。这就不难理解为什么越是灵修盛行、"高人"辈出的朝拜之地，就越愚昧落后，缺少活力。

对不完美和不确定的包容度决定了修行的境界。你原来看什么都不顺眼，做什么都别扭，现在不一样了，你发现这个世界上根本就没有怪事发生，一切都运行正常，合乎规律。你不但包容了一切的发生，而且有时候还故意留一些悬念或遗憾，好让自己孤独的时候慢慢咀嚼，细细品味。

（五）世上真的有吉利、不吉利之说吗？

人们对一些数字的感受源于人为赋予的某种意义，譬如认为8就是发，

6就是顺，9就是久，5就是无，4就是死，等等。你与男朋友认识4周就产生误会，买新车时爸爸与4S店员工吵了一架，而你认为这些都是不完美的开始，预示着不吉利，于是心中就落下了阴影。其实，这一切都是你的自定义，你现在完全可以重新进行一次自定义：4在音符里就是发，S是爱4，与4S店员工吵架就是发发发发，好事多磨！你与男朋友通过误会及误会的消除，增加了相互之间的了解，关系更进一层；4S店的人看到你爸爸坚决维护自身利益，以后对顾客的态度会更好一点、服务会更周到一点，因此这一架就没有白吵。总之，不管什么事，一个自信的开始比完美的开始更有意义。因为开头完美了，以后再怎么努力也感觉不完美，这未必是一件好事。

有些患友的强迫恐惧和仪式化行为就来源于自定义，如在佛像前冒出一个不敬的念头就认为亵渎了佛，就会被佛惩罚，于是必须围绕着佛像顺转三圈；以后只要一冒出不敬的念头，就觉得要大祸临头，必须找到一尊佛像转三圈才能平息。丹霞法师在荒郊野外的冷雨夜里走进一座寺庙，把佛像拆了点火取暖，否则他就有可能被冻死。（该典故出自宋《景德传灯录》）丹霞法师心中有佛，自定义是：佛是大慈大悲的，他不可能看着我冻死，我拆了佛像取暖，就是顺应佛意！

如果你信神，那就由神定义，按神的指引去做，并相信神会保佑你。这就是信仰。

如果你不信神，那就自己定义，相信自己的选择，相信未来。这就是信念。

信仰是神定义，信念是自定义，其实二者可以合二为一。

信仰高悬天上，信念沉在心中，仰望天空，活在当下。

（六）我为什么总是后悔自责？

如果你后悔自责，说明你对自己某个当下的选择不满，认为不应该那样。现在问题来了，你当时为什么那样选择呢？

你在某个当下随机而非深思熟虑的选择，是受真情实感的驱使，是那个当下最大的真实。而事后的反思、评判与不满，则是出于头脑的、理想我的功利性考量，充分体现了思维的特点，具有极大的诱惑性和欺骗性。

你可以不认可某种选择，但没有理由不尊重它，因为，那——就——是——你！

其实，任何一种选择都不是没有来由的，都不是不能理解的。由衷而发是一种真实，深思熟虑也是一种真实，一切都在觉知中，都是自由自主和负责任的选择。不过，你在欣赏自己深思熟虑的同时，也得理解并尊重由衷而发的"错误"。因为发出那个"错误"的正是长期以来缺乏关爱，被压制排斥的内在小孩——真实我。他需要安全感，需要无条件地接纳，需要经受考验和锻炼，从而获得成长和强大。

（七）为什么疯狂的念头不会变成行动？

不管念头多么可怕和疯狂，都属于正常情况，都是被允许的，因为念头的疯狂不等于行为的疯狂，它不但没有给我们带来疯狂可怕的行为，相反，却使我们的行为更谨慎，更保守，更战战兢兢。反过来说，正因为长期以来我们对情绪和行为的过分压抑，才导致了念头的疯狂。如果我们认同念头，就会去验证自己会不会真的失控或变疯，验证的过程就是强迫思维和强迫行为。

一个担心自己会失控自杀的强迫症患者，带着紧张和恐惧去反复思考自己会不会自杀，由于强烈的情绪反应消耗了大量的心理能量，非常疲惫，使得思维和记忆似乎都有点模糊，就更加恐惧起来。他拿一把刀子在自己手腕上比比划划以证明自己不会失控割动脉，然而时间久了他对手腕的控制力就会下降，那刀尖果然就触碰到动脉血管，这使得他更加惊恐不安，因为他把手部动作的一次偶然失误当成了失控变疯的证据。

让那些可怕的念头、欲望、冲动和情绪都出来吧，与其在谨慎防御状态下被动地让它们冲出来，倒不如主动有意识地唤醒它们，让它们在我们觉知之光的照耀下现出原形。这些见光死的"魔鬼"绝不会冲毁我们的人格结构，或使我们变疯，相反，由于它们被释放出去腾出了心理空间，新的感觉和体验才能进来，才能使我们的强迫人格得到改善，使我们的真实我能够真正地成长强大起来。

（八）为什么要拦截"第一念"？

强迫好比一辆汽车，觉知到前面有陷阱，不刹车是不行的，但刹急了有时也不行，要是刹车、油门一起踩，更不行。

念头刚一出现，好比汽车点火了；把念头拦截住，回到当下来，等于车子又熄火了；若念头没拦住，思维逻辑链展开，就像汽车开始启动，但由于速度较慢，想刹住还是相对容易的；如果逻辑链反复运转，就像车速上来了，车子的惯性就大了，再想刹住而又不翻车的话就得慢慢来（点刹），更不能刹车、油门一起踩！

刹车就是拦截、切断和控制，踩油门就是负面情绪的恶性循环。在处理强迫念头时，一边是尽力拦截、切断和控制，一边又后悔、自责和忧虑，这就等于刹车、油门一起踩。给汽车提供动力的是汽油，给强迫提供动力的是负面情绪。只要断开动力源，车子早晚会停下来，头脑早晚会静下来。

"觉知"是一个老司机，熟悉路况和车子的脾气，不管发生了什么他都可以预判，并能及时采取措施。在处理症状的过程中，觉知—当下—接纳，拦截—切断—内观，慢慢地，你也成了老司机，驾驭车子也就得心应手了。

（九）为什么要放弃对"度"的把控？

在双方博弈的时候，强势方对双方关系的演变具有绝对的掌控权，可以把握好对弱势方伤害的度或分寸，既为自己实现利益的最大化，又不至于超出对方所能忍受的度，导致其气急败坏、拼死一搏。弱势方则没有能力去控制事态的发展，更没有能力控制对对方所施加的"度"。譬如，"辱母案"的那个年轻人于欢，在面对 11 个壮汉对母亲的极度凌辱时，他拿起了刀，但他完全不能预测和控制刺杀到什么程度才能既制止暴行，又能保全自己和母亲，他没有别的选择，所以拼命地乱捅一气，因为他认为似乎只有这样做，才能出现一线生机。

联系到个体内部。当一个人内心缺乏安全感、极度脆弱的时候，你让他说话做事把握好分寸，那就是站着说话不腰疼！真实的情况是，他只要能勇敢地说出来、做出来，就已经不错了！此时，我们应鼓励他：多说，多做，管他三七二十一！（克制强迫行为、拦截念头和切断逻辑链）唯有如此，他才能为自己创造出新体验，提升内心能量。

不管了，天塌下来也不管了，让真实我出来吧，跟着感觉走，因为只有感觉才反映内心的真实，而思维则动不动就上演一出恐怖的强迫大戏。

这就是我常说"以必死的信念活着，豁出去吧，大不了一死！"的缘故。

你豁出去，想让天塌下来，可老天爷就是不听你的，你豁出去之后才发现，天不但没塌下来，反而一片蔚蓝、晴空万里。

无条件接纳真实我，做自己，做真实的自己，这是走出强迫，使内心成长、强大的必由之路。

等内心真正强大的时候，你再去把握言谈举止的"度"，讲究那些谋略和技巧吧！

（十）为什么说活在当下，内心强大？

给大家讲一个我自己的亲身经历吧。

我久坐难受，故喜欢步行锻炼，可以一口气走上十几里。有一天我心情不错，正浑身是劲地走在路上，突然想起一件事，并推测不利后果，于是开始担忧，回忆细节、寻找对策，这时出现冲突和烦躁，平静的心境被打乱了，立马感觉腿脚沉重起来，一步也不想再走。领悟：心理能量的消耗可以直接削弱生理能量。

明白的朋友可能看出来了，我头脑中展开了一条消极的思维逻辑链，进入了一个圈套中。好在我及时觉察，果断切断，回到了当下。另外，我也没有对自己刚才糟糕的状态实施打压，即没有发动内战。这样，我坚持向前走，感受着当下的一切：在看、在听、在回味刚才的惊险之旅，并佩服自己的觉察力和悬崖勒马。

你猜怎么着？嗯，没错，我的脚步又重新坚定和有力了。

有人会问，可是那个问题仍然没有解决啊。是没解决，可是，问题之所以成为问题，是由于你不相信自己，才把问题制造出来。相信自己的人品、经验和能力，因为它们已经融合在直觉之中，你不需要再用大脑进行拆分和重组，当事情发生的时候，当下就会作出恰如其分的选择，而你需要做的就是认可和接纳这个选择。总之，要永远地聚焦在当下，活在当下，当下是没有任何问题的。矛盾冲突只在头脑中产生，头脑虚幻出来的理想我和思维逻辑链破坏了自我整合功能，破坏了自我同一性，所以令人痛苦纠结的问题就产生了。

大道至简，当下呈现，不畏浮云遮望眼。停止内战，切断逻辑链，才能创造生命最真实的体验。聚焦和专注当下，让心灵的智慧和力量带你出发，帮你选择，一切都会自然地整合。因为成长是我们的内在需要，就像一颗种子，破土生长是自然的安排，不可阻挡。

看完《史蒂夫·乔布斯传》，我发现他的缺点很多，毛病不少，但他突出的优点就是内心强大，因为他：

（1）坚定地相信自己的直觉判断和选择，而不是头脑的处理能力。

（2）对选择的事情具有坚定不移的执行力和超乎寻常的专注能力。

（3）内心充满自信、力量和激情。

（十一）为什么说疑心生暗鬼？

耶稣说，不要把明天的烦恼拿到今天来。

"万一"是强迫开始的信号，后面就是陷阱。

疑心生暗鬼，你先有疑心，才会把风吹草动都看成鬼怪。你恐惧，但与恐惧的对象无关，你知道那是井绳，但就是怕，因为你怕"万一"。你宁可承受强迫的折磨，也绝不允许"万一"发生。在你眼里，"万一"就是毒蛇，是真老虎，你生命的重心就成了防御，战战兢兢地防御。

朋友，挺起胸膛，堂堂正正做人吧，别让那些小算计、小把戏迷惑了心灵。睁开眼，让大脑歇歇吧，清净的心将呈现一切，澄清一切。

一切正教、修行或治疗，无论有多少种说教体系，到头来都指向这个点：当下！所有庄严肃穆的仪式以及神奇的故事，都是为了震撼并洗涤人的心灵，虔诚向神，潜心向善，专心做事，当下，当下，当下……抓住了信仰的本质，就不会被五花八门的说教、戒律和仪式所迷惑。因为那些东西都是法门和路径，而非目的本身。

活在当下，鼓起勇气做你想做的和该做的事情，并专注其中，内心就会渐渐强大起来，将来就算真遇到困难或危机的时候，你也有力量去面对和解决。不过，未来永远不会像你想象的那样发生，况且，当它发生的时候，你就处在了那一刻的当下，你仍然可以心安自在。

念"当下"二字，想"当下"之事，念只念"当下"两个字，想只想"当下"一件事。想过去的事和将来的事，基本都属于杂念，常伴随后悔和忧虑。当杂念出现时，要保持觉知，念"当下"，回到当下来，如果一时回不来也没关系，继续念"当下"保持觉知，保持回来的意识就可以了。有这个回来的意识，能回来的时候自然就回来了，不能回来的时候也不至于走得太远，生出暗鬼。

（十二）强迫症患者会变成疯子吗？

精神病患者发作时，意识丧失，与现实的联系完全切断，潜意识出来表演，没有导演和舞监，因而没有目的性和指向性，所以没有成果。

天才的创作灵感迸发时，潜意识能量奔涌而出，思考显得多余。与精神病患者不同的是，他并没有完全切断与现实和意识的联系，潜意识的海洋里有一盏航灯，他的潜意识流有目的性和指向性，那就是他平日苦思冥想而不得其解的问题。

强迫症患者对精神病有免疫力，他们过于迷恋自己的意识思维，总是在理论上求证令自己满意的答案，结果思来想去，不过是在原地兜圈子。"人类一思考，上帝就发笑。"

毫无疑问，人的潜意识通神灵，通神灵只有一条路，那就是虔诚的信仰和信念，无条件地接纳，全身心地投入。强迫症患者朝这个方向努力，能不能成为天才难说，但一定不会变成疯子。

天才和疯子只有一线之隔，我们因为害怕变成疯子，所以拒绝成为天才。拒绝是潜意识的，在意识上可能常做天才梦。别担心，我们离那条线还远着呢！开放自我，摘掉虚伪和虚荣的面纱，心无挂碍，向着理想进发。越向前走，离那条线就越近，强迫就越少，或者也许强迫并没有减少，只是被甩在了身后。

（十三）性格能不能改变，怎样改变？

卡特：我现在的理解是，所谓的性格，内向和外向这种东西是不需要改变的，要改变的是认知和思维模式，像追求完美，追求形式，追求刻板、教条，以及追求平衡性等，而且也是通过投入生活，在行动中、在做事情当中潜移默化地发生改变的。

孟刚：你理解和领悟得很好啊。在心理学上，将人的个性（或人格）概括成个性倾向性和个性心理特征两大部分。个性倾向性是一个人整体的生活态度，属于观念和思想层面，比如人生观和价值观等。而性格是个性心理特征的核心，是指一个人从小形成的、已经习惯化了的思维方式、情绪方式和行为方式。我所说的真实我，就是通过性格选择器对现实自我发挥作用的，是一种自动自发的对环境的反应模式，它基本处于感觉层面或潜意识层面。性格是不可以直接改变的，性格改变是观念改变后的行动中的产物。而最大的错误观念，就是认为性格可以直接改变，认为通过对真实我的压制和排斥，通过对理想我的追逐和效仿，就能使真实我变成理想我。真实我可以成长，但他不需要变成理想我。所谓改变观念，就是认知领悟到其中的道理，无条件地接纳真实我（性格），然后投入行动、投入生活。投入行动和生活，当然还需要一点勇气，以克服旧有的惯性的阻力。在这个意义上，性格的确不需要改变，需要改变的只有那个错误的观念。从压制和排斥真实我，到无条件接纳和宽容，这就是从妄念到正念的转变，是强迫症康复的必由之路。

卡特：孟老师，接纳自己的真实我，就是说接受内向、想说但还是没敢去说、原原本本的自己，也就是说接受我从前的样子。假如我硬要去说那就是理想我打压真实我，我就会难受；但是假如不去说，有些时候还是会难受。我很想接受真实的自己，我发觉真实的自己特别不爱社交，害怕在不是很熟的人面前讲话，就算讲话也不能随心所欲。接受真实的自己就是接受以前的自己吗？

孟刚：我现在帮你澄清一个认知上的误区。你是想说，应该说，但不敢说。请注意，不敢说不等于不能说，这是不同的。敢不敢说是一种情绪或感觉，能不能说是一种行为，会不会说是一种技巧。你不能直接控制感觉，但可以控制行为，感觉没有对错，没有应该不应该，但行为有。所谓为所当为，就是去说想说和该说的话，去做想做和该做的事；而顺其自然是指，在说和做的过程中，对你的表现、对你的情绪反应所产生的感觉要无条件接纳。所以，你完全可以去说，尽管有恐惧和紧张存在，这就是你的真实我。真实我有恐惧和紧张，不敢说，但可以去说，你不要以为有恐惧就不能去说。事实上，你只要承认和接纳这个恐惧，就能去说，就能战胜这个恐惧。说得多了，锻炼得多了，恐惧和紧张的感觉肯定会减少甚至消失；换句话说，性格已经悄悄地在发生改变了。

你真实的自己是什么样子？想说，但不敢说，有恐惧和紧张，就算说也不能随心所欲、潇洒自如，而不是不能说。如果你压根不想说，就不会在别人说笑的时候产生痛苦。接纳真实我，绝对不是不去说，而是坚决去说想说和该说的话，并接纳在说的时候的真实反应。理想我是什么样子？理想我的样子是：潇洒自如地说，镇定自若地说，风度翩翩地说，出口成章地说，幽默风趣地说，鞭辟入里地说。想一想，为什么你没有说？因为你喜欢和崇拜理想我的样子，害怕和讨厌真实我的样子，但实际上你所表现出来的都是真实我的样子，所以就干脆不说。你先接纳真实我的样子，去说，经常地说，真实我就会成长，他的样子将会改变。而你的性格与症状一样，不能用理性思考和意志努力直接去改变，先要改变的是观念，就是改变"用理性思考和意志努力可以直接改变性格和症状"的观念；然后将心力节省下来，你才有力量去说、去做、去行动。性格改变和症状消失是投入行动、投入生活的副产品。不说，真实我就永远是这个样子。

（十四）恐惧情绪能消除吗？强迫行为能控制吗？

1. 什么叫不怕？

理解和承认自己的怕（恐惧感），然后迎怕而上，为所当为。当没有做到迎怕而上、为所当为的时候，也能理解和宽容自己。

2. 强迫恐惧能消除吗？

不能消除，但可以消失，事实上当你不再试图用各种方法消除它的时候，它就在不知不觉中消失了。

3. 强迫行为能控制吗？

能控制。当你阻止强迫思维逻辑链，承受焦虑，并且不再为已经实施或正在实施的强迫行为自责和烦躁的时候，强迫行为就得到了控制。

4. 什么叫微观接纳？

微观接纳是指对杂念不施加任何分析评判，有意注意地分离内观和聚焦当下，这样可以使对杂念的无意注意渐渐消失，使对当下之事的有意注意渐渐转化为无意注意（投入）。

5. 为什么积极行动能改善性格蜕变症状？

积极的行动能使患者的大脑皮层产生新的兴奋点，产生新的经验和感觉，从而转移对症状的过分关注，淡化因症状而产生的过敏反应。因为强迫是一种内在的冲动和力量，这种力量有时非常巨大，掠夺了你的全部感觉，扭曲了你的逻辑思维，使你难以自拔。此时，如果有新的刺激出现，新的感觉产生，比如突然被电击了一下，那个瞬间强迫就消失了。老虎在后面追着，你也顾不上强迫。平白无故地挨了一巴掌，你只有愤怒，也没有强迫。至亲突遭车祸身亡，晴天霹雳，你还有强迫吗？买彩票突然中了一个亿，你会晕厥，但不会强迫。现实生活中这样强烈的刺激和感觉很少出现，而且即使出现了也会消失，不可能保持持久的新异刺激和感觉。那么，症状及其所带来的痛苦感又是怎么产生的呢？它主要来自患者主观上的回忆、想象、思维的夸张和扭曲，并没有生物学意义上的器质性病变，而且这种感觉也不是每时每刻都有。强迫症患者的脑袋瓜并没有坏，不需要修，也不需要换，需要的是摆平心态。那么，如何摆平心态呢？——看穿，放下，当为，随缘。

6. 良好的心态是什么？

看穿世间万象都有其发生和演变的规律，但万一和意外永远存在，你作为千万人中的一员，身处的境遇不比别人更安全，也不比别人更危险。从科学角度看，一切未经证实的现象都是虚幻；从佛学角度看，甚至我们感知到的一切存在物都虚幻不实。一切都会消失，没有什么留得住，成功会过去，失败也会过去，快乐会过去，痛苦也会过去，千万不要执着和执迷。你要放下附加在生命上的包袱，心无挂碍。但作为一个凡人，有七情六欲，有人生八苦，很难完全超脱，也不要逼迫自己超脱，别执着和执迷就好。剩下的就是知道自己这一生该做什么、能做什么，尤其要知道当下该做什么、能做什么，然后坚决、果断地做起来，至于做的结果如何，就顺其自然，一切随缘。

（十五）努力培养孩子的"优良品质"难道不对吗？

可怜天下父母心，父母教育孩子用心良苦，但有些父母因管教方式不当，伤害了孩子而不自知。

孩子的先天气质确实不同，孔夫子的因材施教永不过时，希望做父母的学一点心理学，尽力给孩子所需要的。

安全感是形成优良品质不可或缺的基础。每一个被人们称颂的品质，如果形成此品质的基础不是发自内心的良知，而是恐惧，那么，这个品质就是心灵的枷锁，不值得称颂。

有些被父母和社会津津乐道的优良品质，可能会给孩子造成严重的心理影响，进而就有可能转化为强迫性人格。举例说明，以引起教育者的注意。

（1）听话。不听话会被惩罚、被孤立、被抛弃，结果，孩子为了迎合别人而失去了自我。

（2）礼貌。偶尔忘了礼貌，或礼貌得不到别人的及时反馈，就后悔自责忧虑。

（3）居安思危。光思危却不能居安。

（4）换位思考。频繁地换位思考，自以为是地揣摩别人，自作多情地替别人操心。

（5）三思而后行。只思不行，都三百思了，还是不行。

（6）细节决定成败。对规则、程序和细节过分关注而被缠住，欲罢不能，举步维艰。

（十六）孩子为什么没有安全感？

绝大多数的强迫症患者从小就是公认的好孩子和乖孩子，这是为什么？因为他们听话呀！他们为什么听话，因为他们不敢不听话！

孩子由父母带到人间，却不是父母的发明创造，更不是父母的私有财产，父母不可以打着爱的名义毫不顾及孩子的感受，努力按照自己的期望去塑造孩子。请反思，您怕孩子没出息，是不是怕自己没面子；您怕孩子不孝，是不是怕老来无靠。您有所不知，如果您常把自己为孩子的付出和牺牲挂在嘴上，就会使孩子背负沉重的心理负担。

有些父母为了孩子的安全（同时也为了自己避免麻烦，不是吗？），特别惧怕孩子闯祸，故把孩子封闭起来加以过度保护，结果却使孩子丧失了安全感，这是父母始料未及的。

您挫其锐气，削其锋芒，却指望他能够出人头地。

在不安全感的驱使之下，孩子的内心充满了冲突和焦虑（我不行，但我不能不行），埋下了强迫症的隐患。因为您为孩子打造了恐惧的牢狱，他只能通过强迫游戏去解脱。

事实上，一个人只有充分享有自主选择的权利，他才能为自己的人生负起全部的责任，因为他再没有任何借口。

俗话说，身教大于言传，此中奥妙，毋庸赘言，值得父母深思。

父母要着力培养孩子自主选择的意识和能力，让他在出错和纠错的行动中成长强大起来。以安全感为基础的善良、真诚、勇敢和自信，是父母送给孩子最好的礼物。

（十七）人的潜意识会保护自己吗？

刘鹏：我们的直觉和本能反应其实都是一个思维过程的智慧结晶。这个过程进行得非常缜密，经过反复思考—排除，最后确认了危险还是安全，确认了对与错，应该这样做而不应该那样做。这个过程是真实存在的一个思维过程，在一念之间完成，速度快得我们根本感觉不到。比如，当我们在拿起水杯的一瞬间，潜意识已经替我们思考—排除完了：这个水是安全的。我们从拿起水杯到把水喝到口中，再把水吞进胃内，这个过程就是顺服，顺服直觉和本能反应，也就是只做不想。只做不想实际上是我们服从最高级潜意识思维发出的指令，这个指令100%安全。如果用意识去思考，展开逻辑分析，不仅浪费时间让大脑遭罪，而且容易陷进强迫思维的泥潭里。

孟刚：人体有自我保护和防御本能，人脑也有一种不需要通过逻辑展开的思维，即直觉思维，它是过往经验的沉淀和潜意识的表达，其中也蕴含着理性元素。所以，在日常生活中，人们凭经验和直觉，对遇到的事情随机作出判断和选择，是靠谱的，而大脑的逻辑思维则是用来解决更复杂的工作或学习上的问题的。安全的信念，既可以建立在虔诚的信仰之上，也可以建立在深刻的认知之上。以上文中所举的拿杯子喝水为例，当我们相信100%安全的时候，实际上是忽略了万分之一的不安全因素。而这种忽略既是艺术的（追求丰富性多样性），也是科学的（概率论中忽略小概率事件），因而是智慧的。强迫思维的悲剧在于：当努力去防御万一或证明万一不存在时，恰恰反证了万一的存在和可怕。

潜意识通神灵，活在当下，潜意识就会保护你！而启动逻辑思维去防御或证明，就是违背天意，抗拒自然。强迫症就是对我们的提醒。就算我们内心强大到对思维（逻辑思维）具有掌控力，那也不能完全依赖它，因为苍天之下，再强大的人也是蝼蚁。

（十八）在潜意识里我是这样的人吗？

患者在被症状困扰和折磨的表象之下，潜藏着某些深层的动力机制（潜意识获益），如果不觉察，就很难接纳真实我，放弃对症状的依赖。举例说明：

（1）自以为是。以此满足自尊心或价值感。坚信自己的头脑思维，认为逻辑链是合理的、正确的和真实的，其潜台词：我虽然在现实中不如别人，但在一些细节上却超过别人，能发现别人发现不了的蛛丝马迹，并且能通过自己的努力（实施强迫行为）避免灾难的发生。所以，我是能人。

（2）自作多情。以此满足道德感或崇高感。坚信自己所做的一切（强迫）不光是为了自己，更是为了别人。动不动就揣测别人的想法或感受，总是为别人着想，总认为自己影响了别人而深感自责，但别人却不领情，无动于衷。所以，我是好人。

（3）自我折磨。我是能人+我是好人＝我是完美的人。可是，这怎么可能呢？这种自我欺骗很快就会被现实击穿，然后就只剩下自我折磨了。因为，在患者的内心深处，不完美＝不安全，为了逃避"危机四伏"的现实环境，他又自觉不自觉、情愿不情愿地遁入症状里，继续上演那出自编自导的强迫游戏。

（十九）为什么越是追求安全感越没有安全感？

因为世界上不存在绝对的安全，当你用头脑刻意去追求安全感的时候，结果发现的都是平时人们忽略的不安全因素，即万一。为什么说万一是陷阱呢？

正常人的内心里是接纳万一的，从而在意识层面忽略了"万一"，不再刻意地去防范"万一",而把宝贵的精力用来拓展那万分之9999。安全感来自一个信念:我是安全的,我肯定没事!但这绝不是排除"万一",事实上排除"万一"的过程就是强迫症的症状,此时"万一"就是一个陷阱,它张开极具诱惑性的嘴,把你吸过去。于是,"万一"就成了症状发生的信号。

放弃用头脑思维去追求安全感,回到当下,有什么问题吗?当然没有。那么,专注当下为什么这么难?那是由于思维曾经给我们带来很多利益,我们已经爱上并依赖它了!

所以,我们只有放弃头脑运作可能带来的一切利益,顶住思维的诱惑,让真心呈现,让感受做主,才能使真实我成长,从而摆脱强迫的困扰,获得真正的安全感。当下的心安愉悦难道不是你最大的利益吗?

这是灵修的全部奥秘,也是强迫症康复的正确方向。

(二十)我怎样区分我的思想是不是强迫思维?

大道相通,打动了你,你就吸收,吸收进来与自己的经验融为一炉,凝练成属于自己的东西,那才是一种深刻的领悟。

所有的理论和方法都是为了让人活得更自由、更快乐、更有价值,如果它阻碍了你,就毫不犹豫地把它抛弃!

于是,关于是不是强迫思维的问题,答案就清楚了,这里没有客观标准,一切取决于你的主观感受,感受第一,效果第一。

要尽力避免由头脑的思维想象过程所引发的恶劣情绪,多多行动、多多经历由当下的事实所激发的真情实感,并勇敢表达出来,在无条件接纳的基础上,重建对感受和直觉的信任,使真实我得到成长,形成和巩固当下的反应模式。这样,强迫症的症状就成了无根之木和无源之水。

认识空性而不执着,随处可悟;安在当下而多经历,方能大悟。

我们相信未来是安全的,相信明天会更好,这是一个心中的信念,不是一个用逻辑思维证明的过程。有了这个信念,我们才能活在当下,投入当下，去爱，去创造。不管何处是生命的尽头，每一次日出都是希望，每一次日落都是安详，在开放的感受中，升起神圣的灵性，体验到永恒。这些坚定的信念和美好的感受，是逻辑思维过程给不了我们的。

（二十一）自我疗法团队任小燕老师问答录

1. 不知道自己陷入了症状，感觉担心的事情真要发生？

如果用做梦来比喻强迫，患者大概分成这样三种状态：

a. 在梦中不知是梦； b. 知道是梦醒不过来； c. 醒觉中。

第一种状态表明患者的觉知力比较低，不能觉察到强迫念头的来临。提高觉知力先要在理论上认清楚强迫的特点，注意觉察身体感受或情绪的反馈，这样觉知力就会不断提高。

第二种状态表明患者缺乏方法。孟老师的自救体系中就有针对症状的方法体系，里面有高、中、低不同层次的方法，可以帮助患者应对症状。

第三种状态表明患者已经觉知和醒悟，并开始走上了正确的自救之路。

2. 如何用自我心理疗法自救走出强迫？

简单来说，就是做到闻、思、修这三个字，下面展开说明。

闻是听，这里的关键点是听谁讲？要听有过实证的人讲，在咱们这里就是听有强迫经历并走出强迫的人讲。因为他讲的很多是他的实践经验，很多误区他都修证过了，而不是他大脑当中的所以然，你拿过来就可以用。

那么听过的很多信息，我们要经过自己的思考、反复咀嚼领悟，这一步就是思的过程，这一步的关键是在理上领悟，理悟才有证悟，只有经过思考的领悟才算是见到了一扇通往痊愈的大门。

接下来，我们只管行动就可以了，就是进入了修的阶段。理悟了自然行透。

最后总结一下：没有思，就像是缺少了分辨，好的坏的、对的错的信息都进入了大脑，造成了混乱。有闻有思，没有修，所有一切都是空中楼阁，在现实生活中就得不到本质的改变。

3. 自我心理疗法中强调接纳，这不是纵容症状吗？

接纳是一种态度，包含接受，也有容纳的含义。接纳什么呢？是要接纳内在的焦虑。因为这份焦虑来源于真实我的弱小，是我们切实存在的感受，所以要接纳内在感受，而不是接纳大脑中的逻辑链。接纳表面看上去似乎是被动消极的，其实不然，从接纳的结果看，停止了内耗，保存了现有的心理能量去拦截杂念，并投入当下在做的事情（回当下）。所以接纳是积极正向的，有利于我们的生活。

举个例子：

误区：害怕当众讲话又不允许表现出害怕。

走出误区：当众告诉大家"我很紧张"（允许带着害怕，接纳了自己是害怕的）。

4. 担心确实有可能发生啊！

是的，世界上万事万物都是不断变化的，并没有恒常不变的事物，所以要允许变化发生，不要追求绝对的安全，这是首先要认知到的一点。再则强迫患者用症状获得暂时的安全感，要知道安全感不等于安全（孟老师补充：没有安全感并不等于不安全），安全感的缺失来自我们内在，所以我们对内在的探求才能从根本上解决安全感的问题。不安全感是幼年在内心植入的负性情绪体验，就像是一个坑，不管我们多么努力向外抓取，都不能填满它，只有向内探索，看清它才能填满它，从内解决，内在感觉安全了才是王道。

5. 应对强迫从哪儿着手做起？

《大学》中载：物有本末，事有终始。我们可以看出，凡事要从"本"

上着手，一个人的内在系统相对于外在系统来说就是"本"，相对于强迫的表现，我们内在的不合理信念就是"本"。所以，我们要定位于清理完善自己的内在系统，以及我们不合理的信念，这也就是古人讲的"内圣外王"的道理。

祝福每一位迫友，祝福每一个人！

〔二〕 五季人生：没有终点的修行

以下是孟刚老师从事强迫症心理咨询二十年对求助者的辅导笔录，散落在"心理超市"的犄角旮旯。麻烦你清空自己的"购物车"，开始淘宝。请把珍珠拿走，沙砾留下。

第一季（2003—2007年）
播下自救种子

（1）道理都懂，可一进入实战就不行了。这个现象在很多强迫症患者身上都出现过，他们总是不服气，总是跟自己较劲儿：不能啊，我不该这样啊！痛苦和烦恼于是加剧，消耗了心理能量，削弱了行动力。突破，真正的突破是感觉层面的，只有以必死的信念豁出去，迎上去，坚决断开逻辑链，让恐惧、焦虑、担忧、丢丑、尴尬等最真实的一面展露出来，新的体验才能产生，内心力量才会增加，真实我才能成长并强大起来。当然，这个挑战是空前的，是天塌地陷、死无葬身之地的感觉，与自己同归于尽的感觉。然后，你站起来了，感悟了：你算老几啊，凭什么呀！不要祈求马上达到这个境界，不过我们需要朝这个方向努力前行，使内心强大，心灵自由，否则就对不住这一生！

（2）心扉打开，渐渐把自己真实的一面，尤其是把自己的弱点和软肋暴露出来，这意味着真实我的成长，是自信和力量的表现，耻辱的感觉是由过度的心理防御和扭曲的信念造成的。

（3）在某些情境中，如果你愿意，也可以把自己的某个缺陷当作幽默自嘲的原料，这样你就变被动为主动了，效果会更好。

（4）要做到不害怕失眠，就得彻底认识到：①睡眠是一种自然现象，不需要你做任何主观努力。②一天、两天甚至连续几天失眠也不会对身体和心理造成实质性伤害，事实上伤害你的是由此产生的恐惧和忧虑的情绪。③切断"我会一直失眠下去"的逻辑链。

（5）任何事物皆一体两面，像一枚硬币的正面和反面。刻意消除反面就是对反面的持续关注，等于把反面吸引过来了，此谓"瓦伦达效应"：越是害怕、越是急于排除或回避的东西，就越是呈现，结果与愿望背道而驰。

（6）在不断泛化的强迫症状下面有其共同的特点，那就是你的真实我还不够强大，压抑的情绪或能量没有被释放，犹如适合强迫种子生长的土壤还没有得到改良。所以，具体的症状表现不必太在意，不要专门去解决一个个具体的症状，你需要的只是一种觉知，一种回当下的意识，一种无条件接纳的心态。要牢牢把握住痊愈的大方向，坚定不移地实践自我疗法，走自我救赎之路。

（7）接纳，要发自内心，要接纳你现在的这个样子，这个样子就是目前真实的你，你别无选择！

（8）不要把接纳当作一种消除症状的方法，不要指望只要接纳了，症状就会消失，因为症状之所以为症状，就在于它有很大的惯性，你不可能用某种方法让它马上消失。

（9）接纳不是消极认命，而是一种人生智慧，与积极进取并行不悖。

（10）一个心智成熟的现代人，最基本的素质是敢于面对和接纳生活中一切遭遇，并对自己的选择负责。

（11）真实我在变，理想我也在变，唯一不变的是如如不动的大我，心中的神灵。

（12）强迫症患者往往自以为是、自作多情和自我折磨，这不仅仅是跟自己过不去，也是跟别人过不去。

（13）千万不要为了避免坠落地狱而把通往天堂的门也关闭了。

（14）在帮助过你的人面前要显得更自信，因为他们希望看到的是"绩优股"，从而不后悔自己的"风投"；在你帮助过的人面前要显得低调，因为低调才能使被帮助者卸下心理负担，而不会刻意躲着你。天下同理共情，你要觉察其中的奥秘，而不必患得患失。你只能调适自己，而管不了别人。

（15）他不耐烦，他冷淡，都正常，你难过也正常，你不搭理他也正常，你主动和他说话正常，你不说话也正常，不过这一切的选择都在当下，是当下的直觉作出判断和选择，而不是头脑的逻辑推理。你是否明白？

（16）要敢于去经历和体验，但在这个过程中要培育一颗平常心，也就是心态的淡定从容：我们只是在做，只是在走，只是在爱，在生活，而不是为了什么。

（17）做自己，做真实的自己。真实就是力量，真实是走出强迫的"通行证"。

（18）你感受好就是一切，人家爱说什么就说什么。请记住你不是学者，你只是一个患者，当你试图从理论上否定他的时候，你就陷进了强迫思维的泥沼，警惕啊，警惕！

（19）人生的意义在于经历，你只有经历了才知道人生的意义。经历了再说大话也不迟，其实经历了也不想说大话了。经历中的感受是真实的，酸甜苦辣咸，这就是人生，沉淀下来就是一壶老酒，不刺激，但韵味无穷。幻想不是不可以，但千万不能沉迷，沉迷是对现实的逃避，你不愿意去或不敢去经历，就会缺少丰富的真实感受，那就只有靠幻想来意淫了，悲乎！

（20）虱子多了不怕咬。念头再多也是念头，念头再吓人也是念头，不是动机，不是行为，不是结果，不是事实！来就来了，你知道它来了，你就这么觉知它，不压制，不跟随，默念当下、当下、当下……注意力就回来了。所谓念念有觉，念念无住是也。

（21）放弃思维的评判吧，感受是老大。

（22）我发现自己在看书或思考问题的时候，心非常静，非常舒服，那是一种专注的状态，聚焦当下的状态。而在空闲的时候，常受到杂念的攻击。当然，几乎所有普通人都会受到杂念的攻击，被杂念攻击而烦恼是人生常态。我念"当下"与和尚念"阿弥陀佛"是一样一样的，意在时刻保持警醒和觉察，使杂念一来就脱落，一来就脱落，而不会进入思维中形成逻辑链。这样一来，我留在当下的时间就增加了，心静的时间就增加了，嗯，修行就是这样子的。如果有一天你修炼到在所有的时间都一直处于当下心静的状态，那就成佛了，也不需要默念"当下"了，嗯，成佛就是这样子的。

（23）完形心理学研究表明，人的理解是整体性的顿悟，不能拆开解剖，你看一个人的身体拆开来都是一些器官，不管怎么解剖研究都与人无关。因为所谓人，指的是一个具有灵性的整体，而不是一些器官零件的组装。文字强迫就是本末倒置，抓了芝麻、丢了西瓜，这是被病态的完美欲所害。其实对你重要的东西早就打动了你，进入了你的血液，剩下的统统无关紧要、可有可无。

（24）一个不会照顾自己心情、不尊重自己内心真实感受、不懂自爱、总是迎合别人的人，总认为自己这样做别人会高兴，别人高兴了，自己才有安全感，才会被喜欢，才会得到好的人际关系，但事实上正好相反。

（25）在日常生活中，要多多开发自己的感受性和灵性，遇到事情当下处理，凭经验和直觉作出判断和选择，而不是逻辑思维，这就是内心强大之路，是真实我成长之路。在路上，所谓症状将渐渐失去存在的意义而自行消失。

（26）专注做事的时候就不需要自我观察，爱着、幸福着的时候也不需要自我观察，只有在痛苦、烦恼、不能投入做事的时候才需要。分离内观是为了活在当下，专注做事，提升心理力量，促进灵性发展，获得心灵自由。不要为内观而内观，不要事事内观、时时内观。内观是进入当下"无我"状态的桥梁，没有内观就容易被"我执"带入深渊，但也不能总在桥上看风景不是？

（27）人们对于强烈的不安感是很真实的，这源于过去心理上的阴影和恐惧的体验。我们要迎上去承受，过了这一关就会出现新感觉，领悟到有些事情根本不需要"三思而后行"，靠本能、直觉、经验、感受临场发挥更爽、更精彩。思维要用在该用的地方。在生活中，我们都有出错的权利，千万不要把这种天赋人权拱手交出去。

要实现这个转折，有很长的路要走，这是真实我成长强大的过程，是走向心灵自由的过程。在这个过程中的每一个阶段，都有每一个阶段的真实，要理解和接纳这个阶段的真实，千万不可急于求成，但需要明确和坚定前进的方向。

（28）要允许自己犯错和失误。因为任何一个人都会犯错和失误，从弱到强的成长就是犯错和纠错的过程。

（29）情绪不能被直接控制，但内心强大的人可以控制情绪的表达方式，比如表情、语言和行为。

（30）别再想象和推理了，坚决切断逻辑链，当事情发生、身临其境的时候，行动还是不行动，当下立断，那就是你那一刻的真实，而你现在无论如何也难以想象和预测那一刻的真实，所以白费心机的事还是停下来吧。

（31）听天命，尽人事。生死有命，事在人为。不操操不了的心，要做当下能做的事。心中要有信念：安全的信念，成功的信念，明天会更好的信念，然后投入当下的行动之中，努力耕耘。活在当下，我们需要这个信念，而不需要逻辑。因为逻辑可以导向灾难，使我们掉进"万一"的陷阱里。

（32）用感觉做选择，可是就算我用感觉做选择了，还有下一个问题要去选择啊，一不小心可能又陷进去了。怎么办？很简单，下一个问题仍然用感觉做选择啊！陷进去了，觉察到了，就果断拔出来，这有什么好商量的。正常人都是当下去处理的，即时即地，就算想也是当下想，直觉思维，而不是像你这样提交给大脑中枢召开"常委会"，逻辑思维那么高级的东西该用在高级的地方，呵呵，生活中鸡毛蒜皮的事就算了。

（33）我们的工作繁忙、压力大是诱因和外因，重要的是学会减压和进行心理调适，专注在当下的每一件事情中，一次只做一件事，做完一件事再想第二件事，这样的话感觉就好多了。有时候，我们要以"游戏"的心态去工作和生活，尽力去做，尽力投入其中，享受过程。

（34）我们不必受制于某些观念，不必以自己的行为去印证某些说法，我们要尊重自己当下的真实感受，喜欢就是喜欢，不喜欢就是不喜欢。当然，在选择结婚对象的时候，人们并不是完全靠感觉，现实的理性考虑也是需要的，但是不管怎么样，任何选择都不完美，选择在本质上意味着放弃一些相对次要的东西。

（35）纠结痛苦肯定是症状无疑。在日常生活中遇到类似的事情，人们多半是凭借过去的经验及所学的常识在当下作出判断和处理的，而你非得提交给大脑的逻辑思维来解决，这就是关键点。因为你一旦展开逻辑思维就开始运转逻辑链，就会陷入强迫圈套里。

（36）去行动，勇于做真实的自己，鼓起勇气做一次，突破一次，再突破一次，看真实的表现会给自己带来什么后果。

（37）先走出"敢说敢做"这一步，不必讲什么技巧和效果，慢慢锻炼，才能达到能说能做以至会说会做的程度。别人对你的事情才没有那么大兴趣呢，别总想象自己是一个重要的角色，其实在别人的人生戏剧里你永远是配角，甚至只是一个"路人甲"。

（38）不要刻意区分，你当下感受到的就是真实我。如果不压制真实我，理想我何罪之有，你凭什么排斥它？你理解和接纳真实我，对理想我也应该一样，就让它们都存在且相安无事好了，你只管尽力去做自己该做的事情。

（39）理论没搞懂，然后你努力去搞懂它，这有什么问题吗？问题出在你对理论的纠结痛苦，以及对没搞懂理论的恐惧上。这个世界上既有埋头书斋潜心研究的大学者，也有无师自通开悟成佛的大师，我们普通人也是各有不同的情况，只要你活在当下，开心自在，那么你研究不研究、理论不理论都是可以的，没有谁规定一定怎样或者必须怎样，穿的鞋舒不舒服只有脚知道，一切存乎于心，让感受来做主，没有绝对，没有标准。

（40）禅定就是在当下。冥想的时候看似离开当下了，其实根仍在当下，就像一只风筝在空中飘呀飘，而放风筝的人却一直在当下，想什么时候拉它回来就什么时候拉它回来，是人控制着风筝，而不是风筝控制人。完全离开当下的妄想就好比断线的风筝，回不来了，精神就出问题了。

（41）思维是一个利器，是一种功能，是一把"双刃剑"，千万不能让它伤了自己。思维要用在该用的地方，要紧握利剑，对外开拓，对于自身的问题，思维多半是没有用的，有用的是觉知和领悟。

（42）以游戏的心态生活，凡事尽力而为，结果顺其自然，一切随缘。生活是流动的艺术，不是科学，不是非此即彼的逻辑因果关系，很多情况下要靠当下的感受、经验和直觉即时作出判断和选择，而不能交给思维。思维有时就是一个强迫的陷阱，不断诱惑你进入圈套之中。

（43）如果你违背了良心，那就忏悔—宽恕—感恩—发愿—行动起来。如果你没有违背良心，而只是害怕违背良心，并且为此感到恐惧和痛苦，那就是强迫了。请放下这个纠结吧，届时你的良心会告诉你应该怎么做。

（44）毫无疑问，你活在当下的时间越长，就越快乐越健康。而完全离开当下，进入想象的世界里，那是精神病；常被思维带走，总想通过思维解决问题，想回来又回不来的是强迫症，总之是不真实，不在当下。

第二季（2007—2011 年）
辛勤耕耘劳作

（1）所有智慧都是当下的智慧，上天赋予我们挽回过去、掌控未来的唯一法门就是活在当下，总结过去、展望未来是为了更好地活在当下，因为唯有当下是真实的，离开当下的一切本质上都是虚幻。

（2）顶住思维诱惑，守住当下真实，当下，当下，当下！善良、诚实的真心在当下会告诉你怎么做，不必费太多脑细胞，因为离开当下的二元对立的思维就是骗子！——你看的是书，是书中的内容，书中的知识，你看了这本书之后收益了、成长了，你再回馈给社会，帮助那些需要帮助的人。

（3）你之所以出现"躯体症状让我很痛苦，胸闷、失眠、烦躁"的情况，原因恰恰在于"每天脑子全部都在想自己病的事情"。你为什么老是担心自己是不是这个恐惧症、那个恐惧症，那是由于你的担心，使房子、分居、孩子等压得你透不过气来的现实问题暂时退居幕后了。其实，你根本就没有病，只是严峻的现实问题使你无力应对而产生焦虑，然后症状出现，就这样，现实的焦虑被症状带来的焦虑巧妙地替换了。

建议你从现在起，停止到处寻医问药找方法，攒点劲儿去勇敢面对现实问题，努力奋斗提升自己，承受现实挫折和打击，相信随着你心态的调整和对生活的投入，状态将会越来越好。

（4）当下，当下，当下，当下有神灵，当下即永恒。离开当下的思维是一个幻象，就像天空中飘摇的一只风筝，向东，向西，向南，向北，过去、现在和将来，但牵线的手在当下，根在当下，风筝早晚得收回来，回到当下。我们需要认识到这一点，不要被风筝带着乱跑而迷失方向。当下的感受是大海，思维是海面上泛起的浪花，不管浪花多么绚丽多姿，也得落下来，回到当下。本末倒置，舍本逐末，是我们常犯的错误。

（5）害怕的是你的头脑，受害的是你的身体，你的灵性觉知到这一切，不认同头脑编造的故事，接纳身体的反应但并不受情绪控制，然后坚持去做该做的事。唯有行动起来积极"有为"，才能达到对症状无为而治的目的。新体验取代旧感觉，那就意味着真实我的成长与强大，而所谓症状就自行消失了。

（6）饭要一口一口地吃，路要一步一步地走。别问将来怎样，只管当下，当下打点妥当就是一切。另外，最重要的不是胆子大小，而是无条件地接纳。当下最真实，真实就是力量。请仔细想想，你目前感受到的强大，难道不是无条件理解和接纳真实我的结果？那个过去欺负你的人，你理解和接纳了对他的恐惧，恐惧就下降了，然后迎上去盯住他，淡定微笑，那自信，那气场，真棒！所以，别管将来如何，把握好当下就可以了。

（7）当强迫来临时，感觉确实很难受，用天塌地陷、人间地狱来形容都不为过，但是，毕竟只是感觉而不是事实，毕竟不会死人。所以，我们一定要把住这个信念：强迫，一死不了，二疯不掉，我们能过去！过去了才发现，一切都是梦幻泡影，什么也留不下，剩下的只有你，只有一个真实的自己。爱他吧，相信他吧。

（8）强迫纠结就是这样不行，那样也不行；醒悟就是这样也行，那样也行。停止用大脑思维找答案，承受焦虑不安，坚持做当下的事情，这就是出路。

（9）爱因斯坦等最顶尖的科学家都是最接近神的人。大师级的人物既不墨守成规，又不迷信权威，他们是一些特立独行的人，他们信任上天的赐予，聆听内心的声音，他们有老师而无师承，"爱吾师，更爱真理"，一通百通，不拘形式，直达本质。

（10）戒强迫光靠毅力是不够的，还需要正确的认知、明辨方向并采取有效的方法处理症状。比如，我们学习游泳时，不敢下水但鼓起勇气跳下去的前提是：①知道那是一个游泳池而不是万丈深渊，水深也就两米左右，周围有朋友或救生员，而且水里没有鳄鱼和毒蛇。②观察过别人游泳，知道一点划水蹬腿的动作。

（11）死神在前方等待，或许下一刻就是生命的终点，想想那些英年早逝的人，我们还幸运地活着，而活着本身就已经是奇迹，我们没有任何理由虚度。我们要相信未来是安全的，明天会更好，那是一个无须证明的信念。有了这个信念，我们就可以低下所翘的首，放下所踮的脚，活在当下。活在当下，不管何处是生命的尽头。

（12）好状态既求不来也追不来，可以调整的是心态，心态调好了，状态自然好。好的心态就是理解与接纳，开放与感受，积极行动，专注当下。这就是正念。正念常相继，无心云雾收。觉悟之路是用智慧和毅力铺设而成的。

（13）忏悔不是分析。忏悔、宽恕、感恩、信念、信仰，这些都不是分析，不是思维，而是情感、感受。

你在忏悔的同时，就宽恕了，然后怀有感恩之心，坚信成功而不惧失败，然后就专注在当下了。专注在当下，投入地做一件事。

（14）任何宗教都设定一个无所不能的超自然的力量，给信徒带来安全感；任何宗教都设定一个美好的彼岸，给信徒以归宿。有了安全感和归宿，人生就会过得健康、平安和喜悦。因为有了安全感，心才能静下来，安于当下；因为有了归宿，舍命全交，人生才有了意义、有了希望，才能满怀感恩又无所畏惧地生活。

（15）念念有觉，念念无住。有念头没关系，念头多也没关系，只要对每个念头保持觉知而不干预，那么所有念头都会像风一样穿过大脑的屏幕，而不会住下。而念头之所以会住下，是思维和意志干预的结果。思维的干预是指跟随念头并展开逻辑链，意志的干预是指对念头的压制。

（16）真实我，就是你所是的样子，而不是应该的样子和必须的样子。如果是应该的样子，就会对自己的表现不满，而产生后悔自责；如果是必须的样子，就会对自己的表现有所期待和要求，而产生忧虑和紧张。此时此刻，你的表现都反映了你最真实的自己，你只能是那个样子而不是别的样子。

（17）为自己确定一个奋斗的目标吧。目标确定之后，不管遇到多大困难，吃多少苦，都不会失去方向感，不会懈怠，更不会倒下。抱怨是没用的，年轻就有奔头，行动起来吧，不管前方是鲜花还是风雨，那都是你的人生。

（18）没有十足的把握不敢冒险，等到有十足的把握再去冒险，那还叫冒险吗？所谓的灾难，只是大脑中的观念而已，别再兜圈子了，要顶住思维的诱惑，去经历它，穿越它，让真实的感受出来。

（19）同修共勉！痛苦者：万念如麻，一念揪心；开悟者：念念有觉，念念无住；得道者：了了分明，一念不生。从此岸到彼岸的唯一入口：当下。认识空性而不执着，随处可悟，守住玄门而多经历，方能大悟。

（20）头脑中所设想的灾难性的结果虚幻不实，即便有发生的可能性，那也是以后的事，而现在就把顾虑放下，回归自然，做好每一件当下的事情，那么它发生的可能性就会降低甚至消失。别再透支明天的烦恼了，今天的烦恼还嫌少吗？明天的烦恼明天再说吧！

（21）强迫久了都习惯了，不强迫就意味着必须直接面对残酷的现实，而患者还没有勇气和能力去面对，宁愿（潜意识里）逃避到症状里，但又不可能完全与现实隔离，于是症状的存在对自己的正常生活形成干扰，痛苦就产生了。

（22）念头突然出现并引发恐惧，这属于原发的恐惧，很真实，但头脑的思维和想象则是虚幻的。你把虚幻当真实，就强化了念头和恐惧感，这跟我们观看一个恐怖的电影镜头时的感受差不多。

（23）任何正确的东西推向极致都会变成谬误，天下没有"放之四海而皆准"的绝对真理，一切存乎于心，冷暖自知。我的书打动了你，就已经被你吸收，影响了你，但是，假如你把书上的东西当成"圣旨"，教条地生搬硬套，那么就会翻船。

（24）不管什么宗教，如果给信徒带来的不是心安、自由和创造力，而是恐惧和束缚，那么都可以断定信徒信偏而走火入魔了，或者它本就是邪教。另外，真正的信仰使人的内心建立起坚实而可靠的安全感，强大而有力，对众生充满慈悲和怜悯，心胸开阔包容万象，所以他表现出来的就是一种超然的淡定和从容。比如，有一位患者常把"我是一个有信仰的人"挂在嘴上，话里话外流露出一种优越感，可是现实问题她就是解决不了。所有这些在我看来都是没有抓住信仰的本质，没有汲取其精华，而是过分追求宗教仪式和戒律所导致的。

（25）思维是个骗子，为你设下强迫的圈套，不停地诱惑你；思维是个作家，擅长炮制故事、虚构情节，让你置身其中，"不识庐山真面目"。不管多么恐怖，多么逼真，那都只是一出戏。一定要学会分离出来，看戏。感受最真实，感受是老大，你得认这个老大，千万别被思维蒙蔽。

（26）感受是老大！思维和意志都争抢老大的位置，搞得天下大乱，鸡犬不宁。所以，我们要把感受这个老大的位置扶正和巩固，以它为最高准则，其他的都得让位，都各就各位，安分守己，努力做好分内的事。

（27）感受不会骗人，感受本身很真实，感受后面的判断（思维）才会骗人。在常温下把手放到10℃的水里，感觉很凉；如果先把手在0℃的水里浸泡，然后再放到10℃的水里，就会感觉很热。这个冷与热的感觉是真的，没有骗你，而据此所作的水温不一样的判断才是骗人的。直觉也一样，直觉里饱含着过往的经验和理性，其实我们在日常生活中不能老用对错来评判，你痛苦，对了又怎样；我快乐，错了又咋的？

（28）其实，人人都是以"我"为中心的，没人老是关注着你。虽然你是个很善良、有追求、热爱真善美的人，但内心的恐惧使得这一切都很不真实、很不可靠。

（29）所有的理论和方法都是为了让人活得更自由、更快乐和更有价值，如果它阻碍了你（使你产生困扰和痛苦），就毫不犹豫地把它抛弃！我们首先把自己定位成一个普通人，而不是圣人、导师、神或佛。于是，关于是不是强迫思维的问题，答案就清楚了，这里没有客观标准，一切取决于你的主观感受，感受第一，效果第一！

（30）尽量避免由头脑虚幻的思维想象过程所引发的恶劣情绪，多多行动、多多经历由当下的事实事件所激发的真情实感；也就是说，别管杂念和情绪的干扰，转身去学习（或做事）吧！

（31）感受第一，没有对错，感觉好就是真的好，不需要再问为什么，感觉不好的时候才需要反思和调整。你看《脑锁》迷惑了，直接扔掉就是，你看我的书受益了，在行动中也需要扔掉。因为打动你的东西已经内化于心中，渗透到血液里了，不需要再随时提取出来。总之，相信自己，爱自己，无条件地宽容和接纳自己，这样做就对了。

（32）所有苦难都是人生的功课，它能帮助你开悟、升华心灵。上帝说，你是属灵的，那个灵就是宇宙间功能最强大的摄像和录音，发生的一切都逃不出它的统摄，所以我们绝对不是"生不带来，死不带去"，我们都得为自己负起全部的责任。对心灵而言，最崇高、最伟大的存在就是自由和当下的愉悦，所有的修行和智慧都落脚在"当下"这个点上。而要获得当下的愉悦，需要历练和觉悟以及强大的内心，开悟之后的强大心灵才能真正做到无我和利他，并活在当下。

（33）有些患友所谓的做人做事的原则，其实是逃避现实生活的借口，已经成为扼杀灵性和自由的枷锁，却不自知。内心有恐惧，任何德行和善行都不真实，都是在"表演"。比如你怕某个人，你却说不跟他一般见识，不跟他计较，宽容了他、原谅了他，那简直是笑话。

（34）理解和接纳自己胆小怕事的特点或情绪反应，并不意味着认可自己胆小怕事的行为，积极心理暗示的作用在于鼓励和鞭策自己迎怕而上，用行动创造出新体验。

（35）跳舞的目的和过程都是愉悦，所以要放开、放开、再放开，假如连跳个舞都顾虑重重，那说明你的大脑思维太膨胀了，你离自己的心太远了。亲爱的，你愉悦，才会给别人带来愉悦；你阳光，才会给别人带来阳光。你若安好才是晴天！

（36）人这一生中，我们曾经极度担忧的事情，十之八九都没有发生，剩下的一二发生的时候，其可怕程度或糟糕程度往往也远小于我们的想象，也就是说，我们宝贵的精力都做了无用功，被预期的恐惧和忧虑消耗掉了。

（37）看看该做什么，先把当下的事情做起来，再看看还能做什么，给自己制定一个远期和近期的奋斗目标，然后投入当下的目标行动中。一次就找到自己的最佳位置很幸运，但这种情况很少见，多数都是经过多次尝试之后才找到的。所以不管做什么，先做起来再说，就当作丰富阅历和积累体验，说实话这才是真正的财富。

（38）放弃对理想我的追求，转身追求真正的理想或目标，这个追求的过程就是行动的过程，虽然有时候伴随着强烈的不可抗拒的不安和害怕，但只要贯彻自我心理疗法的精髓"接纳真实我，切断逻辑链，鼓起勇气，创造新体验"，真实我就能成长强大起来，至于是不是达到或接近理想我，就不用操心了，那是顺其自然的事儿。

（39）这个世界没有统一的标准，一切都是由你自己的选择决定的，你选择什么，它就是什么。你当下心安喜悦，那就是你的天堂，恐惧、痛苦就是地狱，而对恐惧、痛苦的慈悲和接纳，是进入天堂的门径。烦恼即菩提，天堂与地狱一体两面，就是一个转念的距离，一个转身的距离。你不再需要到处寻找，因为一切的本质都是自我救赎。

（40）把头脑空掉，空不是无。空掉的是杂念、妄念，是贪、嗔、痴、慢、疑，呈现的是爱与宽容，是责任和义务，是事业和使命。发善心，动善念，行善事得善果，一切将自动自发，和谐一致。达到这个境界的必由之路是：接纳真实我，切断逻辑链，鼓起勇气，创造新体验。

（41）承认自己恐惧的人不是最恐惧的，承认自己紧张的人不是最紧张的，承认自己害羞的人不是最害羞的。因为只要坦然承认，那股恐惧、紧张、害羞的能量就得到了一定程度的释放，情绪就开始缓解了。

第三季（2011—2015 年）
经历风雨洗礼

（1）当下即永恒，守住玄门，价值连城，当下心安即平安。

（2）虽然我们不知道明天会发生什么，但我们相信明天是安全的，而且明天会更美好。所有努力都建立在安全与美好的假设或信念的基础上。如果不是这样，我们就会恐惧不安，就会抓住万一，防范意外（运转强迫思维逻辑链），就会认为除此之外所做的一切都将失去意义。

（3）把未来交给上帝，把当下留给自己，进入当下是接近上帝的不二途径。按佛家观点来说，当下是纯然的平静，没有任何分别与对立，不生不灭，不增不减，不垢不净，是故"色不异空，空不异色"。不错，接纳是一种人生智慧，活在当下是这种智慧的最高体现，是全然地无条件地接纳。心理的最高机密就是：越是能进入当下，就越能接近未来的目标。所以，活在当下绝不是不思进取，更不是悲观厌世，而是亲历人生，获得人生的大智慧。这个秘密只有开悟者知晓。

（4）头上那道疤，既不要刻意去关注，也不要刻意不关注。扬长避短是人的一种本能，不需要费太多脑力，更不能让它影响当下的生活。换句话说，你凭当下的直觉迅速作出判断和选择就可以了，这才是真实。

（5）你对自己的看法，以及相伴随的情绪会影响你的身体健康和记忆力，所以首先需要做的就是转换看法以调整情绪，这里面当然渗透着接纳的精神，不管怎样，理解和接纳了，情绪、身体、记忆力等都会好起来，这缘于我们机体所具有的强大的自我恢复和自我疗愈功能。

（6）突破口不在强迫自己建立对别人的信任，而在战胜恐惧，不怕！豁出去就不怕了，死也不怕了，迎上去，去表达，去行动，你的内心才会产生正能量并提升自信心，有了能量和自信，你才能做到真正地信任别人。

（7）什么叫刻板、教条、仪式化，就是抽掉内容、本质只注重形式。强迫症患者内心里有一套既定不变的程序和规则，就好像一个模子，不论遇到什么事，都要用这个模子去套一套，一旦发现不符合的地方，哪怕是微小的偏离，都会引发异样感和焦虑不安。所以要打破这个模式。如何做呢？例如，大脑里一旦出现询问的念头并开始纠结的时候，就应马上觉察到是强迫的到来，此时要分离内观，从念头里分离出来，不认同，不跟随，问自己：我为什么要认同它、跟随它呢？念头和情绪同为原发性，我们不能阻止，但并不意味着我们要受它的支配和控制；也就是说，接下来我们可以选择以正确的态度和方法去对待和处理它。

（8）你今天身体有点中暑了，晕晕的，头脑不清楚，但你怎么知道明天同样也晕晕的，头脑不清楚？遇到这种情况，乐观的人会想：睡一觉明天就没事了。睡一觉之后，第二天果然就没事了。假如还是晕晕的，那就请假，实话实说，看病去。我说过，一个负面事件（如中暑）对你的影响很有限，对你影响最大的是对这个事件的态度（担忧、恐惧、纠结等），恶劣情绪把你的心理能量耗尽了，这才是最悲催的。

（9）如果与别人很难沟通就不沟通了，自己要争口气，快乐生活。有位作家曾说，依赖于别人的理解也是一种软弱。自身强大，才有力量，才有能量，才有热量，才能释放出去惠及别人，那才是真心、真诚、真孝和真善。

（10）"现在我没这个疑虑了，我顺应我当时的心情，想招呼就招呼，不想招呼就不招呼。因为这都是我当时的想法，我尊重我的内心。这样，我就真正成为主宰我内心的主人了。这种感觉很好。"

就这样，即时即地，凭当下的具体情境和自身感受随机选择，而非提交给大脑中枢开"常委会",这是具有里程碑意义的重要转折,我在咨询中一直引导来访者朝这个方向走。大家注意千万不要把科学的逻辑思维模式迁移到生活中!因为生活是艺术的、感性的、经验的、流动的和变化的;生活不是直线方程式,没有非此即彼,没有全有也没有全无,生活是弹性的,随处都有缓冲。

(11)接纳不是认同和欣赏,更不是保持,只有行动才会产生新感觉,新感觉多了就会发生改变。我从来不欣赏我的胆小怯懦,所以根本就谈不上保持,但我知道那就是目前真实我的表现,我没有办法,只能承认和接纳。于是,心理能量节省下来了,用来干吗呢?迎上去!

(12)性是强大的能量,这个能量若被压抑了,总得有个出口释放一下,否则就像高压锅炉会发生爆炸。健康的释放方式让你充满活力,而消极的、扭曲的、象征性的、变态的释放方式就表现为某些症状或病态,按弗洛伊德的观点,强迫症就是这样形成的。

(13)基督爱人如己,佛大慈大悲,其包容度如同大海,覆盖天下苍生。所有伟大的宗教都有一个共同的内核,那就是让人获得心灵的宁静与自由,而不是给他们套上枷锁。

(14)效果第一。只要能到达目的地,从哪个门进都行。不同的人进不同的门,总有一个适合你。弗兰克尔说,信仰的根扎得越深,对别的信仰就越包容,因为他不会在冲击下摇摆;相反,越是信念不够坚定的人,就越是敏感,并极力排斥异己的东西。

(15)大脑是一个小说家,虚构了一个一个的故事,大脑的屏幕上上演着一出一出的戏剧,你要保持清醒的觉察,从中分离出来,不做演员,做观众。做观众,你可以看,也可以不看,做演员就没有这个自由,你会卷进剧情里,失去自我。

(16)抽掉了实质意义,只剩下纯形式的重复行为,就是强迫。但是,假如这个行为在可以接受的范围之内,而且对生活不构成影响,那就不是病，只是一个习惯，也不需要非得克服它。

（17）在生活中去慢慢看清你脑中思维制造的那些虚幻吧，去慢慢把自己拉回现实里来，这是唯一的出路。加油！

（18）人生，没有未来，只有当下，谁都不知道明天会发生什么事，甚至下一刻还能不能活着也是个未知数。别想以后的事，从当下开始，生命就在一呼一吸之间，做当下该做的和能做的事，并尽力专注其中，这样你会产生完全不一样的感觉，你会创造奇迹，你至少还有50年的好日子。

（19）佛教的观点倡导我们，敞开心扉，接受和感受当下的一切，包括痛苦。不要试图通过思维搞清楚什么问题，因为无常，思维跟不上。

（20）强迫来了马上觉察，把注意力拉回当下：当下我正在做什么呢，我正在强迫思维，正在恐惧，正在忧虑……分离内观的意义在于跳出思维的圈套，让感受出来，聚焦当下，专注当下。如果你做事很专注，已在当下，那就不需要什么内观。

（21）当下，清醒地觉知，纯然地感受。思维从过去收回来，从未来收回来，聚焦在当下一刻，当下你怕什么呢？我们只拥有当下这一刻，除此我们一无所有。过去属于死神，未来属于上帝，我只在当下。

（22）我们当地有句俗话："硬的怕愣的，愣的怕不要命的。"后来我才知道，不要命的怕大慈大悲无我无惧的圣人。要是这个社会靠打架说话，世界拳王就是"世界之王"了。一定要打架吗？一定要打也不怕，他也不比你多一个脑袋。据我观察，狗总是欺软怕硬的，你只有不怕它，它才肯跟你做朋友。所以带着恐惧上路吧！

（23）假如你因别人的负面评价而变得消极，那就被他们说中了，或者说你刻意去迎合了别人的评价。而真相是不管别人怎样评价，你仍然是你，不增一分亦不减一分。当然，要看穿这一层并且不为外界毁誉所动，很不容易。

（24）医院的床铺没那么脏，电脑的辐射没那么大，大家都生活在这个世界上差不多的环境中，你不比别人更娇贵、更容易受伤害。放开去生活吧，该来的会来，无论怎样预防也没用，不该来的磕破头也求不来。放下种种顾虑，强大自身，内心强大了，身体和心理都会和谐无恙，别再以受害者自居而叽叽歪歪了。

（25）帮了别人的忙要不要说出来，没有标准答案，实际生活中有的人说了，而有的人就不说；同一个人，有时候说，而有时候不说，其原因一是人的性格不同，二是具体情境不同。请记住，说与不说都不是问题，而你强迫纠结说与不说才是问题！我们放下用头脑思维寻求答案的做法，届时由当下的感受和具体情况来决定，即时即地。

（26）理论和说法是为感受服务的，而不是相反，不要用你自己的感受去验证某种理论和说法，不忘初心，方得始终，千万不要本末倒置。

（27）你不知道机会在哪，我也不知道，知道就不叫机会了。机会是你行走在路上遇到的某个人、某件事、某种感觉和触动，是一个岔路口。所以不管做什么，先做起来吧。

（28）我们不能被强迫的力量一直带着走，顶住思维的诱惑，跳出逻辑的圈套，这既需要智慧，也需要毅力。在那个节骨眼上，大多数患者都经受不住考验。因为他出现一种错觉：如果我想一想，问题就解决了，如果我做一下，危险就解除了，我就能全力以赴地去生活了，为什么不呢？正是由于心存这个侥幸，所以他不愿意付出短时痛苦的代价，一次次地被强迫诱惑和欺骗。

（29）人际关系中的误会和冲突本不可避免，回避误会和冲突就是逃避生活，逃避生活要受惩罚，痛苦、痛苦、痛苦！在人际关系中，误会和冲突是维持动态平衡的心理张力，误会和冲突解除之后，关系才会更进一层。

（30）无论怎样，一个人先得对自己的感受负责，你改变不了事实，只能调整自己的心态。你快乐，你才能真正去关心别人，并给别人带去快乐；你有余力，才能真正帮助别人，并不求回报；你强大，才能真正善良、博爱、慈悲众生。

（31）当（头脑）产生选择困难或理论强迫时，把选择权交给感受，此时停止思考，让感受出来当下判断和选择，感受第一，没有对错，让一切理论方法统统见鬼去！

（32）分离内观，简单来说就是从大脑思维所虚构的情节里分离出来，由演员变观众，然后把注意力拉回来指向鼻根处。鼻根处叫作玄门，意念指向某处叫守，所以内观鼻根叫作守玄门。守玄门或守丹田都是为了静心，心静了才能有智慧生起来，才能看穿假象，不被假象欺骗，凸显真实。

（33）紧张就紧张吧，这是你的真实，为什么要逃避这个真实？你不让真实我出来"丢上几次丑"，他就得不到锻炼和成长，这个"丑"就会拧成一个结沉在你心中，束缚着你，使你得不到解脱。放下大脑的种种顾虑和算计，要痛哭就哭个够，要出汗就出个透，要丢丑就丢它个天塌地陷。你豁出去这么一横，强迫等都没脾气了，恐惧、紧张早已被扫荡一空，你天下无敌了。

（34）糟糕的负面情绪扭曲了对事物、对自己的看法，而这种扭曲的看法以及不断展开的强迫思维逻辑链，又反过来强化了负面情绪，使思维更扭曲、更消极，如此滚雪球似地恶性循环。所以要跳出来，分离出内观，还原事物及自己的真实面目，只有在理解和接纳的基础上，才能开始真正地成长，走上良性循环的轨道。

（35）你担心害怕的结果大概从没有发生过，都是头脑在不断地推理和联想，我们这种人思维活跃，都是虚构情节的能手，我们一直以来都被自己虚构出来的情节所欺骗和恐吓。去除掉虚构的成分之后，剩下的东西就相当正常，也不可怕了。鼓起勇气豁出去，坚决不想了，切断强迫思维逻辑链，就让它发生一次何妨！只有经历过和感受过，你才能真的不怕、真的解脱。

（36）了解、理解、接纳真实的自己，就不会以外界的标准来评价自己了，因为外界对你的任何评价都与你真实的自己无关，你仍然是你，不增一分，不减一分，原原本本，真真实实。外界的评价多少会影响你一时的心情，却不会从根本上影响你的自信心，因为自信就是发自内心地相信自己。

（37）我觉得对开悟者而言，快乐与痛苦都不是他的常态，常态是一种如水的平和、超然的淡定。我认为对年轻人而言，最好不要刻意地追求这个境界，因为只有在实现人生价值的奋斗过程中，经历了人生的酸甜苦辣咸之后，才能真正地看穿和开悟。不管怎样，只要受益就好，祝福你！

（38）迎上去，明知山有虎，偏向虎山行。一个初学游泳的人特别怕水，在岸上把游泳动作练得滚瓜烂熟，可就是不敢下水，一到池边就哆嗦，这时有人一脚把他踹了下去，他狠狠地呛了几口水，但很快就学会了游泳。走出内心的虚弱，让自己强大起来，需要这种豁出去的勇气，而且免不了呛几口水。

（39）只有排除所有错误的做法，才能找到正确的做法；只有排除所有不安全的因素，才能保证安全，我们的大脑不停地做排除法，宝贵的脑力消耗殆尽，再无力进行创造性的思考。怕犯错，追求绝对的安全感和确定感，必然毁灭创造力，导致强迫。成长不是成熟，它本就是一个犯错的过程，而不是一个避免犯错的过程。

（40）当症状来的时候，每个患者都觉得自己所担心的事情像真的一样，很有担忧的道理，而这正是强迫的诱惑和圈套。很多时候，你会经不住诱惑，被强迫思维逻辑链一次次地欺骗，而事实上你所担心或恐惧的事从来也没发生过，甚至到死都不会发生。你会辩解说，万一发生了怎么办呢？我告诉你，万一发生了，面对和解决就是。已经发生的事，谁也无法控制。你又说，如果我通过自己的努力（强迫行为）能避免呢？我再告诉你，那是痴心妄想！你不是神，就别操神的心了。你只是一个普通人，没有你想要的特殊能力，好好地去过普通人的生活，感受生活的酸甜苦辣咸，就会有普通人的真实的人生。

（41）依赖就怕失去，怕失去就敏感多疑，无事生非，心烦意乱。相信他没有外遇,这是一个信念,无须证明,这是幸福爱情的基础。怀疑他有外遇,但无任何根据,这是有罪推定,是毁灭幸福爱情的武器。虔诚的信仰者从来不去证明神的存在,幸福快乐的人从来不去证明他乘坐的飞机不会坠毁,更不会证明过马路不会被汽车撞,当然也不会去证明自己的爱人没有外遇。

(42)假设别人对你不友好,而且你受不了别人对你不友好,那么你要弄清楚别人是否真的对你不友好,纠结、痛苦正是在这个过程之中拉据,事实上别人对你不友好这个判断一直缺乏证据。有的人假设别人是友好的,而且形成了无须证明的信念;有的人假设别人不友好,但他不怕;有的人假设人是会变化的,根本不考虑别人友好不友好这个问题,他只根据即时即地的真实感受作出判断和选择,他在做真实的自己。

第四季(2015—2018年)
收获痊愈之果

(1)朋友,你说:现在别的事我都可以放手,就是身体健康放不下,自己的身体,宝宝的身体,很纠结,每天过得很痛苦。那你听我说:如果身体健康没问题,你纠结痛苦什么,那不是白费吗?如果身体健康有问题,你纠结痛苦什么,纠结痛苦能让身体好起来吗?总之,身体健不健康是一回事,纠结痛苦又是另一回事,如果你选择了纠结痛苦,那么身体即使没问题也会出问题;如果你放弃了纠结痛苦,那么就算身体有问题也会没问题。千万别低估心理对身体的巨大影响,千万别低估人体内的巨大潜能,千万别低估人体的自我整合和愈合功能。

(2)一切皆变,无物常驻,佛说无常。你很有佛缘,但暂时被雾障迷了眼,陷进了强迫思维的圈套里。恶性思考必定使感受性降低,会使人对事物麻木或出现错觉。你陶醉在这圈套里反复地追问,到底象征什么呢?不要说你没有逃避现实的挫败感。不确定就不确定了，带着这些疑惑上路吧，路边有荆棘也有花香。

（3）有些人是理论的巨人、行动的矮子，被理论奴役，好像自己的生活就为了验证某种理论似的，虽然自己亲身体验过并感觉不错，但由于不符合所谓的理论而对自己产生怀疑，陷入强迫思维的圈套之中。一切理论方法都为我所用，为我服务，假如不是这样而是相反，说明本末倒置了。

（4）对这一类强迫纠结的问题，没有完美的、明确的答案，最好的处理方法就是凭当下的感受立即作出选择，当下开，当下不开，都可以。不管实际开还是不开，都要切断头脑的分析联想，留下那点焦虑不安的感觉，随着注意力的转移渐渐淡化掉。要敢于担当，开门时"被监视"，不开时被议论，你不要总把自己摆在被人关注和议论的客体位置。你过自己的生活，做自己的生意，穿自己的"鞋子"（合不合脚，舒不舒服，只有你自己知道），与别人何干？对自己的选择，如果别人问起来，你可以解释，也可以不解释，其实就一句话：这鞋子我穿着舒服。

（5）不要逼着自己消除怨恨，就把它放在那里吧，保留怨恨的权利。然后，开辟第二条思路，想想对方好的一面，或你从当初的伤害中学到了什么。然后，生活要继续，在积极的行动中提升自己的自信和力量。如果你强大起来，怨恨自然就会削弱乃至消失。大侠不会恨一个不会武功的人，富翁不会恨乞丐，大人不会恨小孩。

（6）心理学给你提供的知识只有一个：你不是你想象的样子，也不是你思考出来的样子，更不是你担心害怕的样子，你是你当下的样子。你不是什么病人，你只是一个普通人。放下头脑中一切虚构的东西，行动起来，做当下该做的事情，就一定能渐渐好转。

（7）观念是可以改变的，行为是可以选择的，而感受永远属于自己，属于当下，无可替代。先对自己内心真实，对真实我理解、呵护、尊重、宽容和接纳，让内心的力量增加，使真实我成长强大起来，然后你再去装、去表演吧。

（8）强迫穷思竭虑。"我思故我在"——你怎么知道你在"思"呢？那个知道你正在"思"的人是谁？那是你的意识，你的心灵，是比思维更本质的存在。所以，有时候我们需要停止思考，回归心灵，获得宁静平和，这才是最真实的自我（大我）。

（9）凭当下的内心感受或直觉作出判断，直接去做就是真实我，而反复展开逻辑推理，思考是不是真实我的时候，就已经远离了真实我。真实我就是你过去的经历和经验，就是你实际的反应和表现，就是你感受到的自我；而理想我则是头脑中的一种设计、一种虚构，是你想要成为的自我。

（10）我们不能改变事实，但可以改变对事实的态度；我们不能改变情绪反应，但可以改变行为。只要我们学会调整自己的心理，保持自信乐观，你的潜能就会释放出来，朝着你所期望的方向发展。这就是最高的人生智慧。

（11）言传身教，因材施教。对害怕犯错的孩子要鼓励他不怕，不怕出错，因为学习就是出错改错的过程；要支持他的主张，尊重他的选择，宽容她的过失，无条件地接纳他。父母是他建立内心安全感的关键。

（12）有一个认知需要改变：休息、闲聊、看电视和娱乐不是浪费时间，而是生活的组成部分。如果说事业是你终生的目标，是一以贯之的中心兴趣，那么休闲娱乐就是辅助的兴趣，这是丰富人生所需要的，也是补充心理能量的方式。总之，它是生活的一部分。

（13）被阉割的念头出现"万一经不住诱惑发生外遇"——会被妻子割掉小弟弟，生不如死—思考对策防范——让自己安全，这是典型的强迫思维逻辑链。请看，你抓住万分之一的可能性展开消极的思维想象，导出了一个可怕的灾难性后果，立即加重了恐惧的程度，于是大脑开始思考对策和防范措施，无解，陷入了强迫思维的泥沼。

现实生活中很多事情都有万分之一的危险，意外随时都有可能发生，按照你的逻辑，都需要严加防范，你的大脑都用在预测和防范这无数的意外上了，还怎么生活呢？凶杀案比阉割案可多得多，你怎么不考虑呢？具体的症状表现不重要，重要的是你内心的不安全感在这个问题上呈现出来了，与这个具体的问题无关。

你的本能会保护你，凭当下的经验、感受和实际情况作出判断和选择就可以了，不需要启动和运转大脑思维。你结婚了吗，外遇了吗，检点了吗，收敛了吗，妻子知道了吗，震怒了吗，仇恨了吗，变态了吗，凶残了吗？这些全都是子虚乌有的事儿！走一步说一步吧，你的自我保护的本能，以及你的良知、经验和智慧，会在每一个当下作出恰如其分的判断和选择。

（14）精彩！豁出去了，就这样了，什么也不管了，大不了一死！以破釜沉舟的勇气成功地切断了强迫思维逻辑链，原发的情绪就不会强化和恶化，糟糕的状态就会停止，你的人生就开始触底反弹了。永远不要忽视你心中的灵性和潜能，它一定能在你需要的时候出来保护你，也一定能自动调适并整合你的状态。

（15）在强迫恐惧的牢狱中，一味地呼号挣扎是没用的，身上的锁链反而会越绷越紧。此时需要勇气，需要智慧，需要一种痛苦中的冷静觉察，尽力放松，疼痛就不会那么强烈了。

（16）千万不要因惧怕强迫、恐惧和焦虑的出现而压抑自己的潜能和欲望，换句话说，不要以牺牲欲望来换取所谓的心安，否则就会出现抑郁，以及所伴随的躯体症状。

（17）心理疾病不同于身体上的病，心理疾病的治疗是一个系统工程，不像消炎止痛、切除病灶那样简单。心理疾病的治疗不能只盯着症状，因为症状只是表象，是枝叶，根本的东西是当事人的人格、人生观和价值观，所以我们需要做出全方位的调整。对具体症状的处理是有方法的，但那只是一种辅助手段，唯有生活经历磨砺出来的智慧，才是最伟大的救赎。

（18）你学习传统文化我不反对，但你若越学越弱，那还是停止吧！不管传统还是现代，不管东教还是西教，只要内心不强大，心灵不自由，那么一切都是胡扯！你没有俯瞰苍生的能力和气场，内心就不会柔软，就不会有真正的善良和慈悲。

（19）如果你真的看淡一个人或一件事，他就会渐渐淡出你的视野，不会来找你的麻烦了。而你的喜好和厌恶都会把他招来，这是为"吸引力法则"，对症状的态度应该如此。把注意力尽力用在生活和工作上吧，以积极乐观的心态面对现实中遇到的一切，这样，你得到的必定也是积极乐观的东西，你发出去什么，就会收到什么，因为这个世界就是一块"回音壁"。

（20）老师，是否正常人就没有理想我？关键不在于有没有理想我，而在于自我是否借助理想我打压真实我。我们强迫症患者要及时觉察这一点，停止这场残酷的内战，要了解、理解和接纳真实的自己，是什么样就是什么样，然后在这个基础上，通过行动中的实际感受，自然会做出某种程度的调整和改变。

（21）如果真正能做到坦然地接纳当下的状态，那么你的状态就开始改变了。因为，真正的发自内心的理解和接纳，意味着"意志不干预和思维不干预"，不再抗拒排斥，不再思考分析找对策，于是体内的能量就开始流动，整合修复自我的状态。这种人体内的能量流动是积极向上的，保护自己、发展自己是一种本能，是一种自然的倾向。

（22）他们伤害过你，给你造成了心灵的痛苦，你可以恨他们，但更需要总结一下从痛苦中你收获了什么。没有任何痛苦是无缘无故的，也没有任何痛苦是白受的，我们要有在痛苦中成长的智慧。这样一来，或许我们要感谢他们，感谢命运，感谢上天的安排。当你有了这些认知之后，报复还是不报复就不是问题了。而现在发狠发誓都没有意义，假如你暂时解不开这个结，那还不如先把精力用在学习、工作和事业上，等你足够强大后，再考虑报复还是不报复的问题。

（23）思维不干预，意志不干预。一切会自然整合修复，不必操心。当然在这个过程中，你不能等待，要行动起来，让新信息输入你的大脑，让身体产生新体验。打破恶性循环：自卑—不敢想、不敢做—更自卑，恐惧—逃避—更恐惧；建立良性循环：了解自我—接纳自我—开放自我—表达自我—实现自我。

（24）你把正常当作不正常，极力排除和挣脱，结果就越陷越深了。不管大脑里出现什么念头，都是正常的，有什么不正常呢？如果你不去干预它，而是坦然地接受，静静地观察，那么它就不会兴风作浪，它自己会走的。

（25）豁出去是一种气势，也是一种智慧。假如生命还剩一天，你会做什么，你还会为强迫烦恼吗？那时你会投入地去做一件最重要的事，强迫早被抛到九霄云外了。而生命的真相就是任何人都无法预知和控制自己明天的生死和明天的感受，因为意外随时随地都有可能发生。所以，智者都活在当下，砍柴的时候就专心砍柴，挑水的时候就专心挑水，因为他们把每一天都当成人生的最后一天来过。

（26）没有问题就是没有问题，不要用头脑去制造问题。一切都正常，停止头脑的分析评判，用心去做，用心去体验就行了。

（27）根本的蜕变必然伴随着性格的改善，要提醒自己：我不过就是一个俗人、普通人，我没有那么娇贵，没有那么伟大，没有那么清高，所以我没有必要过分地防御什么。

（28）你现在所受到的困扰自然与过去的经历有关，会在某种情境中出现不舒服及相应的联想。同时，更重要的原因是你的性格本身，譬如从小就是好孩子、乖孩子，洁身自好，对自己要求苛刻。这样的人可能心理非常脆弱，包容性很差，很难做到"出污泥而不染"，一旦"染上了"就受不了。

（29）只有行动才能消除你内心的种种疑惑不安，只有行动才能接近你的梦想，行动是王道，先动起来再说，别的暂且不论，统统不管！——出来走两步。

（30）如果过分依赖大脑的逻辑思维，就会失去内心的真实感受，从而遗忘真正的愿望和需要。

（31）假如把安全感和自我价值感定位在别人的认同和欣赏上，那么就失去了自我；如果把自己摆在被别人任意评说的客体位置上，就不可能不被动挨打，不可能不纠结烦恼。你活得谨小慎微，战战兢兢，你究竟想得到什么？你活着究竟是为了什么？

（32）别跟自己较劲儿了，把所有的"应该和必须"都放下！你是什么样，就是什么样，你能成为什么样，就会成为什么样，让身体内的能量自然地流动起来，去修复创伤，让一切都真实起来，真实就是力量。

（33）掉泪有什么用！强迫算老几！男子汉穷也要有志气！现在的女孩子虽然看重男方的经济条件，但同样看重男孩子积极向上的精神和发展潜力，你暂时缺了一样，千万别把另一样也丢了！把压力化为动力吧！恐惧是吠叫的狗，你迎上去，它就退。

（34）不断问自己：我这样子有用吗，有用吗？与别人有什么相干！过去都过去了，当你意识到的时候，这个"当下"瞬间就成为"过去"。愤怒有用吗？后悔、自责有用吗？恐惧、忧虑有用吗？——其实，你只要知道接下来要做什么、怎么做，就行了。

（35）患得患失，在得失之间寻找绝对的平衡，敏感度过高，缓冲的地带过窄。要经过生活的磨炼，渐渐领悟，要培养钝感力。生活是模糊数学，不是方程式。在这一类事情上，同样需要断开大脑思维逻辑链，承受不安，凭当下的感受判断和选择。当内心强大后，这些就都不是问题了。

（36）你和一个人在一起，如果你认同甚至欣赏他，你就感到愉悦，就会支持他的主张，甚至跟他走；如果你不认同他，但理解和接纳他，你就会感到平静，会与他和平共处；如果你不接纳他，你就感到难受，产生抵触甚至敌意。对一个人如此，对一件事也是如此，对自己身上的缺点、毛病包括症状，认同和欣赏是不太可能的，所以我们一直在提倡接纳。理解和接纳之后，它们对你的影响就小了，你的心理能量就节省了，然后再通过积极行动提升自己的正能量，这个能量会自动修复或弥补缺陷和创伤，朝你所期望的方向做出改变。因为，自我保护、向上发展是个体的本能，是一种自然的倾向，我们不要怀疑，也不要妄加干预。

（37）团疗为你提供帮助，认识强迫，体验当下，觉察症状，树立信心，建立正确的态度，掌握正确的方法，但是并不能保证一次团疗就治愈你。事实上，强迫症痊愈的过程也不是刻意追求到的，而是在生活实践中由自己探索领悟成长起来不治而愈的。知名心理治疗专家许又新说："我从医几十年，没有治愈过一例神经症。"这句话寓意深刻啊！

（38）大度不计较是需要实力的，内心要有力量，而且那种不计较是真的不计较，并不希求别人的回报。因为害怕，怕多事、怕冲突而不计较，心里却在渴求着别人友好的回报，就很难达到心理平衡。

（39）很多患者拘泥于理论方法及词汇，产生困惑和纠结，这叫作理论强迫。但这并不意味着那些理论方法都无用。心理成长或治疗有 N 种方法，就相当于有 N 个康复之门，有人从森田的门进去了，有人从精神分析的门进去了，有人从认知行为疗法的门进去了，有人从自我心理疗法的门进去了。

不能简单地评价哪个方法优，哪个方法劣。有些患者不用咨询就能走出来，而另外一些患者就不行。一个人看的书越多，视野应该越开阔，包容性也应该越强。

（40）把每一天当作人生的第一天和最后一天来过。顺境中要飘的时候，要把每一天当作人生的第一天，忘记过去所有的成就和荣誉，每一天都是新的开始。逆境中要倒的时候，要把每一天当作人生的最后一天，把最重要和最想做的事情都做起来，要这样想：无论如何，度过这一天并不难。第二天起床后仍然这样想。然后，把每一天该做的事情做好。

（41）每一个人的经历都是独一无二的，该经历的就得经历，前世没有经历的今生经历，今生不经历，下辈子接着来。好比上大学，几十门功课，只有修够学分才能毕业。逃避是不行的，有些课是必修的。

（42）后悔时思维指向过去，忧虑时思维指向将来，都是强迫思维逻辑链的运转，削弱了当下的感受。你的任何判断和选择都反映了你在那个时刻的真实感受，任何选择都没有绝对的对错、好坏之分，事态的演变谁也无法预料，利弊得失都在互相转换。现阶段，你的后悔、忧虑难免，但要及时觉察，避免陷入后悔忧虑的恶性循环：后悔着刚才的后悔，忧虑着刚才的忧虑。

（43）依赖任何外部因素，不管是药物，还是咨询师，或者理论方法，都会成为康复的障碍。我刚刚送走一位患者，有十几年的病史，北京、上海、南京、西安全都走遍了，到处寻医问药，号称"医生杀手"，说我这里是他的最后一站，孤注一掷，最后他终于明白了：最终的突破还得靠自己！

（44）活在当下，就是做自己，做真实的自己。你只有先做真实的自己，才有可能做最好的自己。

第五季（2018—2023年）
成长没有终点

（1）健康人的安全感来自心中的一个信念，强迫症患者的安全感来自头脑的一个逻辑。信念扎根于心中，相信自己是安全的，逻辑浮在头脑，必须证明自己是安全的。为了证明自己是安全的，就有了强迫思维，当证明不了的时候，就产生了仪式化的强迫行为，以欺骗自己。身陷恐惧牢狱中的强迫症患者，跟自己玩着强迫的游戏。

（2）有很多事，着力点是过程而不是结果。"我只是闭上眼睛让自己静下来，睡着睡不着不关我的事。""我只是努力做每一道考题，考多少分不关我的事。""我只是自信地在演讲，表现好不好不关我的事。"当你再也不去保证，或证明下一个当下会发生什么，或不会发生什么的时候，你就开悟了。不祈求结果而投入过程反而更容易得到所期望的结果，因为结果永远是下一个当下的事，只有这一个当下做得好，下一个当下才会如约而来。

（3）身体的恐惧与念头的可怕。身体的恐惧反应很真实，大脑的可怕念头很虚幻。当与念头分离，你回当下与身体的恐惧反应在一起，真实我就得到了安抚，并渐渐有了安全感。因为，恐惧是爱的缺失。当你认同并跟随念头的时候，就进入大脑所编造的剧情里，上演一出悲情剧或恐怖片。

（4）默念"当下、当下、当下……"绝大多数念头，只要一碰上"当下"就脱落了，如果它不识趣，死劲儿攻击你，你立马一口气憋住，盯住它，定住它；如果它耍无赖，不停纠缠你，你就用缓兵之计，暂且陪它玩一会。在这个过程中，你始终保持着觉知，身在曹营心在汉（当下），一有机会，就果断回来。关云长哪里考虑利弊与得失、荣辱与生死，他凭的是一腔真情，一股气势。

（5）我们要无条件接纳真实我，对自己好，"不择手段"回当下，对念头狠一点。宏观态度上，要把强迫症当朋友，接受他的造访和干扰，因为他是来提醒你——停止内战，对自己好点儿吧！这个朋友擅长恶作剧，常来吓唬你，设圈套让你钻，这时你要看穿骗局，坚决不上当，果断从念头中分离，对念头狠一点，回当下陪伴感觉。

（6）每个人的境遇都不同，命运注定你要承受更多的压力和艰辛，上天在考验你的意志和智慧。朋友，好男儿可以哭，但不可以屈服，即使倒下，也要昂起向上的头颅，你现在的姿态决定你的未来。对自己好一点、宽容一点，尽心尽力就行了，只有这样你才有力量去迎接更大的挑战。

（7）你要得到一样东西，不仅要想，更要做，专注于当下。当你的身心与你想要的东西发生同频共振的时候，你就得到了它。如果你整天害怕失去一样东西，一直防御着，你的身心频率就会紊乱，状态就会变差，那样东西虽然还没失去，但你当下失去的，其价值已经远超那样东西。

（8）有些杂念属于强迫念头，来势凶猛，死劲儿拉扯你，这就考验你的定力了，这种定力来自正念训练：觉知拦截回当下。

（9）折磨你的，不是现实的无情，而是头脑的念头和心中的焦虑；拯救你的，不是高明的医生，而是灵性的自己和当下的醒悟。接纳是自救之魂，当下是自救之魄，魂聚魄在，魂飞魄散。

（10）我的生命档案里有抹不掉的印记：我的痛苦与挣扎，无助与绝望，欣喜与疯狂，孤独与惆怅，以及后来的淡定与从容，都镌刻在生命基因里，经年累世，传承不息。

（11）问：我有个疑问，压制念头和拦截念头有什么区别？答：压制、驱赶或跟随念头，注意力都在念头上，并与它发生了关系；而拦截念头，则是筑起一道堤坝，注意力是在当下，而不在念头上，是与当下发生关系。

（12）问：为什么说凡是与当下所做之事无关的一切念头，包括重要的和该想的事情统统都是杂念？答：首先，因为念头具有欺骗性，一开始它会伪装成"重要的和该想的"，但只要你开了头，想着想着就变味了，再想回来就难了；其次，遇到真正重要但并非火烧眉毛的事，可以拿出专门的时间去想，假若它不合时宜地闯入脑海，影响你对当下的投入，那就是杂念无疑。

（13）恐惧情绪被逻辑链强化和泛化，就变成了焦虑，持续的焦虑就是痛苦。为了缓解痛苦，就演变出症状，结果更加痛苦。

（14）天才从来没想过把自己塑造成什么样，也很少考虑自己在别人心目中是什么样，他们把宝贵的精力投入自己所热爱的事业之中了，他们在这样的投入中实现了自己的价值。

（15）在人生这个大舞台上，你演的不是别人，而是自己，所以演好自己，就是做真实的自己，本色出演就可以了。

（16）原发性的恐惧感是一种生理和心理反应，是潜意识的情绪记忆被唤醒，没有具体内容，是真实我；而所有的判断和解释都是大脑的加工物，是虚构出来的故事，是逻辑链。

（17）念头的疯狂不等于行为的疯狂，相反，它不但没有给我们带来行为的疯狂，却使我们的行为更谨慎、更保守。反过来说，正因为长期以来我们对情绪和行为的过分压抑，才导致了念头的疯狂。让那些疯狂的念头、欲望、冲动和情绪都出来吧，只有释放出去并腾出了心理空间，新的感觉和体验才能进来。

（18）理解和尊重自己每一个当下的选择，对选择负责，为选择付出。

（19）不管何处是生命的尽头，不管以何种方式告别世界，不管彼岸是鲜花遍地，还是荆棘丛生，在投入的当下，就是最美的邂逅和无悔的选择。

（20）森田焦虑并惊恐发作后，顿悟而成森田疗法；巴尔扎克生意惨败后，刻画资本家发家史入木三分；曹雪芹家境败落，有《红楼梦》；蒲松龄屡试不第，有《聊斋志异》；歌德失恋，有《少年维特之烦恼》。你强迫过后，悟到了什么，得到了什么呢？

（21）忙于解释是一种不自信。你理解他，而他不理解你，说明你的智慧、见识和能量比他多；你被人嫉妒，说明那个嫉妒你的人不如你，因为比你强的人都懒得理你；你忙，说明你有事可做，或说明你重要；当你被过去和未来撕扯的时候，才领悟到当下的难得。

（22）内心有恐惧，任何德行和善行都不真实，都是在"表演"。贱民对暴君山呼万岁，那不是爱，而是恐惧。恐惧是爱的缺失，是自由的屏障。头脑是恐惧的放大器，念头是跳来跳去专门吓唬人的小鬼。带着恐惧走，迎着恐惧上，方能战胜恐惧。杀不死你的，将使你强大！

（23）不要紧张、不要想白色的狗熊、不要失败！反复提醒自己无数遍之后，人的潜意识就会自动忽略掉"不要"，大脑里就只剩下紧张、白色的狗熊和失败了。

（24）瓦伦达效应：越是害怕越是急于排除或回避的东西，就越是呈现，结果与愿望背道而驰。

（25）内心有不安全感和不安全的信念，总是让自己处于过度的心理防御状态。比如，认为内心的秘密是一件很丢人的事情，被人知道了就会发生危险，会受到伤害，于是极力掩盖伪装。内心的秘密越多，守住这些秘密所需要的精力就越多，生命就会发生退缩，心就会越来越累，了无生趣。

（26）自己患有强迫症，怎么处理这个"秘密"，最好是"不说—不怕"，即不主动去说，但也不怕别人知道。

（27）我没死过，我就不知道死亡是怎么回事，你知道的如果不是你经历过的，就都是头脑的虚幻。

（28）真正的改变是潜意识层面的改变，但潜意识的改变只能从意识的改变入手。言而总之，进入潜意识有两个途径：一是情感共鸣获得领悟，二是反复训练形成习惯。迫友们，现在知道我建议你们反复读书学习和反复强化训练（比如念诵口诀）的苦心了吧！首先，通过有意识的学习引发情感共鸣，获得领悟，打动潜意识，进入潜意识，成为影响你行为的背后力量。其次，通过有意识的训练形成一种习惯，觉知拦截回当下，无数次的训练和应用，这个习惯就固着下来，形成让你脱胎换骨的当下反应模式。

（29）你所遇到的一切现象都是可以理解的，可以做出解释的，没有什么不可思议的事情。接纳真实我的一切原发性反应、表现和选择，直面现实，把心打开，从现在起做一个真实的人。有理想，有目标，凡事尽力而为，结果顺其自然。这就是自我心理疗法的奥秘之一。

（30）任何缓解你症状的外部因素，都有可能对其形成依赖，药物尤甚，一旦形成依赖，就是走向光明的阻碍。神经症都逃不脱一个"怕"字，唯有直面现实困扰，接受挑战，迎怕而上，才能彻底看穿"怕"的虚幻性，重获新生。最终的胜利要靠自己的力量！

（31）你快乐，或者不快乐，生活就在那里。你伤感，或者不伤感，青春就在那里。你抬头，或者不抬头，月亮就在那里。你流浪，或者不流浪，故乡就在那里。你行走，或者不行走，路就在那里。你下车，或者不下车，车站就在那里。你恐惧，或者不恐惧，死亡就在那里。你信仰，或者不信仰，命运就在那里。你逃避，或者不逃避，真实就在那里。你接受，或者不接受，你就在那里。

（32）人这一辈子其实只做了一件事，就是：认识你自己！

看不穿，就一直被欺骗，看穿了，慢慢就放下了。对强迫症，也是如此。

佛学、神学和心理学所做的一切都不能背离这个目的：帮你看清楚生命的本质，活出真实的自己，得到心灵的自由。

世间只有一理，为积极进取外攻之理；疗愈只有一法，乃坚守当下内守之法。

看不清这一层，就会走火入魔，抑或劳而无功。

自我心理疗法帮你卸掉面具，看清真相，引领你走出心灵的云翳。

自我疗法扎根华夏沃土，开出东方心理疗愈之花。

（33）强迫定律

第一条：你所压制的，必将出现；你所排斥的，必将持续。

第二条：你所怀疑的，必定没有发生；你所恐惧的，必定不会发生。

第三条：你所纠结的，必定没有标准答案。

第四条：凭当下直觉作出的选择，必定是最真实的表达。

第五条：当你感觉过分的时候，必定恰到好处。

第六条：强迫困扰的背后必定是对现实困扰的逃避。

第七条：强迫不是病，但强迫症是病。

第八条：如果你不理解和接纳自己的强迫性格和强迫现象，早晚会得强迫症。

第九条：如果你没有强迫症，却整天提心吊胆害怕强迫症，这本身就是强迫症。

第十条：如果你有强迫症，却不承认这是强迫症，你就会崩溃。

第十一条：恐惧是虚拟的牢狱，强迫是心酸的游戏。

第十二条：身体有记忆，思维是骗子，束缚你的是精神上的枷锁。

第十三条：现实的危险引发的是身体的紧张和恐惧，驱使你立即投入战斗或逃跑。

第十四条：想象中的灾难引发的是一种焦虑不安，防御手段是仪式化的强迫行为。

第十五条：拆除强迫行为的堤坝，让焦虑的洪峰通过，新体验就产生了。

第十六条：用思维无法证明自己不是恶魔，因为思维本身就是恶魔；用思维无法证明灾难不会发生，因为思维本身就是灾难。

第十七条：当你心中有爱、有力量去驾驭思维的时候，它不再是恶魔，而是你的利器。

第十八条：当你害怕出错和失败而过度防御的时候，你会变得自卑而猥琐。

第十九条：当你置之度外而义无反顾的时候，你将变得自信而强大。

原版后记

本书初稿于2012年就已完成了，先期作为强迫症团体治疗的教材内部印刷，后又加进了近几年来关于强迫症咨询和团疗的新案例、新经验和新领悟，使得自我疗法更为系统、完整，更便于读者学习领会和运用。

本书之所以能够出版，要真诚感谢淄博职业学院领导的支持，感谢自我疗法团队同人的共同努力，感谢知识产权出版社韩婷婷女士的用心打造。

鉴于我在强迫症咨询治疗领域卓有成效的工作，淄博职业学院党委批准成立"孟刚强迫症心理工作室"，并组建了自我心理疗法团队。

我的前半生历经心灵的磨难，已变成一笔不可多得的财富，如今我兑现对上天的承诺，把它毫无保留地贡献出来，从《强迫症改变人生》到《谁在强迫我的人生》，再到《摆脱强迫的人生》，我的"人生系列"暂告一段落，可谓三生有幸，死而无憾了。

遥远的地方，生长着一个蔚蓝色的梦，梦的尽头，朦胧。

光速飞船，潘多拉星球，阿凡达的使命，拯救。

勇敢前行吧，朋友！不要被尘世的魔障蒙蔽，被恐惧的假象欺骗，每个人都有其独特的命运，唯有真诚地开放和表达，才不枉今生。

我命在天，我运在我。命，就是生与死，由不得自己；运，就是运作，是行动，这是我可以把握的。身无挂碍，无所畏惧，去运作你的人生吧！

一切都是最好的安排，无条件接纳神灵的馈赠，去创造奇迹吧！

孟　刚
2018年8月